新编
儿童皮肤病学

尹晓慧　等/编著

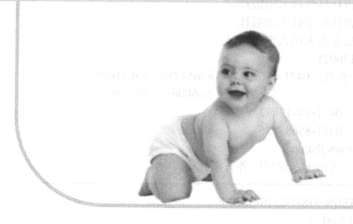

吉林科学技术出版社

图书在版编目（CIP）数据

新编儿童皮肤病学 / 尹晓慧等编著. –– 长春：吉
林科学技术出版社，2018.4（2024.1重印）
ISBN 978-7-5578-3870-6

Ⅰ.①新… Ⅱ.①尹… Ⅲ.①小儿疾病－皮肤病－诊
疗 Ⅳ.①R751

中国版本图书馆CIP数据核字(2018)第075517号

新编儿童皮肤病学

出 版 人 李 梁
责任编辑 孟 波 孙 默
装帧设计 孙 梅
开　 本　 787mm×1092mm　1/16
字　 数　 302千字
印　 张　 15.5
印　 数　 1-3000册
版　 次　 2019年5月第1版
印　 次　 2024年1月第2次印刷

出　 版　 吉林出版集团
　　　　　吉林科学技术出版社
发　 行　 吉林科学技术出版社
地　 址　 长春市人民大街4646号
邮　 编　 130021
发行部电话/传真　0431-85635177　85651759　85651628
　　　　　　　　　85677817　85600611　85670016
储运部电话　0431-84612872
编辑部电话　0431-85635186
网　 址　 www.jlstp.net
印　 刷　 三河市天润建兴印务有限公司

书　 号　 ISBN 978-7-5578-3870-6
定　 价　 85.00元

前　言

　　儿童皮肤病学是研究小儿皮肤及附属器和各种与之相关疾病的科学，其研究内容包含皮肤及附属器疾病的病因、发病机制、临床表现、诊断方法、治疗及预防等。熟练掌握儿童皮肤病的预防知识及诊治方法，将会很大程度的降低疾病对儿童身心发育造成的伤害。鉴于此，作者编写了《新编儿童皮肤病学》一书。

　　全书内容基本涵盖了当前小儿常见的皮肤病及其他罕见类儿童皮肤病。本书重点讲述了新生儿皮肤病及儿童常见皮肤病的种类分型、诊断治疗、常用药物及一般护理常规的内容，内容全面，知识新颖，科学实用，具有儿科皮肤病治疗的实际经验和新的思维概念。

　　在本书编写的过程中，作者对稿件进行了多次的审视修改，由于时间仓促，加之水平有限，书中的不足之处难免存在，望广大读者和同仁批评指正，以期再版时完善。

目　　录

第一章　小儿皮肤概述

第一节　小儿皮肤的解剖特点和生理特点

小儿处于不断生长中,个体及各脏器发育尚不成熟,因而其皮肤结构与成年人有显著不同。相较于成年人,小儿皮肤菲薄,表皮棘层仅有 2~3 列细胞,多数为空泡,且缺乏透明层,角质层由数层相互粘着不紧的鳞片组成;真皮结缔组织欠缺成熟,真皮乳头层展平,因此皮肤柔软、平滑、细嫩、纹理不清。由于真皮层内胶原纤维和弹力纤维易断,且毛细血管脆弱,保护机制尚不健全,微小的机械性、理化性刺激均可引起小儿皮肤的损伤。

新生儿汗腺发达,但因发汗中枢尚未成熟,故活动汗腺数目较少,且汗腺导管开口常被鳞屑阻塞,因此汗液分泌较少。直至出生 6 个月后才具备正常发汗功能,2 周岁后活动汗腺增多,发汗中枢亦处于兴奋状态。新生儿期,小儿皮脂腺数量较多,且分泌旺盛;幼儿期腺体缩小,分泌减少;直至青春期,皮脂腺功能再次在性腺影响下旺盛分泌。表皮脂质膜及汗液分泌直接影响皮肤 pH 值,新生儿表皮 pH 值多为 7.4,皮脂分泌旺盛则 pH 值偏酸,汗液多则偏碱。

小儿,尤其新生儿,皮下脂肪富含大量硬脂和软脂,皮下脂肪密度大,在寒冷条件下易产生硬变,即新生儿硬肿病。

小儿表皮面积按体重算较成年人大,故散热面积大,耗热能多,对周围环境敏感;同时,吸收面积也大,外用药物时应注意剂量,以免中毒及不良反应。

随着小儿的生长发育,皮肤及各组织器官的生理功能逐渐完善,故而,小儿皮肤病的发病率也将随年龄增长而降低。

第二节 小儿皮肤病的结构特点

小儿皮肤病学是研究小儿的皮肤及附属器和各种与之相关疾病的科学,包括皮肤及附属器疾病的病因、发病机制、临床表现、诊断方法、治疗及预防。关于小儿的年龄划分,20世纪初,国内外医学界将18岁以下的未成年人均称为小儿。本书亦将18岁以下者均称为小儿。现将常用的小儿或儿童的具体年龄分期简单介绍如下。

1.胚胎发育期 一般以妊娠初8周为胚胎发育期。

2.胎儿期 从妊娠8周直至出生为止,以组织及器官的迅速生长和功能渐趋成熟为其特点。

3.新生儿期 从胎儿娩出结扎脐带时开始,至生后28天称为新生儿期。

4.婴儿期 亦称乳儿期,即生后满28天至1周岁。

5.幼儿期 我国将出生后第二年和第三年称为幼儿期。

6.学龄前期 3～6岁或7岁为学龄前期。

7.学龄期 6～7岁至11～12岁为学龄期。

8.青春期 亦称青春发育期,即儿童过渡到成年的时期,此期的特点是体格发育迅速,生殖系统发育渐成熟。青春期可分为3个阶段。

(1)青春前期:指第二性征出现之前体格形态开始加速发育的阶段,平均2～3年。

(2)性征发育期:指从第二性征开始出现到性发育成熟的阶段,平均2～4年。

(3)青春后期:指从第二性征已经发育到如成人体格停止生长为止,约为3年。

我国古代没有记述小儿皮肤病的专著,有关小儿皮肤病的阐述散见于一些古典医籍中。隋代巢元方著的《诸病源候论》列述了小儿皮肤病40余种;北宋时期,董汲的《小儿斑疹备急方论》为天花、麻疹类专著;明代万全在《幼科发挥》中提出,疥癣糜烂时,"切不可用砒、硫粉、汞为药搽之,使毒气乘虚入腹,发搐发喘者皆死"。

皮肤覆盖于人体表面,是人体最大的器官,约占总体重的15%,成人和新生儿的皮肤总面积约分别为1.6平方米和0.2平方米。皮肤具有许多重要功能,是人体的重要免疫器官之一。小儿皮肤的基本结构与成人没有大的差别,但随着年龄的增长,小儿的皮肤在形态学、生理学和功能的特殊性方面都有所变化。

皮肤表面有呈网状深浅不一和方向不同的沟和嵴,分别称为皮沟和皮嵴。身体上不同部位的皮嵴和皮沟的起始方向不同,汗孔开口于皮嵴。皮肤表面大多被覆有毛发和毳毛。此外,皮肤表面可有许多呈特殊分布和走向的不规则分界线,称为 Blaschko 线。某些具有镶嵌特征的皮肤病可以呈现 Blaschko 线分布。

皮肤的颜色因种族、年龄、性别、营养及外在环境而异,甚至同一个人不同部位的皮肤颜色也有深浅的差别。在解剖学上,皮肤都是由表皮、真皮、皮下组织或皮下脂肪三层所组成。

1.表皮　表皮位于最外层,直接与外界接触。不同部位皮肤的相对厚度有显著差异,掌跖部位的表皮最厚,约为 1.5 毫米,眼睑部位则不到 0.1 毫米。表皮由角质形成细胞、朗格汉斯细胞、α-树枝状细胞、黑素细胞及 Merkel 细胞构成。

第三周胎儿的表皮仅一层未分化细胞,4～6 周时可分为两层,足月新生儿的表皮细胞与成人相同。表皮细胞 95% 以上为角质形成细胞。其中角质形成细胞分为基底层、棘细胞层、颗粒层、透明层和角质层。在掌跖部位,颗粒层和角质层之间有透明层。

角质形成细胞的复制和成熟过程称为角质化。角质形成细胞内的主要成分是角蛋白,它们构成了角质形成细胞形状的支架。一个酸性角蛋白结合一个碱性角蛋白,构成角蛋白对,并形成中间丝。在基底层的角质形成细胞内,K4 角蛋白 4 和 K10 角蛋白 10 较长,所以基底层的角质形成细胞是柱状的。角质化过程是从靠近真皮连接处基底细胞层的新角质形成细胞增殖开始的。随着细胞分化,透明角质颗粒在细胞质内蓄积,细胞内的角蛋白束也变厚。角质形成细胞由基底层分化成熟为角质层直至脱落的过程称为表皮更替,它是一个渐进的过程。与这一过程相适应,角质形成细胞依增殖分化状态可分为 3 种:干细胞、短暂增殖细胞和分化细胞。基底细胞是表皮的主要生发细胞,但只有约 10% 为干细胞,而大部分有增殖能力的细胞则为短暂增殖细胞,此种细胞分裂数次后即停止分裂,转而进入分化。一般 10 个左右基底细胞及其上方各层细胞形成一个"表皮单位",在该单位中,基底细胞的中心为干细胞,周边为短暂增殖细胞,以上各层均是由这层细胞形成的。颗粒层内细胞在走向终末分化的过程中失去圆柱状和立方形结构,逐渐变得扁平。当角质形成细胞完成了它的最终分化时,细胞已无浆膜,而由致密的角质细胞鞘取代,细胞器和细胞核消失,细胞的生命也随之终止,即为细胞凋亡(程序性死亡)。角质细胞无细胞核,形状扁平,很像堆积起来的碟子,这种终末层称为角质层。

(1)基底层:为一层矮柱状或立方状细胞。胞质内含有较丰富的游离核糖体,核偏下,卵圆形,核仁明显,核分裂象常见。基底细胞常含有黑素颗粒,呈帽状分布于核上方。基底细胞具有活跃的增殖能力,向表层演变产生新的表皮细胞,故又称生发层。基底细胞层中可见有黑素细胞,但无成熟的黑素体。新生儿表皮基底层角质形成细胞所含的黑素体比成人少,然而每平方毫米中黑素细胞的平均数与成人相近。

(2)棘细胞层:细胞呈多角形,由4～8层细胞组成。细胞间有许多短小的胞质突起如棘状,故称为棘细胞。细胞通过大量细胞表面突起彼此镶嵌在一起,越向外细胞分化越好,趋向扁平。胞质中也含有黑色素,单独或聚集存在于膜限定的细胞器内(复合黑色素)。朗格汉斯细胞和偶然出现的淋巴细胞是棘细胞层中仅有的非角质形成细胞。

(3)颗粒层:由1～3层梭形细胞组成。细胞内可见透明角质颗粒。颗粒层细胞胞质内板层颗粒增多,且向细胞边缘迁移,渐渐与胞膜融合,以胞吐的方式释放出酸性黏多糖和疏水磷脂,形成多层膜状结构,加强细胞间的黏结。

(4)透明层:由2～3层较扁的细胞组成,仅见于掌跖部,光镜下,无结构,嗜染伊红,为几层扁平细胞,细胞核和细胞器消失,或有细胞核残余。胞质中透明角质颗粒液化成角母蛋白和张力细丝融合在一起。

(5)角质层:由5～20层扁平角质细胞组成。细胞无细胞核,形状扁平,相邻细胞边缘互相重叠,与相邻层的细胞借嵴、沟和微绒毛等相互交错在一起,很像堆积起来的碟子。新生儿的角质层层数与成人无差异,但单一的角质细胞比成人小,所以堆积起来的厚度可能比成人稍薄。

2.表皮基底膜　表皮与真皮的连接处称为表皮基底膜。这一结构由基底的角质形成细胞、透明板、致密板、致密板下层和真皮的胶原之间复杂的蛋白-细胞和蛋白-基质等相互作用所形成。成人的表皮基底膜带呈波浪状,而足月新生儿表真皮交界面则平直,但半桥粒-基底膜的结构复合物已像成人一样完全形成。早产儿的半桥粒虽然所有结构已形成,但其结合点较小,且排列较稀疏,这是由于桥粒和半桥粒较少,而且角蛋白不发达。此外,早产儿真皮乳头层水肿较为明显,细的胶原纤维结构也较松散,所以早产儿皮肤容易出现水疱。

3.真皮　真皮主要由被凝胶状黏多糖连续包被的胶原纤维和弹力纤维组成。这种纤维结构给予真皮强大的机械韧力和弹力,使得皮肤在经受住剧烈的摩擦力后仍能够延伸过关节处。尽管真皮的主要成分由胶原纤维构成,为无细胞性,但同时存在大量其他成分,包括肥大细胞、炎性细胞、血管、淋巴管和皮肤神经。这些成分是皮肤实现调节散热、宿主防御、营养和其他调节功能的主要原因。

(1)胶原纤维:胶原纤维是真皮结缔组织的主要组成成分,主要为Ⅰ型和Ⅲ型胶原蛋白。大部分的皮肤机械性韧性来源于含大量羟脯氨酸的大分子纤维蛋白-胶原蛋白。在成人,真皮乳头层与网状层胶原纤维的粗细有明显差异,在2～15微米之间。乳头层的胶原纤维较细,不结成束,而网状层的纤维较粗并结成束,纵横交错形成网状。足月新生儿和早产儿真皮乳头层和网状层分界不明显,纤维束随年龄逐渐增大,但最终仍比成人细小。

(2)弹力纤维:由无定形和纤维部分组成的弹力纤维赋予皮肤可回复的延展性,可在伸展以后回复正常。在成人,弹力纤维与网状层的疏胶原纤维网相互交错,乳头层有比较细的纤维束。新生儿弹力纤维的形状与成人类似,但纤维的直径比成人明显要细,构造未成熟。在光镜下乳头层弹力纤维结构不清楚,电镜下可见到含少量弹性硬蛋白的弹性微原纤维束。早产儿弹力纤维较新生儿粗。在3岁以前,弹力纤维在结构上并不完全与成人一样。弹性蛋白产物缺陷会导致严重的皱纹和皮肤增多,如皮肤松弛症。

(3)结缔组织基质中的细胞:真皮结缔组织内细胞成分和数量在成人、新生儿、早产儿均有所不同。成人的乳头层细胞成分丰富,有少量肥大细胞、朗格汉斯细胞、嗜色素细胞,在网状层仅有少量成纤维细胞,均有合成基质蛋白质的活性。成纤维细胞在早产儿网状层中最为丰富,但也有报道称早产儿网状层的成纤维细胞不如新生儿丰富。

4.皮下组织 皮下组织位于真皮下方,由疏松结缔组织和脂肪小叶构成,又称皮下脂肪层或脂膜。脂肪的主要生理功能是氧化功能。皮下组织是储存脂肪的主要场所。此层还有汗腺、毛根、血管、淋巴管和神经等。

5.皮肤附属器 皮肤附属器是由表皮衍生而来,包括毛发、皮脂腺、小汗腺、顶泌汗腺和指(趾)甲等。

(1)毛发:由角化的表皮细胞构成,分长毛、短毛、毳毛。毛囊的形成直接受基因调控,这其中包括罕见的先天性无毛发症相关的无发基因。长毛一般粗而硬,色浓,包括头发、胡须、腋毛、阴毛等。短毛为短粗而硬、色泽浓的毛,一般不超过1厘米,包括眉毛、睫毛、鼻毛、耳毛等。毳毛为纤细而柔软的毛,色泽淡,面部、躯干、四肢的汗毛属于此类。另外,还有一种胎毛只生长于胚胎期,出生后脱落,代以上述其他体毛。

体毛露出于皮肤表面的游离部分称为毛干,陷入皮内的部分称为毛根。毛根基部膨大,称为毛球。毛球为毛发与毛囊的生发点。毛发由内向外分为3层:毛髓质、毛皮质和毛小皮。

毛髓质位于毛发中央,由2~3层着色淡的立方形细胞构成,胞质内含黑素颗粒。随着毛根的上长,髓质逐渐消失。毛皮质为毛的主体,位于髓质外,由数层梭形、排列紧密的角化细胞组成。这些毛皮质细胞的长轴与毛的长轴相平行。毛发的颜色与毛皮质中黑素小体的多少和大小及分布有关。与皮肤中的"软角蛋白"不同,毛皮质的角化是形成所谓的硬角蛋白,这些硬角蛋白不易降解,富含胱氨酸、甘氨酸和酪氨酸。毛小皮位于毛皮质的外层,由一层透明状、排列成叠瓦状的鳞屑样细胞组成,并指向毛干的上方。毛小皮包绕在毛皮质外,对内层的软性结果起保护层的作用。

毛囊是由细胞和组织呈几个圆柱层组成的,并包绕毛发。毛囊的成熟过程中在其下侧形成3个隆起。最上端的一个形成顶泌汗腺,但仅仅限于某些区域;中间的一个形成皮脂腺;最下面的一个形成立毛肌的附着处。毛囊的下部末端膨大形成毛球,呈卵圆形的毛乳头由富于血管和神经的结缔组织构成并突入到毛球的底部内。毛母质细胞为一群未分化的细胞,能产生毛发和内根鞘。毛母质细胞具有大的泡沫状核和深嗜碱性的胞质。在毛母质的基底细胞之间可见黑素细胞。

人类毛囊的发育彼此独立,相邻的正常毛囊可以处于不同的毛发生长周期。毛发生长周期可分为3个时期:生长期、退化期、休止期。成年人的头发这3个时期平均分别为3年(2～6年)、3周(4～6周)、3个月(3～4个月)。正常人的头发有85%～90%处于生长期。在毛囊最下面的一个隆起有一小群细胞具有干细胞特性,在休止期末,干细胞在受到来自毛乳头的刺激信号后进行分裂,并向真皮内生长形成实体性核心,进而形成指向皮肤表面的逐渐变细的毛发,即新一轮的周期就开始了。

正常人每日可脱落70～100根头发,同时也有等量的头发生长。人类皮肤的毛囊从出生后其数量似乎不再变化。头发每日生长0.27～0.4毫米,毛发的生长受到许多因素的影响,如遗传、激素水平、健康和营养状况、妊娠、药物(特别是化疗药物)。

(2)皮脂腺:皮脂腺是一种全浆分泌腺,是由皮脂腺导管和一个或几个皮脂腺小叶构成的。除掌跖和指(趾)屈侧外,全身各处包括唇红区、阴蒂和龟头等处均有皮脂腺,其中头、面及躯干上部等皮脂腺较多,称皮脂溢出部位。早产儿、新生儿和成人皮脂腺都可见到3部分:①外周有丝分裂的细胞区,该处无脂质合成和积聚。②中间区细胞质,含有丰富的滑面内质网、脂质小泡和溶酶体空泡。③中央区细胞,充满了互相融合的脂质小泡。新生儿在源于母体的雄激素,特别是在脱氢表雄甾酮的影响下,皮脂腺分泌仍然活跃,表皮脂质类似于成人皮脂,后1个月皮脂腺活跃程度下降,1周岁则进入静止期,仅产生少量皮脂,直至青春期皮脂腺又开始进入活跃阶段。

(3)外分泌腺:又称小汗腺,人类有200万～500万个小汗腺,除唇红、包皮内侧、龟头、小阴唇及阴蒂外,小汗腺遍布头、面、掌、跖、躯干及四肢等处。胎儿第六个月时小汗腺即已形成,汗管通畅,但早产儿无汗,甚至足月分娩新生儿也需经过1天或数天后才开始排汗。排汗受限并非因为外泌汗腺结构不完整,而是由于自主神经(交感神经)调节功能的不成熟。小汗腺的神经调节在2～3岁才完备,此时功能性地出汗和成人相似。小汗腺密度在出生时较大,以后不再形成新的汗腺。

足月新生儿小汗腺的大小、结构、成熟度及其在真皮中的位置都与成年人相同。小汗腺由明细胞、暗细胞和肌上皮细胞组成。汗管由两层立方形细胞组成,穿过真皮,自表皮突下端进入表皮,在表皮中呈螺旋状上升并开口于皮肤表面。明细胞是浆液分泌细胞,产生大部分的汗液,汗管细胞亦产生汗液,但主要是将分泌于汗液中的钠再吸收。汗管接近表皮时,管腔扩张,管腔边缘的细胞合成一种球形的角质透明蛋白,并开始不完全角化。

(4)顶泌汗腺:又称大汗腺,主要分布于肛门、生殖器和腋部,也有少量分布于外耳道(耵聍腺)、眼睑和乳晕部位。它们来源于表皮,由毛囊上皮外生形成。其分泌部分位于皮下脂肪层,为一层分泌细胞,在分泌时排泄细胞远端破裂,排除细胞质内物质,故名顶泌汗腺。进入青春期后,顶泌汗腺分泌增加,排出无味的乳状液,被细菌分解后产生特殊的臭味,称腋臭。腺体的发育受遗传基因和性激素的影响。

(5)指(趾)甲:指(趾)甲是由多层紧密的角化细胞构成,外露部分称为甲板。甲中存在包括钙离子在内的多种矿物质。钙离子不是甲坚硬的原因,因为甲坚硬程度取决于鳞屑的排列方式和层间的黏着程度及鳞屑内的纤维。甲含水量低,但其对水的通透性是一般表皮的10倍。覆盖甲板周围的皮肤称为甲廓(甲皱襞);伸入近端皮肤中的部分称为甲根;甲板下的皮肤称为甲床;甲根之下的甲床称为甲母质,是甲的生长区;近甲根处新月状淡色区称为甲半月。

指甲每日生长约0.1毫米,趾甲的生长速度更慢,为指甲生长速度的$1/4$～$1/3$。甲的生长是由基质细胞的更新速率决定的,随年龄、环境温度和季节,一天的不同时间,营养状况,创伤和各种疾病等因素不同而异。指甲的生长速度比趾甲快3～4倍,夏天长得快,年轻人比老年人长得快。指甲完全长成需6个月,而趾甲完全替换平均约需18个月。

6.皮肤的血管和神经　神经和血管网的结构相似,在胎儿早期就发生,但结构在生后数月才类似于成人。

(1)血管:皮肤新陈代谢所需的血流量不是很大,而且在正常情况下,皮肤的血流量超过其营养所需的10倍以上,约占心排血量的5%。这是由于皮肤血液循环具有重要的体温调节功能,而且皮肤血流量的这种分配可以针对散热或保温的需要迅速做出反应,使皮肤血流量增加或减少 20 倍。

皮肤的血供主要有 3 个来源,即直接皮肤系统、肌皮肤系统、筋膜皮肤系统。

出生时真皮乳头下血管杂乱无序,真皮上部有丰富的毛细血管,所以新生儿皮肤红润,出生几周后,毛细血管网逐渐减少,胎毛丧失,皮脂腺活性降低,皮肤体表面积增加。

(2)神经:出生时,神经网像血管网一样,在结构上不够完善,功能也较不成熟。新生儿对组胺的反应需要更高的刺激阈值,提示血管平滑肌对组胺刺激的反应性较低,或血管收缩的张力比成人大。外周神经系统的功能是否成熟主要与妊娠期的长短和婴儿体重有关,而并非单纯依靠出生后的月龄来判断。

皮肤有丰富的神经支配,因此对外界环境中的感觉刺激有高度敏感。皮肤神经支配包括①传入无髓神经系统,主要分布于皮肤血管和附属器,来源于自主神经系统的交感神经。②传入有髓和无髓神经系统,主要传导皮肤感觉。皮肤神经分布至皮肤附属器,围绕毛球和真皮乳头成网状。传入神经受体由游离神经末梢、毛发相关神经末梢和被囊神经末梢组成。游离神经末梢,无论有髓或无髓,传导速度都比较慢,主要传导温度觉、痒觉和痛觉。

第三节　小儿皮肤病的功能特点

皮肤是人体最大的可见器官,是人体抵御外界有害物质侵入的第一道防线,并具有多种功能。皮肤除有屏障、吸收、分泌与排泄、代谢、感觉和体温调节等生理功能外,还是重要的免疫活性器官。虽然新生儿皮肤角质层的层数及完整性与成人相同,但新生儿皮肤通透性增高,经皮肤吸收增加。汗腺在结构上虽也已成熟,汗管通畅,出汗反应延迟。新生儿皮脂腺活跃,皮肤表面覆有一层凝乳样的皮脂。

1.皮肤的屏障功能　皮肤屏障主要由角质层、表皮脂质、天然保湿因子等组成,主要功能是防止水分丢失和外界环境因素的侵害。天然保湿因子是由表皮内中间丝相关蛋白分解产生,包括氨基酸、吡咯烷酮羧酸、乳酸、尿素等多种小分子物质,在角质层内与水结合而维持皮肤屏障功能。

(1)机械性损伤的防护:角质层柔韧而致密,含水量仅 10%～20%,是皮肤的主要屏障结构。掌跖部角质层可明显增厚,真皮中胶原纤维和弹性纤维交织成网,使皮肤具有张力和弹性,皮下脂肪具有软垫作用,可抵抗外力的冲击。

(2)物理性损伤的防护:角质层含水量少、电阻较大,对低电压电流有一定的阻抗能力。潮湿的皮肤电阻下降,易发生电击伤。皮肤对光线有反射和吸收作用,但各种组织对光线的吸收具有选择性,如角质层细胞主要吸收短波紫外线,而棘层和基底层细胞主要吸收长波紫外线,其中黑色颗粒对紫外线的吸收作用最强。黑色细胞受紫外线照射后可产生更多地黑素,增强皮肤对紫外线照射的防护能力。

(3)化学性损伤的防护:正常皮肤表面偏酸性,pH 值为 5.5～7.0,对酸和碱有一定的缓冲能力。角质层细胞具有完整的脂质膜,细胞质富含角蛋白,细胞间有丰富的酸性糖胺聚糖,具有抗弱酸、弱碱的作用。

(4)生物性损伤的防护:致密的角质层和角质形成细胞间通过桥粒结构相互镶嵌排列,可机械性阻止一些微生物的入侵。角质形成细胞的不断脱落,可清除一些寄居的微生物。正常皮肤表面的一些寄生菌,如痤疮丙酸杆菌和马拉色菌可产生脂酶,将皮脂中的三酰甘油分解成游离脂肪酸,后者抑制葡萄球菌、链球菌和白色念珠菌等的生长繁殖。青春期后个体分泌的皮脂中含有不饱和脂肪酸,如十一烯酸可抑制真菌的繁殖。

(5)防止体液和营养物质的丢失:正常皮肤的角质层具有半透膜性质,可防止体内的营养物质和电解质丢失。成年人通过皮肤而丢失水分为 240～480 毫升,称为不显性出汗。若将角质层去掉,其不显性出汗增加 10 倍以上。

2.皮肤的吸收功能 皮肤主要通过 3 个途径吸收外界物质,即角质层、毛囊皮脂腺及汗管口。因角质层厚度不同,吸收能力亦不同。阴囊皮肤的吸收能力最强,前额、大腿内侧、上臂屈侧和前臂次之,掌跖最弱。在伴有角质层损伤的皮肤病(如湿疹、银屑病等),皮损处吸收能力明显增强。角质层水合程度增加,皮肤吸收能力增强。水溶性物质可通过细胞中蛋白质透入,但其吸收量较少。单纯性水溶性物质如 B 族维生素、维生素 C、蔗糖、乳糖及葡萄糖都不被吸收。皮肤对脂溶性物质可大量吸收,如维生素 A、维生素 D 及维生素 K、雌激素、黄体酮、脱氧皮质类固醇。凡在脂及水肿都能溶解的物质吸收最好。吸收强弱顺序依次为羊毛脂、凡士林、植物油、液状石蜡。一些重金属(如汞、铅、砷等)可通过与皮脂中的脂肪酸结合变成脂溶性而被皮肤吸收。另外,皮肤吸收能力还受药物剂型的影响,如粉剂、水溶液中药物很难吸收,霜剂可被少量吸收,软膏或硬膏可促进药物吸收。

3.皮肤的感觉功能 正常皮肤内分布有感觉神经及运动神经,其神经末梢和特殊感受器分布在表皮、真皮及皮下组织,可因各种刺激而产生各种感觉。通常皮肤内感觉神经末梢分为 3 种,即游离神经末梢、毛囊周围末梢神经网及特殊形状的囊状感受器,分别传导触觉、压觉、冷觉、温觉、痛觉、痒觉。

(1)瘙痒:瘙痒是一种直接引起搔抓或引起搔抓欲望的感觉。瘙痒是一种生理性自我保护机制。瘙痒由皮肤中无髓 C 纤维传导,其游离末梢终止于表皮-真皮交界处,有时可进入表皮。致痒剂或物理因素(如热刺激)可激活皮肤 C 纤维,并通过轴突反射引起神经介质释放。

瘙痒可由机械性和热刺激直接激发或通过化学介质间接引起,还可不依赖于外周刺激而在中枢神经系统中产生。传导瘙痒的初级传入 C 纤维不仅对神经递质敏感,还对组胺和其他炎性介质敏感。许多物质可引起试验性瘙痒,包括胺类、前列腺素和神经肽。致痒剂可与化学敏感性神经末梢表面的瘙痒受体特异性结合,从而诱导轴突发放。

(2)疼痛:疼痛是一种伴有真正的或潜在性组织损伤的不愉快感觉和情绪体验。伤害性刺激可引起局部组织破坏而导致疼痛,包括 K^+、H^+、组胺、缓激肽、5-HT、乙酰胆碱和 P 物质。疼痛由伤害性感受器传导,伤害性感受器传导是非特化的游离神经末梢,广泛分布在皮肤、肌肉、关节和内脏器官。根据对伤害性刺激的反应不同,伤害性感受器分为机械性和多觉性;前者仅对机械性刺激发生反应,后者则对多种伤害性刺激(化学、机械、热等)起反应。

4.皮肤的分泌和排泄功能　皮肤的分泌和排泄功能主要是通过汗腺和皮脂腺进行的。汗腺是分泌而皮脂腺是排泄。成人开始出汗的环境温度,妇女为 32℃,男子为 29℃但新生儿第一天在 33℃～42℃的环境下也不会出汗,第 2～18 天才出汗,而早产儿出汗时间更迟。因汗腺总数从出生后就不再增加,所以新生儿汗腺密度比成人高,但婴幼儿在出生后 1 年半内,有分泌功能的汗腺比例比成人低。

皮脂腺活动主要受雄激素的调节。新生儿受母体雄激素为主的激素影响,皮脂腺功能活跃,可发生新生儿痤疮,此后皮脂腺减少,到成年人有 1/3 左右青春期皮脂腺再次增加,女性绝经期后皮脂量急剧减少,男性 70 岁后减少。男性比女性皮脂腺多。皮脂是多种脂类的混合物,包括甘油酯、蜡酯、鲨烯、胆固醇酯、胆固醇和游离脂肪酸等。游离脂肪酸在刚分泌的皮脂中并不存在,而是由毛囊中痤疮丙酸杆菌和马拉色菌等微生物分解三酰甘油后产生。皮脂形成的脂膜既有润滑皮肤的作用,可防止水分的丢失。脂类的脂酸对真菌和细菌的生长有轻度抑制作用。

5.皮肤的体温调节功能　人和其他恒温动物需消耗大量生理性资源来维持体温达到 37℃左右。体温每升高 1℃,液体和热能需要就会增加 13%。在一昼夜之中,人体体温呈周期性波动,清晨 2～6 时体温最低,午后 1～6 时最高,波动幅度一般不超过 1℃。皮肤即可通过温度感受器向体温调节中枢传递环境温度的信息,又可作为体温调节的效应器,通过辐射、对流、传导、蒸发对体温进行调节。调节皮肤温度感受器可分热敏感受器和冷敏感受器,无规律地分布于全身;这些感受器对环境温度变化起反应,并将信息发送到下丘脑,使机体产生出汗或寒战等反应。

第二章　新生儿皮肤病

第一节　新生儿皮肤发育不全

又名先天性皮肤缺损症或先天性皮肤发育不全或皮肤再生不良,是指出生后即有的发生在一个或几个区域内的表皮、真皮甚至皮下组织先天性缺损。

【病因及发病机制】

妊娠 3~5 个月期间是皮肤及其附属器形成的关键时期,因此影响早期胚胎发育的因素,如子宫腔狭小、胎儿皮肤与羊膜粘连、母体营养不良、宫内感染、药物、毒物等都可能会影响皮肤的形成。也有学者认为本病可能为常染色体显性或隐性遗传。

【临床表现】

出生时即有境界清楚的皮肤缺损,呈圆形或椭圆形,直径 1~2cm,基底亮红色。缺损累及头皮者约占 60%,常位于头顶部及矢状缝,大多数在中缝及其附近。约 25% 患者皮损发生在四肢,髌骨处最为常见,分布对称,其大小形态差异很大;约 12% 的患者皮损发生于躯干,缺损甚为广泛,也可为多处发病。缺损面积深时可继发感染,严重的如脑膜炎、矢状窦出血而造成死亡。愈合极慢,数月以至数年,可反复脱痂,脱落后遗留羊皮纸样瘢痕组织或多处瓷白色萎缩瘢痕,有的为增生性肥大瘢痕。也有报道,本病可见口腔乳头瘤样赘生物。

本病可伴发其他发育畸形,如奇特面容、脑积水、腭裂、大疱性表皮松解症、灶性真皮发育不全、动脉导管未闭、气管食管瘘等;最严重的是肢体环状缩窄,即先天性截肢,但此类病例较少。

【组织病理】

缺损深浅不一,可在表皮及真皮甚或深达皮下组织。真皮弹性纤维缺损,皮下脂肪部分或全部缺失。头部缺损可深达硬脑膜,当表面瘢痕形成后皮肤附属器消失。

【诊断】

根据出生时就有皮肤缺损、皮损外形、发病部位、境界清楚的缺损边缘等可以做出诊断。

【治疗】

新生儿期、婴儿期要加强护理,预防和控制继发感染。可先外用莫匹罗星软膏,待感染控制后外用贝复济。后期可采取外科整形手术。影像学检查可以评估潜在的骨骼改变及中枢神经系统病变。

第二节　新生儿皮下脂肪坏死

Cruse(1933年)首先报道新生儿皮下脂肪坏死。本病常发生于出生后4周内,常见于健康足月或过期产新生儿。组织病理为小叶性脂膜炎,有皮下脂肪组织细胞变性坏死和肉芽肿性炎症,形成皮下结节,可自行消退,很少因本病死亡。

【病因及发病机制】

病因不明,可能与分娩时外伤、受冷、窒息、难产和患儿母亲患糖尿病有关。有的病例发生于低温心脏手术后,说明皮下脂肪坏死与寒冷有关。也有可能有潜在的脂肪成分和代谢异常。

【临床表现】

出生后1~6周(通常2~3周)出现皮下局限性深在性硬结,大小不一,结节具有橡皮样硬度,境界清楚,表面光滑,淡红色或紫红色,可活动。少数结节有触痛,可相互融合成斑块。豌豆至鸡卵大或更大,单个或多个,主要分布于臀部、四肢近端、上背部、面颊和其他受压部位。经数周或数月后,结节变软,常在数月内逐渐消退。小部分可流出油样液体,形成溃疡,愈合后遗留瘢痕,有钙盐沉着。患儿全身情况良好,体温正常,哺乳好,体重增加如正常婴儿。极少数病例有高钙血症(与1,25羟基维生素D水平升高及肠道钙吸收增加有关),有报道16例伴高钙血症患者中3例死亡。

【组织病理】

脂肪细胞变性、坏死,脂肪细胞内出现针状结晶,也可在组织细胞和异物巨细胞中见到放射状排列的针状结晶,偏振光显微镜下呈双折光。病变区有显著的炎细胞浸润,包括组织细胞、淋巴细胞、嗜酸性粒细胞、上皮样细胞、泡沫细胞、异物巨细胞和成纤维细胞形成肉芽肿。脂肪小叶间结缔组织水肿、增厚,血管增生、扩张。

晚期纤维化,坏死区内可见散在性钙盐沉着。

【诊断及鉴别诊断】

出生后 2～3 周出现皮下结节,橡皮样硬度,境界清楚,患儿全身情况良好,组织病理示小叶性脂膜炎,脂肪细胞变性坏死,脂肪细胞内出现针状结晶可诊断,本病应与新生儿硬化症和新生儿水肿鉴别。

【治疗】

本病可自行消退,保暖与热浴有助恢复,重症病例可试用糖皮质激素治疗,但疗效报道不一。本病预后良好,能自然缓解,通常不留瘢痕,但可有皮下脂肪萎缩。

第三节　新生儿水痘

若母亲在分娩前或分娩后两周内患水痘,则新生儿常患水痘。因其无保护性抗体,病情凶险,易形成进展型水痘。

【病因及发病机制】

水痘是水痘带状疱疹病毒(VZV)感染所致,通过接触传播或空气飞沫传播。6个月内的婴儿可从母体获得该病毒的抗体,较少患病。患病常因妊娠母亲在分娩前或分娩后患水痘或生后暴露于水痘带状疱疹病毒。严重者常易形成播散性水痘,病死率 25%～30%。

【临床表现】

常于出生及出生后两周发病,皮损表现为成批出现的斑疹和丘疹,随后发展成水疱和结痂,也可见部分脓疱疹。

若母亲在妊娠前 20 周感染水痘病毒,可能致宫内感染产出先天性畸形综合征的患儿,后者主要表现为低体重、眼缺陷、脑脊髓炎、四肢发育不良、皮肤瘢痕、小颌及肺炎。

【实验室检查】

荧光标记的抗带状疱疹病毒抗体可用来检测水疱涂片或者皮肤的冷冻活检切片。

【组织病理】

水疱基底细胞 Wright 染色涂片或皮肤活检可显示与单纯疱疹病毒相同的变化。

【诊断与鉴别诊断】

1.诊断　根据母亲水痘病史及新生儿水痘样皮肤损害做出诊断。

2.鉴别诊断 须与 Kaposi 水痘样疹及播散性单纯性疱疹相鉴别。

【治疗】

若母亲在产前 5d 或产后 48h 内发生水痘,新生儿在出生时均应接受使用水痘带状疱疹免疫球蛋白治疗。已感染水痘的新生儿须静脉给予阿昔洛韦治疗,加强护理,预防继发感染。

第四节 新生儿脓疱疮

新生儿脓疱疮是新生儿常见的接触性传染病,发病急骤,可在新生儿室流行,应引起重视。

本病是由化脓性球菌引起的一种大疱性脓疱病,大多为第Ⅱ噬菌体71型金黄色葡萄球菌,少数为链球菌(A 族)或 2 种细菌混合感染。传染途径通常为皮肤感染、带菌的医护人员和产妇或家人,或消毒清洗不彻底的尿布、被单等接触传染。由于新生儿皮肤娇嫩及功能不健全等特点,易于发生新生儿脓疱疮。

【临床表现】

本病多发生于出生后 4～10 天的新生儿,好发于皮肤褶皱处,如颈部、腋窝、腹股沟褶皱及尿布区域,也可见于面部、躯干及四肢。皮损为突发的大疱,直径 2～3厘米,疱液最初澄清,后混浊化脓,疱壁较薄,易于破裂。破溃后可露出鲜红色湿润糜烂面,渗出物可形成结痂,痂皮脱落后遗留暂时性褐色色素沉着,愈后不留痕迹。本病发展迅速,数小时或 1～2 天即可波及全身,黏膜常受累。

本病开始并无全身症状,随病情发展可出现发热,常伴绿色泡沫便。重症患儿可并发脓毒血症、肺炎、肾炎或脑膜炎而致死。

【诊断】

脓疱液涂片可见中性粒细胞及革兰阳性球菌,根据典型皮肤损害及细菌涂片即可确诊。

【治疗】

1.局部治疗 对结痂和渗出的皮损可予以 0.05％小檗碱溶液或 0.02％高锰酸钾溶液湿敷,或用 75％乙醇溶液消毒后涂抹抗生素软膏如莫匹罗星或 0.5％～1％新霉素乳剂等。

2.全身治疗 应及早给予抗生素,如青霉素、红霉素或头孢菌素。必要时可根据细菌培养及药敏试验结果选择有效的抗生素。同时给予支持疗法,必要时静脉滴注免疫球蛋白。

【预防及调护】

凡有化脓性皮肤病的医护人员或家属,均不能接触新生儿。注意新生儿清洁卫生,尿布及床单应消毒。及时隔离患儿,对病室彻底消毒,医护人员及家属应清洁后再接触患儿。

第五节　新生儿皮下坏疽

本病是新生儿特发的一种严重性皮下组织急性感染。冬季多发,北方发病率高。病情进展快,易伴脓毒血症,病死率较高。

【病因及发病机制】

病原菌多为金黄色葡萄球菌,少数为表皮葡萄球菌、产气杆菌、大肠埃希菌、铜绿假单胞菌、草绿色链球菌均来源于产房、新生儿室的用具以及工作人员中带菌者。少数患儿亦有因上呼吸道感染或皮肤注射针眼处感染而引起皮下坏疽。

【临床表现】

起病急骤,蔓延迅速,好发于身体受压部位。典型损害为皮肤片状红肿,边界不清、中央较暗红、质软,触之有皮肤与皮下分离感(漂浮感)。随病情发展,漂浮感扩大。少数病例有波动感,即形成脓肿,或中央呈紫黑色,溃破后溢脓。有的形成深溃疡,亦可融合成大片坏疽。患儿哭闹,拒食、发热,体温多数在 38～39℃,高者可达 40℃,可伴腹泻、呕吐等消化道症状;如并发脓毒血症,表现嗜睡、唇周青紫、腹胀、黄疸;晚期严重者出现中毒性休克、弥散性血管内凝血、呼吸和肾衰竭而死亡。

【组织病理】

真皮小血管充血,皮下组织广泛炎症和坏死。坏死区可见细菌,坏死组织周围的组织结构完整。少数可见脓肿形成。

【诊断与鉴别诊断】

1.诊断　新生儿发热、哭闹、拒奶,结合典型皮肤损害,不难诊断。按小儿烧伤面积计算法计算,坏疽面积在 10% 以上属重症型。

2.鉴别诊断　应与新生儿皮下脂肪坏死鉴别,后者表现为坚硬的暗红蓝色结节,边界清楚,无漂浮感,无发热,皮损数月后可自然消退。

【治疗】

皮肤出现暗红色、有漂浮感的损害时,应早期切开引流,切口小而多,遍布病损区,每个切口长约 1.5cm,间距 2～3cm,边切开边填塞引流纱条,引流出浑浊脓液或血性液体,每日换药 2～3 次,并观察皮损范围,若有扩散时增加切口使之引流通畅。

及时应用足量敏感的抗生素,辅以支持疗法,输血浆或静脉给予丙种球蛋白。同时注意热量和维生素的补充。创面愈合后一般不留严重瘢痕。中药可用扶正祛邪、清热解毒以及去腐生肌的方药,有助于溃疡及坏疽的修复。

第六节　新生儿毒性红斑

又名新生儿变应性红斑,是一种发生于出生后 2 周内(多于出生后 3～4d)红斑、风团、丘疹和脓疱(或水疱)性短暂性皮肤病,约半数足月儿发病,早产儿和低体重儿罕见。

【病因及发病机制】

病因不清。或为速发型过敏反应,机制可能是某种变应原经消化道吸收,或因母体的内分泌物质经胎盘或乳汁进入新生儿体内引起,抑或出生后非特异性接触物的机械性刺激所致;或是对皮脂中刺激性物质及阴道分泌物的反应,或与病毒感染有关。

国外有学者提出,本病可能与毛囊皮脂腺开口处正常菌落有关,菌落可通过毛囊进入皮肤组织,引起局部和全身免疫反应,早期接触微生物可能对免疫系统的成熟起到重要作用。

【临床表现】

本病多在生后 24～48h 发病,少数出生时即有,最迟发病者为出生后 2 周。通常先有弥漫性暂时性红斑,随后出现坚实的基底有红晕的直径 1～3mm 淡黄或白色的丘疹和脓疱。有时出现数量不等的暗红色斑点或斑片,最大直径可达 3cm,形状不规则,偶可融合成片。好发于面部,渐累及四肢近端、臀、肩等受压处,全身皮肤均可累及,但掌跖除外。皮损可在数小时后消退,很少持续 1d 以上,但可成批反复发生,机械刺激可诱发新皮损。不伴全身症状,也无瘙痒,消退后无脱屑。病程自限,7～10d 自愈,复发罕见。

约 2/3 患儿外周血嗜酸性粒细胞增高达 5%,脓疱液细菌培养阴性。

【组织病理】

红斑处真皮上部轻度水肿,血管周围有少量嗜酸性粒细胞、中性粒细胞和单核细胞浸润。丘疹性损害示组织显著水肿和较多嗜酸性粒细胞浸润。脓疱位于角层下,或在表皮的毛孔、汗孔内和毛囊周围,其内为大量嗜酸性粒细胞。

【诊断与鉴别诊断】

1.诊断　临床根据产后数日皮肤红斑,于数天内消失自愈,无全身症状等,一般不难诊断。

2.鉴别诊断　须与其他脓疱性皮肤病相鉴别。金黄色葡萄球菌感染所致的脓疱或大疱常迅速破裂,红色糜烂面周边残留疱壁。先天性念珠菌感染为多发小脓疱伴脱屑,真菌镜检阳性。新生儿暂时性脓疱病发生在肤色较深的婴儿,脓疱中为中性粒细胞,消退后残留色素沉着斑可持续数周至数月。婴儿肢端脓疱病好发于3～6个月大的婴儿,皮损累及肢端。痱子好发于头颈和躯干上部,脓疱少见且皮损更持久。

【治疗】

本病病程自限,常无并发症,不具传染性。红斑处可单纯扑粉或外用炉甘石洗剂。发疹期间应注意保暖,防止热量从皮肤过度散失。

第七节　新生儿红斑狼疮综合征

又名新生儿红斑狼疮(NLE),是一组罕见的包括皮肤狼疮、先天性心脏传导阻滞(CHB)和(或)多系统表现的综合征。

【病因及发病机制】

目前认为是母体的自身抗体经胎盘传递给胎儿引起的获得性自身免疫性疾病,抗 Ro/SSA、抗 La/SSB 抗体发挥重要作用。但抗体阳性母亲仅有1%的新生儿发病,可能尚有遗传、病毒感染等其他未知因素参与。

【临床表现】

1.皮肤表现　2/3 患者在出生时出现日光照射部位局限性或融合成片红斑,中央表皮萎缩,无滤泡和瘢痕,周缘有少量鳞屑。有时出现皮肤色素脱失、毛囊角栓、毛细血管扩张和瘢痕形成等。

2.其他表现　约15%的患儿有先天性心脏传导阻滞、心动过缓,以及心肌炎、心肌病和心力衰竭等共存,伴有发热、肝脾大、肺炎、溶血性贫血、白细胞和血小板减少等。

临床分两大类:一类有皮疹伴或不伴其他全身表现,无心脏病变;二类有先天性心脏传导阻滞伴或不伴其他病变。两大类表现约各占50%。先天性心脏传导阻滞多发生于 Ro/SSA(＋)、La/SSB(＋)的 SLE 母亲所生的新生儿,大多无临床症状,部分生后数小时或数天出现环状鳞屑性红斑、白细胞/血小板降低、肝大等。

心脏传导阻滞少见但有致命性,病死率为 12%～28%。

【实验室检查】

免疫荧光检查见真皮表皮连接处 IgG 沉积、少量 IgM 和 C3。婴儿和母亲血清中抗 Ro}SSA、La/SSB 抗体阳性。

【组织病理】

基底细胞水肿、淋巴细胞浸润和表皮萎缩,与盘状红斑狼疮病理相近,但炎症浸润较轻。

【诊断与鉴别诊断】

1.诊断   根据皮损特点,生后不久发病,患儿和母亲特征性血清学改变,一般不难诊断。

2.鉴别诊断   应与 B100m 综合征、婴儿脂溢性皮炎、新生儿梅毒、朗格汉斯组织细胞增生症、Cockayn 综合征、Thomson 综合征等鉴别。

【治疗】

1.注意避光,皮损外用润滑剂和(或)非氟化糖皮质激素制剂。

2.有活动性皮肤损害或内脏器官受损可系统应用糖皮质激素。

3.先天性心脏传导阻滞患儿可安装心脏起搏器。

【预防】

抗 RO/SSA、La/SSB 抗体阳性孕母,其胎儿发生 NLE 概率约在 1%;如果母亲已经有 1 个 NLE 孩子,再次分娩 NLE 患儿概率约为 25%。

【治疗】

新生儿系统性红斑狼疮的治疗:应防治并重,包括系统治疗:糖皮质激素,特殊处理:预防和治疗心脏传导阻滞。一旦确诊为心脏传导阻滞,治疗一般无效,故预防是最好的方法,预防方法:对于血清抗 SSA 或 SSB 抗体阳性或前次胎儿发生心脏异常的患者,建议在妊娠 16～24 周,每 2 周行 1 次胎儿心脏超声检查,监测胎儿心脏结构及传导情况,若无异常,建议在 24 周后每 3～4 周行 1 次胎儿心脏超声检查。如果发现胎儿出现心脏异常或传导功能异常,建议每 1～2 周行 1 次胎儿心脏超声检查,直至胎儿出生。如果发现胎儿出现心脏一、二度房室传导阻滞,可以使用地塞米松或倍他米松进行治疗,建议地塞米松剂量 4mg/d 或倍他米松 4mg/d,一直使用至终止妊娠时,并建议在 37 周时终止妊娠。对于发现有心肌病变的胎儿,可试用丙球静脉注射 1g/d,但对于完全房室传导阻滞,上述治疗几乎均不可逆转,因此发现早期的房室传导阻滞十分重要。

第三章　儿童常见皮肤病

第一节　病毒性皮肤病

一、疱疹

单纯疱疹是由人类单纯疱疹病毒引起的病毒性皮肤病,中医称为"热疮"。本病有自限性,但易复发。

【病因及发病机制】

本病系由人类单纯疱疹病毒(HSV)所致。此病毒分为两型,即单纯疱疹病毒Ⅰ型(HSV-Ⅰ)和单纯疱疹病毒Ⅱ型(HSV-Ⅱ)。Ⅰ型主要引起生殖器以外的皮肤、黏膜和器官的感染;Ⅱ型主要引起生殖器部位的皮肤黏膜以及新生儿感染。

人是单纯疱疹病毒的唯一自然宿主。此病毒可存在于病人、恢复者或健康带毒者的水疱疱液、唾液及粪便中。其传染方式主要是通过直接接触传染,也可通过被唾液污染的餐具而间接传染。病毒经鼻、咽、口腔、眼结膜、呼吸道、生殖器黏膜或破损皮肤进入人体,在侵入处生长繁殖,而后经血行或神经通路播散。

原发性 HSV-Ⅰ感染主要发生于 5 岁以内的幼儿,但很少发生于 6 个月以内的婴儿。原发性单纯疱疹感染多为隐性,仅有 1%～10% 被感染者出现临床症状。原发感染消退后,病毒可持续潜居于人体正常黏膜、血液、唾液以及局部感觉神经节和多数器官内。当机体抵抗力减低时,体内处于潜伏状态的 HSV 即被激发而发病。

【临床表现】

临床上该病可分为原发性和复发性两型。

原发性单纯疱疹

初次感染单纯疱疹病毒后,仅 10% 的被感染者可出现倦怠、发热等全身症状和皮肤黏膜一处或多处水疱,表现主要有以下几型。

(一)轻型

1.疱疹性齿龈口腔炎　也称疱疹性口炎,此为原发性感染中最常见的一型,多发生于 1～5 岁的儿童,是小儿口腔炎最常见的原因。全年均可发病,无季节性。传染性较强,常在集体机构如托儿所引起小范围流行。

起病时常有高热、倦怠、咽喉疼痛,体温可达 38～40℃。1～2d 后,在口腔黏膜出现一簇或几簇小水疱和少数散在的单个水疱,直径 2～3mm,水疱常易破溃,迅速形成糜烂或浅溃疡,表面覆盖黄白色膜样渗出物,绕以红晕。多个小溃疡可融合成不规则的较大溃疡。溃疡可发生在口腔黏膜的任何部位,常见于牙龈、舌、唇内、颊黏膜等处,有时累及上腭及咽部;在唇周及口角皮肤亦常发生水疱。齿龈炎者牙龈红肿,触之易出血,可先于疱疹出现,局部疼痛,流涎,拒食,烦躁,颌下淋巴结肿大且有压痛。3～5d 热退后糜烂逐渐愈合,疼痛逐渐减轻消失。病程 1～2 周。但局部淋巴结肿大可持续 2～3 周。少数可伴发疱疹性脑炎。

2.接种性单纯疱疹　此系 HSV 直接接种于擦伤或正常皮肤内所致。接种后,经 5～7d 的潜伏期,先在接种处发生硬性丘疹,而后形成水疱或不规则的散在性水疱,局部淋巴结肿大,但全身症状轻微。若接种于指尖,则发生深在性疼痛性水疱,水疱融合后形成蜂窝状或转变为大疱,称为疱疹性瘭疽。

3.新生儿疱疹　系因新生儿出生时经产道被 HSV 感染所致。多见于早产儿以及缺乏获得性母体抗体(IgG)的新生儿。常于出生后 4～6d 起病,表现为喂养困难、高热、惊厥、肝大和黄疸,皮肤及眼结膜可发生疱疹。新生儿单纯疱疹的感染率虽然较低,但这种初发感染由于宿主体内缺乏来自母体的抗体,因此患儿症状极为严重,以致引起广泛播散。本病凶险,预后差,病死率较高。少数幸存者几乎均遗留永久性大脑功能障碍。

(二)重型

多见于新生儿,为免疫抑制或免疫缺陷以及对单纯疱疹病毒易感。常伴有明显的全身症状,皮损多泛发,常有广泛的脏器受累以及中枢神经系统受累.病死率高,预后差。常见以下几种类型。

1.Kaposi 水痘样疹　又称疱疹样湿疹,系指在原有特应性皮炎或湿疹等皮肤病基础上感染单纯疱疹病毒而发生的一种皮肤病。潜伏期 5～9d,起病急骤。基本损害为密集成群的小水疱,疱疹中央出现脐凹,如水痘样表现,水疱迅速变为脓疱,周围有红晕,并可融合成片。皮损多见于原有皮肤病的区域,也可扩展至邻近正常皮肤。发疹前后可有高热、不适、嗜睡、食欲缺乏等全身症状,伴有耳后、颈部淋巴结肿大,并可出现肺炎、脑膜炎、中耳炎、婴儿坏疽性皮肤病等并发症。

2.疱疹样脑膜炎　为单纯疱疹病毒经由呼吸道侵入,通过血行播散,然后到达中枢神经系统引起。由单纯疱疹病毒引起的脑膜炎与其他病毒性脑膜脑炎表现无异。临床症状轻重不一,有的为隐性感染,可无任何症状或仅有上呼吸道感染症状。起病较急,除皮肤有疱疹表现外,常见症状有高热、头痛、呕吐,伴有不同程度的神经系统症状。实验室检查:周围血白细胞计数正常或偏低;脑脊液外观清,偶微混,细胞数增多或正常,以淋巴细胞为主,蛋白少量,糖正常;脑电图检查常出现高电位弥漫性慢波,少数病例有局限性慢波或癫痫波等;血液及脑脊液病毒抗体和抗原检测阳性。脑脊液病毒分离可证实诊断。

3.新生儿播散性单纯疱疹感染途径是由于产妇患有活动性宫颈炎或阴道炎,分娩时胎儿经过产道,感染了单纯疱疹Ⅱ型病毒。早产儿和双生儿感染常较严重。初起表现为严重的疱疹性口龈炎或外阴阴道炎,高热、甚至惊厥,继之全身皮肤发生广泛性成簇的水疱或大疱,同时可发生病毒血症,累及肝、心、肺以及中枢神经系统等,病死率高。在急性感染后存活的婴儿,最初几个月内可有周期性发作的局灶性皮损。

复发性单纯疱疹

原发感染后,在机体抵抗力降低时,疱疹可反复发作于同一部位。患者多为成人。

【组织病理】

主要表现为细胞变性和坏死。表皮细胞气球状变性、网状变性和凝固性坏死,表皮松解形成水疱,常为单房性,表皮内水疱最终发展成表皮下水疱。少数网状变性可见于疱壁,有时可见细胞核分裂和上皮多核巨细胞。被侵犯的细胞内可见核内包涵体,早期嗜碱性,晚期为嗜酸性。真皮乳头轻度水肿,毛细血管扩张,血管周围轻、中度细胞浸润,以淋巴组织细胞为主。部分单纯疱疹可发生白细胞碎裂性血管炎。

【实验室检查】

1.病原学诊断　病毒培养是 HSV 实验室诊断“金标准”,敏感性和特异性高。用免疫学方法检测 HSV 抗原是目前最常用的快速诊断方法。

2.血清学诊断　在患者血清中可发现特异 IgG 抗体。

3.疱液涂片检查　取新鲜水疱底的疱液做涂片,用 Giemsa 或 Wright 染色,一般可见许多棘层松解细胞,一个或数个核的气球状细胞以及嗜伊红性核内包涵体具有诊断意义。

4.聚合酶链反应(PCR)　此种检测灵敏度很高,可在数小时内得出检测结果,但应注意在操作过程中避免污染,必要时加做确认实验以排除 PCR 技术所可能导致的假阳性反应,例如核酸分子杂交,甚至限制酶酶切分析等。

【诊断与鉴别诊断】

1.诊断　大多数单纯疱疹病毒感染可根据临床上群集性水疱,好发于皮肤黏膜交界处,自觉灼热、瘙痒或疼痛,往往一周左右自愈,常反复发作等做出诊断。必要时做疱液涂片、电镜等检查,可协助临床诊断。

2.鉴别诊断

(1)带状疱疹:沿身体一侧的周围神经呈带状分布,皮损为数目较多的簇集性水疱、丘疱疹,排列成带状,基底炎症明显,常伴显著的神经痛。

(2)脓疱疮:多发生于儿童,夏秋季多见,接触传染性强,疱较大,有脓性分泌物形成的蜜黄色痂皮,散在分布。

【治疗】

本病有自限性,大多可自愈,治疗原则为对症处理、缩短病程、预防继发感染和并发症、控制复发。

1.局部治疗　以促进吸收、干燥、收敛和防止继发感染为主,忌用糖皮质激素软膏。疱疹性角膜结膜炎患儿可选用 0.5%疱疹净眼膏,每 3~4h 一次,局部症状消失后,仍须应用数日。疱疹性齿龈口腔炎患儿可选用 1%~3%过氧化氢溶液,蘸洗溃疡面,局部可外用 2%甲紫溶液。另有报道,中药三七叶外用、干扰素外用可加速皮损愈合。

2.全身治疗

(1)阿昔洛韦:口服利用率低,半衰期短,口服 40mg/(kg·d),每日 4 次,疗程 5d,有明显的预防效应。静脉滴注 30mg/(kg·d),每日 3 次,疗程 14~21d,治疗 HSV 脑炎。

(2)更昔洛韦:诱导治疗 5mg/kg,每 12 小时一次,每次持续 th 以上,维持 2~3 周;或 10mg/kg,一周 3 次,持续 3 个月。但也有报道,更昔洛韦在儿科主要用于巨细胞病毒感染,对 HSV 感染时疗效较差。

复发性单纯疱疹患者常伴有细胞免疫功能低下,所以提高免疫功能的制剂具有一定的治疗作用,如应用转移因子等,可以取得相当疗效。亦有报道应用左旋咪唑治疗有效者。此外,单纯疱疹患者应适当增加各种维生素,如复合维生素 B、维生素 C 等。对于复发病例,首先要寻找诱发因素。

3.物理疗法　主要为紫外线或微波局部照射。

【预防】

1.对疱疹频繁复发的患者,应尽量去除或避免诱发因素。

2.托幼机构出现单纯疱疹患儿后,应嘱其在家隔离,治疗痊愈后始能返回。

3.患生殖器疱疹的孕妇应采用剖宫产分娩。

4.器官移植(包括骨髓移植)术后立即使用无环鸟苷类抗病毒药物。

二、水痘

水痘是由水痘带状疱疹病毒(VZV)引起的儿童常见的急性呼吸道传染病。临床特征为全身症状轻微,皮肤、黏膜分批迅速出现斑丘疹、水疱和结痂。儿童任何年龄均可发病,以学龄前儿童多见。

【病因及发病机制】

VZV 属疱疹病毒科,属 a 疱疹病毒亚科,只有一个血清型。病毒呈圆形,直径 180～200nm。病毒衣壳为由 162 个壳粒排成的对称 20 面体,外层系脂蛋白包膜,核心为双链 DNA。本病毒对外界抵抗力弱,不耐热,不耐酸,对乙醚敏感,在痂皮中不能存活,但在 -65℃疱液中可长期存活。人是该病毒唯一自然宿主。

病毒经上呼吸道侵入人体后,先在呼吸道黏膜细胞中繁殖,2～3d 进入血液,形成病毒血症,并在单核吞噬细胞系统再次增殖后释放入血液,形成第二次病毒血症,并向全身扩散,引起各器官病变。临床上,水痘皮疹分批出现与病毒间歇性播散有关。水痘的皮肤病变为棘细胞水肿变性,细胞液化后形成单房水疱,内含大量病毒,随后疱内炎症细胞和组织残片增多,疱内液体变浑浊,病毒数量减少,最后结痂,下层表皮细胞再生。发病后 2～5d 特异性抗体出现,病毒血症消失,症状随之好转。

【临床表现】

潜伏期 12～21d,多为 14～16d。临床上可分为前驱期和出疹期。发病较急,前驱期可无症状或症状轻微,如低热或中度发热、全身不适、咽痛、咳嗽、头痛等,持续 1～2d 迅速进入出疹期。

在 1～6d 的出疹期内,皮疹相继分批出现。皮疹初为红色斑疹,数小时后变为红色丘疹,再经数小时发展成疱疹,常对称分布。疱液初透明,数小时后变浑浊,如继发细菌感染则成脓疱。发疹 2～3d 后,同一部位可见斑疹、丘疹、疱疹及结痂同时存在,后期的皮疹多为斑丘疹。患者常因瘙痒烦躁不安。皮疹呈向心性分布,头面、躯干皮疹密集,而四肢皮疹稀疏散在,手掌和足底更少。部分患者鼻、咽、口腔、结膜及外阴等处黏膜出现皮疹,可形成溃疡,常有疼痛。1~2d后,疱疹从中央开始干燥结痂,周围红晕消失,再经几日痂皮脱落,一般不留瘢痕;继发感染者可能留下轻微凹陷性瘢痕。

水痘为自限性疾病,约10d自愈。儿童患者全身症状及皮疹均较轻,婴儿和成人病情较重,皮疹多而密集,病程可长达数周,易并发水痘肺炎。妊娠初3~4个月的妇女患水痘后,有报道胎儿可有先天畸形,如发育不良、智力低下、白内障、耳聋、脉络膜视网膜炎等。

免疫功能低下或使用免疫抑制药者可出现下列几种严重类型水痘,称进行性播散性水痘,也称重症水痘。可表现:①大疱型。疱疹融合为大疱,有典型的各期水痘表现。发生部分与继发感染有关,如金黄色葡萄球菌或溶血性链球菌,严重者可导致脓毒败血症而死亡。②出血型。罕见,但病情严重。起病急,高热,全身症状严重。皮疹呈出血性,皮下、黏膜有瘀点、瘀斑、出血性坏死。可伴有消化道和泌尿道出血,肾上腺皮质出血可致死亡。③坏疽型。少见,可由继发细菌感染所致。皮肤可大片坏死,呈黑色焦痂,并可累及肌层。如系溶血性链球菌所致,病情进展快,可因败血症死亡。如系白喉杆菌所致,病情进展稍慢,有无痛性溃疡,以后结痂脱落,可因心肌炎死亡。

【并发症】

1.水痘脑炎　常发生于出疹后3~8d,以第4天多见,个别发生在出疹后3周。其发生率0.1‰~1.0‰,儿童多于成年人。临床表现为头痛、呕吐、感觉异常,脑膜刺激征阳性,腱反射亢进,常以小脑功能障碍为其特征。可有脑神经损害,如动眼神经及面神经瘫痪。脑脊液检查白细胞数和蛋白含量增加,病死率5%~25%,生存者可遗留偏瘫、共济失调、失明、语言障碍及精神异常等后遗症。

2.皮肤疱疹继发感染　是儿童水痘常见并发症,可引起皮肤化脓感染、蜂窝织炎、丹毒、外科型猩红热、败血症等。

3.水痘肺炎　其发生率约为4%,以成人及年长儿多见。多发生于水痘起病后1~6d。主要表现为咳嗽、呼吸困难、发绀、咯血和胸痛。X线片可见两肺点片状浸润,有时有大片状局限性实变,以肺门及肺底较多。多数1~2周好转并恢复;严重者可于1~2d死于急性呼吸衰竭和肺水肿。水痘亦可继发细菌感染致继发性肺炎,多见小儿,常发生于病程后期2~3周。

4.水痘心肌炎　心肌受累可在水痘潜伏期开始,随病情发展出现间质性心肌炎、心包炎和心内膜炎,可出现严重心律失常而导致死亡。心肌酶谱及心电图异常。

【实验室检查】

1.血常规　白细胞大多正常或增高。

2.快速诊断　刮取新鲜疱疹基底细胞涂片,瑞氏染色见多核巨细胞,吉姆萨染色可见细胞内包涵体。

3.病毒分离及血清学检查　将疱液直接接种于人胚纤维母细胞,分离出病毒再做鉴定。用 ELISA 法检测,血清补体结合抗体滴度呈 4 倍以上升高则表明近期感染。此外,PCR 检测 VZV 的 DNA,特异性及敏感性均高。

【诊断与鉴别诊断】

1.诊断　典型水痘诊断主要依据:①发病前有水痘接触史,继往未患过水痘;②皮疹呈向心性分布,分批出现,且斑丘疹、疱疹及结痂同时共存;③疱疹壁薄,疱液透明或微混,脱落后不留瘢痕。

2.鉴别诊断　本病应与丘疹性荨麻疹、脓疱疮、手足口病等病做鉴别。

【治疗】

一般以对症治疗为主,使用抗病毒药,同时注意防治并发症。

1.对症治疗　水痘急性期应卧床休息,注意水分和营养的补充,避免搔抓继发细菌感染,剪短指甲,勤换衣服。疱疹破裂可涂抗生素软膏防继发感染。继发感染者可选用敏感抗生素。

2.抗病毒治疗　早期给予阿昔洛韦、伐昔洛韦和更昔洛韦抗病毒治疗,疗程 3～5d,重症者可延长至 10～14d。此外,干扰素 100 万 U 肌内注射,亦有较好疗效。

3.防治并发症　皮肤继发感染加用抗菌药物,因脑炎出现脑水肿应脱水治疗。糖皮质激素对水痘、病情有严重影响,一般不宜使用;但病程后期水痘已结痂,且并发重症肺炎或脑炎,中毒症状重,病情危重者可酌情使用,还可以加用静脉用丙种球蛋白 0.2～0.4g/(kg·d),静脉滴注 3～5d,并给予支持治疗。

【预后】

本病一般预后良好,成人较儿童病情为重。免疫功能低下或使用糖皮质激素者,病情较重,预后差。

【预防】

1.管理传染源　一般水痘病人应在家中隔离至疱疹全部结痂。尽量避免与易感儿及孕妇接触。对曾接触水痘的易感儿应留检 3 周。

2.切断传播途径　注意室内通风换气,消毒病人呼吸道分泌物及污染用品。

三、带状疱疹

带状疱疹系由水痘带状疱疹病毒感染引起的病毒性皮肤病,临床表现为沿一侧周围神经或三叉神经分支分布的簇集性水疱,多伴有神经痛和局部淋巴结肿痛,预后极少复发。中医称缠腰火丹,俗称"蜘蛛疮"。

【病因及发病机制】

带状疱疹和水痘系同一病毒(水痘-带状疱疹病毒)引起的不同的临床表现。初次感染表现为水痘或隐性感染,常见于儿童;病毒进入皮肤的感觉神经末梢,逐渐沿神经纤维向中心移动,最后长期潜伏在脊髓后根的神经节中,一旦机体的抵抗力下降或细胞免疫功能减弱,病毒可被再次激活(即感染复发),使受侵犯的神经节发炎及坏死,产生神经痛,即为带状疱疹,多见于成年人。

【临床表现】

带状疱疹的前驱表现可有轻度全身症状,如低热、全身不适、食欲缺乏等。一般于发疹前数日开始有轻度瘙痒、刺痛、烧灼感以致严重的持续性或间歇性深部疼痛。

皮损表现为患部先有不规则形红斑,以后在红斑基础上出现簇集性粟粒大小或绿豆大小的丘疹、丘疱疹,迅速发展成水疱,疱液澄清,疱壁紧张发亮,周围红晕,成簇疱疹之间有正常皮肤间隔;局部淋巴结肿大、疼痛。皮损沿一侧周围神经分布,排列成带状,好发部位见于肋间神经或三叉神经分支区,亦可见腰腹部、四肢及耳部等。一般不超过身体中线。疱疹出现后,神经痛症状加剧,2~3周疱疹逐渐吸收并干燥结痂。严重病例可呈出血性和坏疽性疱疹,愈后留瘢。累及三叉神经眼支的患者可伴发眼部疾病,如结膜炎、角结膜炎,偶有角膜炎、巩膜炎、虹膜睫状体炎、眼外肌麻痹、上睑下垂等,甚至可引起失明。仅出现神经痛及丘疹性损害者称顿挫型带状疱疹;头面部带状疱疹引起面瘫、耳痛、外耳道疱疹等症状时,称Ramsay-Hunt综合征。严重者可伴高热、肺炎、脑炎等。

神经痛是本病的特征之一,主要见于成年人,可在皮疹前发生或随皮疹出现;小儿带状疱疹的神经痛等自觉症状轻微,甚至无症状。部分患者在皮疹消退后,神经痛可持续数月或更久,称疱疹后神经痛,多见于老年或身体虚弱的患者。

应用免疫抑制药、长期大量糖皮质激素及放射治疗的恶性肿瘤患者、接受器官移植者或结缔组织疾病患者的带状疱疹发病率及严重性明显增加,甚至发生广泛的内脏病变,累及肺、肝、脑等脏器而引起死亡。

【组织病理】

与单纯疱疹病理相似,但炎症反应较重。

【诊断与鉴别诊断】

1.诊断　临床根据簇集性水疱或丘疹、沿神经走向排列成带状、呈单侧分布、有明显的神经痛等症状,一般不难诊断。

2.鉴别诊断　本病早期须与单纯疱疹、接触性皮炎等鉴别;不典型损害,特别是早期有严重的神经疼痛且发生在胸腹部时,应与急腹症(特别是阑尾炎)、胸膜炎等鉴别。

【治疗】

本病以抗病毒、消炎、保护局部、防止继发感染为治疗原则。

1.一般处理

(1)加强护理,注意皮肤的清洁;修剪指甲,以防抓破水疱。

(2)严密隔离至全部疱疹结痂为止。

(3)神经痛可用镇痛药及镇静药。

2.药物治疗　全身应用抗病毒药物,基本同单纯疱疹的治疗。局部疱疹未破时可外用炉甘石洗剂或阿昔洛韦、喷昔洛韦软膏;若疱已破溃,则须外用3%硼酸溶液或0.1%依沙吖啶溶液湿敷。

3.中药治疗　本病证属肝火型,治用龙胆泻肝汤;脾湿型,治用除湿胃苓汤加减。外用三味拔毒散能抗病毒、抗感染、消肿、镇痛,故治疗效果较好。

4.其他　水痘-带状疱疹疫苗的临床应用还在研究中。

四、麻疹

麻疹是由麻疹病毒引起的急性呼吸道传染病,麻疹通过呼吸道和直接接触传播。临床症状以发热、呼吸道卡他症状及遍及全身的斑丘疹为特点。人类是麻疹病毒的自然宿主。

我国古代早有对发疹性疾病的记载。1023-1101年,钱乙的《小儿药证直诀》中认识到麻疹为一种流行性传染病;《小儿痘疹方论》进一步认识了疹与痘,并根据疹色推断预后;1576年首称麻疹,并充分认识到其流行性及具有一定免疫性。麻疹疫苗应用之前,该病全世界分布,是危害儿童生命健康的严重传染病之一。

【病因及发病机制】

麻疹病毒属副黏病毒科麻疹病毒属,直径100～150nm,球形,病毒核心为负股单链 RNA 和三种核衣壳蛋白（L、P、N 蛋白）组成的核壳体,外层为一含脂质双层的包膜,表面有细小的糖蛋白突起。外膜中的蛋白成分主要有膜蛋白（M 蛋白）、血凝素（H 蛋白）和融合蛋白（F 蛋白）。麻疹病毒主要蛋白质的抗原性稳定,只有一个血清型。

麻疹病毒在外界生活力不强,对阳光和一般消毒剂很敏感,紫外线能很快消灭病毒,在流通的空气中或阳光下半小时即失去活力。病毒耐寒、耐干燥,在－15～70℃可保存数个月到数年。

【临床表现】

麻疹的发病季节以冬春季多发,但全年均可发病。发病年龄以 5 岁以下婴幼儿多见。近年由于麻疹疫苗的应用,使麻疹的临床症状变得不典型,如轻型麻疹（占 15%～30%）,婴幼儿、青少年和成人麻疹患者增多。

1.典型麻疹　可分为潜伏期、前驱期、出疹期和恢复期。一般病程多为 10～14d。

本病潜伏期大多为 10～14d（6～18d）,应用辐异抗体被动免疫后,有时可延长至 3 周以上。在潜伏末期可有低热、精神不振及周身不适等症状。

典型麻疹前驱期持续 2～4d,表现为发热、结膜充血、畏光、流泪、喷嚏、咳嗽等卡他症状。在下眼睑边缘有一条明显充血横线,对诊断麻疹有帮助。发病第 2～3 天,在口腔的两颊黏膜及下唇黏膜处可见 0.5～1.0mm 大小的蓝白色或白色斑点,周围有红晕,称柯氏斑（Koplik 斑）,此斑对麻疹有诊断意义,但轻型麻疹可无此斑。麻疹的发疹期持续 3～5d。一般于发病后 4～5d 开始出现皮疹,最初于耳后、发际,渐累及面部、颈、躯干、四肢,最后可达掌跖。皮疹初为 2～5mm 大小、稍高出皮面的淡红色斑丘疹,稀疏散在,随皮疹增多,颜色加深,可融合成片状,但疹间可见正常皮肤。出疹期可伴有明显的全身症状,如发热、呼吸道卡他症状、声哑、咳嗽、腹泻,甚至出现惊厥等全身症状。重症麻疹可出现高热、昏睡、烦躁不安等中毒症状,还可出现出血性瘀斑和疱疹性皮疹。出疹 3～5d 后体温下降进入恢复期或消退期,患者体温 1～2d 可降至正常,全身状况迅速好转。皮疹按出疹先后顺序逐渐隐退后出现糠皮样脱屑和淡褐色的色素沉着。咳嗽、声嘶时间可较长,恢复较慢,常在出疹后 1～2 周消失。

若热退后体温再次升高,咳嗽加重或出现声音嘶哑,提示有并发症或合并其他感染。

轻型麻疹临床并非少见,一般见于接触麻疹后注射过免疫球蛋白或通过胎盘获得部分免疫的婴儿。然而在接种麻疹疫苗后免疫力未完全消失,而受野毒株感

染发生的临床再感染病例中,轻型麻疹占 15%～30%。轻型麻疹前驱期可短至 1
～2d,病情轻,多为中度低热或有较轻上呼吸道卡他症状,Koplik 斑数量少或无,
皮疹稀散,甚至见不到皮疹;并发症较少发生。病程一般 6～9d,更轻者 1～2d。

重症麻疹发热 40℃以上,中毒症状重,可伴有惊厥、昏迷。皮疹融合呈深紫色
者,常有黏膜出血,如鼻出血、呕血、血尿、血小板减少等,称为出血性麻疹(黑麻
疹),常由 DIC 所致;如皮疹少,颜色淡,常为循环不良表现,此型患儿预后差,可引
起死亡,但近年来病死率极低。

2.异型麻疹　亦称非典型麻疹综合征,常由接种麻疹灭活疫苗引起,当麻疹抗
体降低至失去保护力时,感染自然麻疹病毒引起的迟发超敏反应的一种临床表现。
它与典型麻疹比较有以下几个特点。

(1)全身症状重,体温高且持续时间长(平均 16d 左右)。可有心肌受累、血小
板减少和 DIC 等现象,但预后良好,未见死亡报道。

(2)皮疹初发部位、发展程序、形态和分布均不同于典型麻疹,皮疹多开始于手
足心、腕踝或膝部,逐渐向面部及躯干蔓延。面部及躯干皮疹稀疏,四肢及腋下密
集。疹型多样,有瘀点、疱疹、斑丘疹、红斑或风团等,同一时期可见到 2～3 种形态
皮疹,也有无皮疹者。口腔有或无 Koplik 斑。

(3)常并发肺炎及胸腔积液等,是对自然感染麻疹病毒后的一种过敏反应。

【并发症】

1.肺炎　是麻疹常见并发症,也是麻疹死亡的主要原因。肺炎可由麻疹病毒
直接引起(原发性麻疹肺炎),也可因其他病毒或细菌继发感染引起(继发性麻疹肺
炎)。

2.喉炎　大多由麻疹病毒引起,在出疹高峰伴有明显声嘶、呛咳或出现犬吠
音,随皮疹消退迅速好转,较少发生喉梗阻;但继发细菌感染引起的喉炎病情严重,
可导致喉梗阻。

3.脑炎　麻疹发疹过程中可发生脑炎,发生率 0.1%～0.4%,大多发生在出疹
2～6d 期间,偶发生于前驱期和出疹后期 2～3 周。病情轻者数日内完全恢复;重
者病情呈暴发性进展,24h 内可死亡。

4.心肌炎　2 岁以下幼儿易致心肌病变,心电图表现为 T 波和 ST 段改变。

5.肝损害　成人多见,儿童也有发生。ALT、AST 及 LDH 等酶活性增高,极
少数可出现黄疸、消化道症状和肝脾大,多在 2 周内恢复。

6.接种后麻疹　接种麻疹减毒活疫苗后 7～14d 出现麻疹,有或无黏膜斑,出
疹顺序不似典型麻疹,皮疹较少,全身症状轻,可无卡他症状。皮疹在数天后消退。

【组织病理】

单核细胞浸润及多核巨细胞形成。由于病毒和免疫复合物在皮肤真皮表浅血管沉积，使真皮充血水肿，血管内皮细胞肿胀、增生和单核细胞浸润并渗出而形成麻疹的皮疹和黏膜疹。

【实验室检查】

1.细胞学和病毒抗原检查　取鼻咽分泌物(鼻咽拭子)或尿沉渣的脱落细胞涂片，采用 Giemsa 或 HE 染色，可见嗜酸性包涵体，发病后第 1 周阳性率可高达90%，对诊断麻疹有重要参考价值。

2.血清抗体检测　检测特异性 IgM 抗体是新近感染的标志，可用 ELISA 法检测，是目前常用的早期诊断方法。发病 3d 即可检出，15～20d 阳性率最高。IgG 急性期和恢复期双份血清检测其滴度升高 4 倍以上也可诊断，常作为回顾性诊断依据。

3.PCR 法检测　麻疹 RNA。

【诊断与鉴别诊断】

1.诊断　临床典型麻疹，掌握以下几点则不难做出诊断。

(1)病前 10～14d 有麻疹接触史，且未患过麻疹，亦未接种麻疹疫苗或已接种多年。

(2)出疹前经过 3～4d 前驱期，有咳嗽、发热及卡他症状。

(3)可见 Koplik 斑。

(4)出现皮疹，且出疹有一定的顺序，疹形为斑丘疹，疹间皮肤正常，疹退热退，症状随之减轻，疹退后有色素沉着及皮肤脱屑。

2.鉴别诊断　本病须与风疹、幼儿急疹和药物疹进行鉴别。

【治疗】

治疗原则为对症治疗，加强护理和预防并发症。

1.一般治疗　卧床休息、保持室内清洁通风和适宜温度，眼、鼻、口腔保持清洁，多饮水，给予易消化营养丰富的食物。

2.对于免疫受损者　可应用免疫球蛋白或利巴韦林。

3.中医中药　发热时原则上不应用解热药，也不能用冰袋降温，以免影响出疹。体温在 39℃以上者可给予紫雪散、柴胡注射液，并应辨顺逆。顺症初期应用宣毒发表汤加减，出疹期应用清热解毒汤；逆症可用麻仁石甘汤加味或犀角地黄汤等。

4.并发症治疗

(1)麻疹肺炎治疗:轻者对症支持治疗,重者给予利巴韦林 10～15mg/(kg·d),分 2 次静脉滴注,疗程 3～5d。疑有细菌感染者可选用抗生素,用药前可做痰或咽拭子培养或血培养,以便早期明确病原,选用有效药物;疑有合并其他病毒如腺病毒等感染者,除支持疗法外,可加用更昔洛韦或干扰素治疗。心功能不全者应强心治疗。

(2)麻疹喉炎治疗:镇静、吸氧、雾化等,宜选用抗生素,严重者应用糖皮质激素。有Ⅱ～Ⅲ度喉梗阻应考虑气管切开。

(3)麻疹脑炎治疗:除对症治疗外,应尽早给予利巴韦林静脉滴注及干扰素等抗病毒治疗;糖皮质激素应用对减轻脑水肿及脱髓鞘改变的自身免疫机制有益;降低颅内压用甘露醇或利尿药,抽搐者给予镇静药。

【预防】

本病预防须采用综合性措施,

1.控制传染源 对麻疹病人应隔离至出疹后 5～6d,合并肺炎者延长至 10d,轻型麻疹也应隔离至症状消失后 1～2d,有麻疹病人的家庭应谢绝亲友、邻居探访。

2.切断传播途径 流行期间避免易感儿到公共场所或走亲访友,无并发症的患者在家中隔离,以减少传播。注意房间消毒,开门窗通风(至少每天 2～3h),阳光下暴晒被褥。

3.保护易感人群

(1)主动免疫:未患过麻疹儿童应接种麻疹减毒活疫苗。我国规定,初种年龄为出生后 8 个月,7 岁复种。应急接种应在麻疹流行季节前 1 个月进行。易感者在接触病人后 2d 内若接种疫苗仍可防止发病或减轻病情。接种疫苗的反应一般很轻,少数接种者可有低热。

妊娠、过敏体质、活动性肺结核、恶性肿瘤、白血病、免疫缺陷或免疫功能被抑制者禁止接种,有急、慢性疾病或发热者缓种。凡 6 个月内接受过丙种球蛋白治疗者,应推迟 3 个月接种。

(2)被动免疫:对年幼、体弱患病的易感儿在接触麻疹患者后 5d 内,注射丙种球蛋白 3ml(0.25ml/kg),可防止发病。接触麻疹患者 6d 后应用可减轻症状。

五、风疹

风疹为风疹病毒感染引起的急性传染病。临床以发热、全身皮疹、淋巴结肿大为特点。孕妇若在妊娠早期感染风疹病毒可引起胎儿感染,造成胎儿发育迟缓和胎儿畸形等。中医学称本病为"风疹""风瘾隐疹",认为系感受风热时邪,发于肤表所致。

【病因及发病机制】

风疹病毒为一种小球形包膜病毒,含单股 RNA。其结构蛋白包括外膜糖蛋白和核衣壳蛋白。风疹病毒对外界环境抵抗力较弱,能被紫外线和多种消毒剂杀灭,对寒冷及干燥环境有一定耐受力。

风疹病毒主要侵犯上呼吸道黏膜,引起上呼吸道炎症;继之侵入耳后、枕部及颈部淋巴结,并可发展为病毒血症,出现发热、皮疹、淋巴结肿大等典型临床表现。孕妇在妊娠早期感染风疹病毒后,可经胎盘感染给胎儿,直接影响胎儿的生长发育,导致胎儿宫内发育迟缓和先天畸形。

【临床表现】

潜伏期 14～21d。常有低热(体温一般不超过 39℃)、全身不适、咽痛、轻咳和流涕等症状;全身浅表淋巴结肿大及触痛,以耳后、枕部及颈后淋巴结肿大最明显,少数可有脾大;皮疹通常于发热后 1～2d 出现,首先见于头面部,迅速蔓延到躯干及四肢,但掌跖少见,约 1d 内出齐。

皮疹初呈细点状淡红色斑丘疹,直径 2～3mm,面及四肢远端皮疹较稀疏,部分皮疹可融合类似麻疹,躯干尤其背部皮疹密集,融合成片,又类似猩红热。皮疹一般持续 3d(1～4d)消退,亦有称为"三日风疹",且按出疹顺序逐渐消退,一般不留色素沉着及皮肤脱屑。少数患者出疹呈出血性,同时伴有全身出血倾向。疹退时体温下降,上呼吸道症状消退,肿大淋巴结逐渐恢复正常。风疹可并发心肌炎、关节炎、肾炎、肝炎、支气管炎、肺炎、脑炎等。并发脑炎发生率约为 1/5000,但病死率可高达 20%。

先天性风疹为胎儿经胎盘感染所致,多发生在妊娠初 4 个月。受感染胎儿宫内发育迟缓,出生后 20%～80% 有先天畸形或疾病,如白内障、视网膜病变、听力损害、小头畸形、心脏及大血管畸形等。

【实验室检查】

1.血常规　白细胞总数正常或减少,淋巴细胞增多,可出现异型淋巴细胞及浆细胞。

2.血清抗体测定　用 ELISA 法测定,风疹特异性抗体 IgM 和 IgG;或用斑点杂交法检测风疹 RNA 有助临床诊断。

【诊断及鉴别诊断】

1.诊断　典型风疹主要依据流行病学和临床表现,如前驱期短、上呼吸道症状轻、低热、特殊斑丘疹、耳后和枕部淋巴结肿痛以及实验室特异性抗体 IgM 阳性等,诊断并不困难。取病人鼻咽分泌物进行细胞培养,分离风疹病毒作为确诊依据。

妊娠期怀疑感染风疹的妇女所生婴儿,不论有无症状体征均应做病毒分离和测定 IgM,阳性者即可诊断为先天性风疹。

2.鉴别诊断

(1)麻疹:两种疾病均有发热、呼吸道症状及麻疹样斑丘疹,应予鉴别。但麻疹往往热度高,呼吸道症状重;皮疹常于发热后 4～5d 出现,皮疹先于耳后发际开始,逐渐蔓延到躯干、四肢及掌跖,出疹时间较长,一般持续 3～5d,疹退后有色素沉着及皮肤脱屑;口腔黏膜可见 Koplik 斑;麻疹特异性抗体阳性。详见麻疹章节。

(2)猩红热:风疹出现猩红热样皮疹及出疹在 2d 内者应与猩红热区分。猩红热咽痛明显,咽部充血或有脓性分泌物,可有"草莓舌""口周苍白圈"及 pastia 线,退疹后皮肤有脱屑,外周血白细胞及中性粒细胞增高。

(3)传染性单核细胞增多症:两者均有淋巴结肿大,但该病发热常在 38.5～40℃,咽痛明显,常有全身淋巴结肿大,亦有肝脾大及肝功损害;外周血异型淋巴明显升高,嗜异性凝集试验及 EBV 抗体 IgM 阳性可诊断。

【治疗】

目前尚无特效的抗风疹病毒药物,主要是对症治疗。干扰素、利巴韦林等有助于减轻症状。

【预后】

儿童风疹预后良好,偶见并发脑炎及颅内出血引起死亡。孕妇 3 个月内患风疹,其胎儿可发生先天性感染,引起死胎、早产及各种先天性畸形,预后不良。

【预防】

风疹疫苗的应用使儿童及成人接种后获得有效免疫,特别是对育龄妇女保护有更重要的意义。注射风疹减毒活疫苗后抗体阳性率可达 98%,除少数注射后可有轻微关节痛外,安全性好,应广泛接种于所有没有风疹免疫史的人群。

六、幼儿急疹

幼儿急疹又名婴儿玫瑰疹、第六病,是婴幼儿常见的一种急性出疹性传染病。临床特征是急性发病,突然高热3～4d后,体温骤降,同时全身出现红色斑丘疹,皮疹1～2d即退,预后大多良好。

本病在婴幼儿中多发,男女之间发病率无明显差异,可在婴幼儿病房中小流行,以6～18个月小儿最多见,1岁以内发病率高。本病一年四季均可发生,但以冬春季节发病为多。本病预后良好,患儿均能顺利康复。1次感染后可获得持久免疫,很少见到第二次发病。

【病因及发病机制】

目前已明确本病的病原体为人类疱疹病毒6型,属疱疹病毒族,分为A、B两个群。本病毒存在于健康人和患儿的咽部、唾液、上皮细胞和血浆中。近年来又发现另一新型疱疹病毒——人类疱疹病毒7型(HHV-7),也可致幼儿急疹。

【临床表现】

1.潜伏期为1～2周,平均10d左右。

2.起病急,突然高热,全身症状轻,伴轻咳或腹泻,体温高达39.5～40℃甚至更高,持续不退或有波动,偶见高热惊厥,但患儿一般情况较好。一般高热持续3～4d时突然降至正常,热退时或热退后数小时至1～2d出现皮疹。

3.皮疹为玫瑰红色斑丘疹,直径2～5mm,压之褪色,皮疹主要分布于躯干、臀部,头面、颈部也可发生,四肢远端皮疹较少。部分皮疹可融合成片,皮疹于1～2d消退,疹退后无脱屑及色素沉着。

4.病程中部分患儿有颈部或枕后淋巴结肿大,但不如风疹明显。整个病程8～10d。

5.并发症　本病除了发热和出现皮疹外,可伴有流涕、轻咳或恶心、呕吐、大便次数增多等非特征性表现,但在体温突然上升时,少数婴儿出现高热惊厥。

【实验室检查】

1.血常规　白细胞总数不高或减少,分类以淋巴细胞为主,并于热退后逐渐恢复正常。

2.脑脊液检查　在高热惊厥的患儿中须与脑膜炎或脑炎进行区别。腰椎穿刺脑脊液检查大多在正常范围,除脑脊液压力增高外,偶有蛋白轻度升高,糖和氯化物均无异常改变。

3.血清特异性抗体测定　应用免疫荧光技术和酶标法可检测到恢复期患儿血清抗 HHV-6 型抗体升高。

【诊断与鉴别诊断】

1.诊断　本病在出疹前往往难以诊断,应注意排除婴幼儿常见的其他感染性疾病,如中耳炎、败血症、尿路感染、化脓性脑膜炎等。

确诊主要依据临床表现,婴幼儿突然高热,持续 3～4d,全身症状轻,一般情况较好,热退时或热退后出现皮疹,1～2d 消退,不留痕迹;外周血白细胞总数减少而淋巴细胞增多等。

2.鉴别诊断　出疹后应与风疹、麻疹、药物疹、肠道病毒感染及不典型的川崎病进行鉴别。与风疹鉴别较为重要,因两者皮疹相似,但风疹患儿发热体温不高,发热同时出皮疹,皮疹消退也很快,而幼儿急疹大多为热退疹出;另外风疹患儿的耳后、枕部淋巴结肿大较幼儿急疹明显。

【治疗】

1.抗病毒治疗　目前临床上常用利巴韦林肌内注射、静脉滴注或口服。

2.对症治疗

(1)发热期间,饮食以易于消化的流质或半流质为主,多补充水分,加强护理。

(2)高热时可予物理降温,口服解热药。高热伴烦躁不安者给予镇静药,以防高热惊厥。

(3)对出现脑炎或脑膜炎并发症者,应根据并发症的病情做相应的治疗。

3.中医中药治疗

(1)健儿清解液:金银花、连翘、菊花、杏仁、山楂、陈皮,用于病初起,风热在表者。

(2)板蓝根冲剂:用于风热在表,热蕴肺卫者。

(3)银黄口服液:用于热蕴肺卫,高热不退者。

(4)丹皮紫草口服液:用于皮疹增多者。

【预防】

目前尚无有效的方法来预防本病。注意及时隔离患儿至出疹后 3～5d,在托幼机构密切接触的小儿应观察 7～10d;尽量不要带婴幼儿到人群密集的公共场所。

七、手足口病

手足口病是由肠道病毒引起的以手掌、足跖及口腔内发生小水疱为特征的一种常见于小儿的急性病毒性传染病。本病在世界大部分地区均有流行的报道,如2000年9月至10月底新加坡报道手足口病3700例,5例死亡。

【病因及发病机制】

本病主要由肠道病毒71型和肠道柯萨奇病毒A16型引起,肠道病毒71型引起重症的比例较大并有中枢神经系统感染,出现无菌性脑膜炎、脑炎,应引起注意。其他肠道病毒如柯萨奇病毒A5、A9-10及B2及B5型都曾报道与手足口病有关;手足口病(特别是EV71)感染的发病机制目前还不完全清楚。

本病病毒经口鼻侵入机体,首先在呼吸道内进行繁殖,然后产生病毒血症,病变主要发生在皮肤及黏膜,真皮上层的毛细血管充血,内皮肿胀,随后表皮棘细胞层上皮细胞发生退行性变性,细胞溶解,形成皮疹或水疱疹。

【临床表现】

潜伏期为2～5d,轻症无发热及自觉症状。大多初起有低热、轻咳、流涕,伴有口痛、咽痛、拒食,有的出现恶心甚至呕吐等。口腔黏膜可见散在小疱疹或溃破成浅溃疡,主要发生于舌部、软腭、牙龈和口唇。有时小水疱可融合成较大的疱疹,但大多水疱出现不久即溃破成溃疡,患儿哭闹,口腔疼痛,拒食,口腔溃疡大约一周自愈。

口腔溃疡出现的同时或出现后1～2d,四肢即出现皮疹,主要见于掌跖和指(趾)的背面及侧缘,由斑丘疹转为水疱疹,较水痘疱疹要小,疱壁较厚,质地较硬,不容易破溃,与指趾皮纹的走向一致。皮疹呈离心性分布,躯干部少。

皮疹数目多少不定,几个至数十个不等,不痒,偶有疼痛。皮疹一般3～5d消退,不脱屑,也无色素沉着,不留瘢痕。病程7～10d,预后良好。

另报道,由肠道病毒71型引起的手足口病可并发脑膜炎、脑炎或瘫痪。无菌性脑膜炎的表现为患儿发热、恶心、呕吐、头痛、颈部有阻力,腰椎穿刺脑脊液呈病毒性脑膜炎改变。单纯脑膜炎的脑实质未受损害,神志无异常,大部分在3～5d明显好转,预后良好。如影响脑实质出现神志不清、抽搐或瘫痪,则预后较严重,可有后遗症,应引起重视。

【实验室检查】

1.血常规检查　白细胞总数减少,分类计数淋巴细胞增高。

2.脑脊液检查　并发脑膜炎、脑炎或瘫痪者,应做腰椎穿刺进行脑脊液检查,大多呈病毒性脑膜炎的脑脊液改变。

3.疱液检查　若有条件取新鲜疱液进行电镜检查,可见到病毒颗粒。也可用直接免疫荧光法检测病毒抗原。因临床诊断比较容易,目前多未开展病原检测。

4.血清特异性抗体测定　可在病初及恢复期取患儿血清,以酶联免疫法测定肠道病毒特异性抗体,病初滴度与恢复期相比≥4倍升高,即有诊断价值。

【诊断与鉴别诊断】

1.诊断　手足口病为肠道病毒引起的一种口腔黏膜疹和手足皮疹同时存在的发疹性疾病,具有一定的传染性,故根据流行病学调查、临床特征性表现等容易诊断。

2.鉴别诊断　临床上须与下列小儿常见的发疹性疾病进行鉴别。

(1)水痘:全身症状较重,其水疱较手足口病大,疱疹内浆液较多,疱壁薄,易破,呈向心性分布,躯干较多,在同一部位常有不同阶段的皮疹。

(2)疱疹性咽峡炎:常见高热、咽痛,口腔疱疹大多位于口腔后部和软腭弓及腭垂上,而手足口病口腔疹以颊黏膜、牙龈及舌部为多。疱疹性咽峡炎患儿手足无皮疹。

(3)脓疱疮:该病好发于面部、头颈部及四肢外露部位,初为脓疱疹,破后形成脓痂,周围有红晕或有细小脓疱,脓痂脱落后,留下暗红色斑;重症者可伴有发热、精神萎靡等全身症状,并伴局部淋巴结肿大。

【治疗】

1.一般疗法　患儿应暂时隔离,卧床休息,给予足够水分和易消化食物,保持皮肤清洁。

2.对症治疗　加强口腔护理,用淡盐水漱口,外涂冰硼散甘油,用溶菌酶含片。若有继发细菌感染时,及早应用敏感的抗生素。有颅内压增高的应控制颅内高压。

3.抗病毒治疗　利巴韦林(三氮唑核苷)10~15mg/(kg·d)口服、肌内注射或静脉滴注;也可口服阿昔洛韦或静脉滴注更昔洛韦,儿童5~10mg/(kg·d),连用3~7d。

4.重症病例　酌情静脉应用免疫球蛋白,总量2g/kg,分2~5d给予。还可酌情应用糖皮质激素,如甲泼尼龙1~2mg/(kg·d),氢化可的松3~5mg/(kg·d)。

5.中医治疗　发热轻微或无热、轻咳流涕、皮疹稀疏,以手、足及口为主,舌苔薄白、脉浮数者,证属风邪夹湿,治以清热解毒,疏风渗湿。方药:银翘散加减,金银花、连翘、野菊花、薏苡仁、板蓝根、桔梗、生甘草。

（1）验方：金银花、芦根、生甘草，水煎服，每日1剂，连服3～4d，用于风邪夹湿患儿。

（2）中成药：①清热利湿口服液（藿香、山栀、黄芩、陈皮、茯苓、薏苡仁、山楂、板蓝根）。②银翘解毒片：用于风邪夹湿者。③大青叶口服液：用于口腔溃破，咽喉充血溃疡。④双黄连口服液：本病初起时可以应用。

八、传染性软疣

传染性软疣是由传染性软疣病毒所致的一种病毒性传染性皮肤病，中医称"鼠乳"，俗称"水瘊子"。

【病因】

本病系由传染性软疣病毒所致，属痘类病毒，核酸为DNA，呈砖形，嗜表皮性。本病系直接接触传染，也可自体接种。往往在公共浴室或游泳池中被感染，表皮的破损易感染此病毒，有报道用尼龙搓澡巾搓澡者多发此病。有学者认为异位体质者对此病毒比较敏感，且易泛发。使用糖皮质激素及免疫抑制药，免疫力低下或缺陷者亦可发生广泛性皮损。

【临床表现】

潜伏期2～7周，多见于儿童及年轻人。基本损害为半球形丘疹，粟粒至绿豆大小，充分发展的皮损为珍珠色或正常肤色的半球状丘疹，表面有蜡样光泽，中心微凹如脐窝，顶端挑破后，可挤出白色乳酪样物质，称为软疣小体。皮损散在分布，互不融合，好发于面部、眼睑、躯干及生殖器部位。有时在1～2个皮肤区域有群集倾向。皮损多无明显自觉症状或感微痒，搔抓后可继发感染或皮损周围湿疹样变。

【组织病理】

病理改变主要在表皮。表皮高度增生而伸入真皮，其周围真皮结缔组织受压而形成假胞膜，并被分为多个梨状小叶，真皮乳头受压，而成为小叶间的异常狭窄间隔。表皮细胞胞质内有均质性圆形嗜酸性包涵体，即软疣小体，胞核被挤向一侧。此小体位于基底层上方一、二层以上的棘细胞内，为卵圆形的嗜伊红结构，随着受染细胞向表面移动，软疣小体明显增大，并从嗜伊红性变为嗜碱性染色。在角质层可见大的嗜碱性软疣小体位于疏松的嗜伊红角质网中。真皮浅层有轻度炎症反应。

【诊断与鉴别诊断】

1.诊断　临床根据乳白色丘疹、顶端凹陷如脐窝、可挤出白色乳酪状物等特点,一般不难诊断。

2.鉴别诊断　与丘疹性荨麻疹鉴别。丘疹性荨麻疹是儿童常见的过敏性疾病,初为纺锤状水肿性红色斑丘疹,渐为坚硬小疱,顶端突起,无凹陷,无软疣小体,剧痒。

【治疗】

1.用小镊子将软疣小体完全去除,然后涂以2%碘酊,并压迫止血,不久即可痊愈。或用锐匙刮除后创面做电灼干燥。

2.用0.1%维A酸乙醇溶液局部治疗有效。

3.10%氢氧化钾水溶液外用治疗是一种价廉、安全、非创伤的方法。

4.阿昔洛韦注射液溶于生理盐水局部注射可治疗传染性软疣。

5.液氮冷冻、新洁尔灭溶液凝固治疗适用于儿童传染性软疣。

九、疣

疣是人类乳头瘤病毒(HPV)所引起的良性传染性上皮肿瘤,累及皮肤和黏膜。以往认为这些疾病是慢性良性疾病,但最近发现HPV感染后有一部分患者会出现或发生恶性肿瘤,如皮肤癌、舌癌和宫颈癌等,因而引起人们的重视。

【病因及发病机制】

病原为人类乳头瘤病毒(HPV),属小DNA病毒。HPV有多种类型,不同类型的病毒与疣的临床表现有一定的关系。人是HPV的唯一宿主,宿主细胞是皮肤和黏膜的上皮细胞,HPV寄居在细胞核内,并主要在核内复制。利用核酸杂交技术,现已证实HPV有100种以上的抗原型,且不同类型的HPV与疣的临床表现有一定的关系,如HPV1、2、4、7与寻常疣、跖疣相关;HPV3、10、28、41与扁平疣有关。

疣主要通过直接接触传染,生殖器疣多数通过性接触传染,但疣也可通过污染器物损伤皮肤而间接传染。潜伏期为1～20个月,平均4个月。

【临床表现】

疣有以下几种类型。

1.寻常疣　中医学称"千日疮",俗称"刺瘊""瘊子"等。初起为针头大的丘疹,逐渐扩大到豌豆大或更大,呈圆形或多角形,表面粗糙不平,质略硬,高出皮面,灰黄色、污黄、污褐色或正常皮色,继续发育呈乳头瘤样增殖.遇有摩擦或撞击时容易出血。偶可引起细菌感染。一般无自觉症状,偶有压痛。疣体数目多少不等,一般初起多为单个,以后逐渐增多至数个到数十个,可相互融合成斑块。好发于手背、手指、足部或甲周等处,发生于甲周者称甲周疣。病程慢性,约65%的寻常疣可在2年内自然消退。临床观察发现,疣消退时常有下列征象:突然瘙痒,疣基底部发生红肿,损害突然增大,趋于不稳定状态等。寻常疣的特殊类型如下。

(1)丝状疣:疣体呈柔软细长丝状突起,顶端角化者,称丝状疣。好发于眼睑、颈、颏部等处。若发生于眼睑,则可伴有结膜炎和角膜炎。

(2)指状疣:寻常疣呈多个参差不齐指状突起者,称指状疣。好发于头皮,也可发生于趾间和面部,数目多少不等。

2.跖疣　寻常疣发生于足跖部称跖疣,压迫、摩擦、外伤及足部多汗常为发病的诱因。初为针头大小发亮的丘疹,逐渐增大如黄豆或更大,圆形,境界清楚,呈灰褐、灰黄或污灰色。由于压迫形成灰黄色或灰褐色胼胝样的斑块,表面粗糙不平,中央稍凹,边缘绕以稍高的角质环。祛除角质层后,可见疏松的角质蕊,软蕊周围常散在小黑点,系乳头层血管破裂、血液外渗凝固所致。好发于足跟、跖前部或趾间受压处,有时与胼胝并发。疣体单发或多发,散在或聚集或相互融合形成一角质斑块,有明显的触压痛。病程慢性,可自然消退,一般认为儿童跖疣较易消退。

3.扁平疣　又称青年扁平疣,主要发生于青少年。大多骤然出现,皮损为粟粒至绿豆大扁平丘疹,圆形或椭圆形,少数为多角形,表面光滑,质硬,淡褐色或正常皮色,数目较多,常密集分布,可因搔抓而自体接种,沿抓痕呈串珠状排列。一般无自觉症状,偶有微痒。好发于颜面、手背及前臂等处。

病程慢性,可在数周或数月后突然消退,但也可持续多年不愈。预后不留瘢痕。消退前常出现炎症反应,皮疹色泽发红,瘙痒明显。消退后仍可复发。

【组织病理】

1.寻常疣　表皮角化过度间有角化不全,棘层肥厚及乳头瘤状增生。表皮突延长,在疣周围向内弯曲,呈放射状向中心延伸。颗粒层及棘细胞层上部可见大的空泡细胞,呈圆形,核深染,嗜碱性,核周有一透明带围绕。角化不全常位于乳头体的正上方,排列成叠瓦状,该细胞核大,嗜碱性,呈圆形。在空泡细胞深染的胞核内用电镜检查可见大量病毒颗粒。真皮乳头内可有非特异性炎细胞浸润。

2.跖疣　与寻常疣相同,但整个损害陷入真皮,有更显著的角化过度和广泛的角化不全,颗粒层及棘层上部有较多空泡细胞。

3.扁平疣　表皮明显角化过度,角质层呈网状,颗粒层和棘层轻度增厚,无乳头瘤样增生,无角化不全。棘层上部及颗粒层内可见多数空泡化细胞,该细胞体大,核位于中央,有不同程度的固缩,一些核呈嗜碱性。有些扁平疣基底层内可含有大量的黑素,真皮内无特异改变。

【诊断与鉴别诊断】

1.诊断　根据各种疣的临床表现、发病部位及发展情况,诊断不难,必要时可做病理及电镜检查。

2.鉴别诊断　跖疣应与鸡眼、胼胝鉴别,面部扁平疣应与汗管瘤鉴别。鸡眼压痛明显,表面平滑,皮肤纹理完整存在;胼胝增生面积广,境界不清,无圆锥状角质增生潜入深部,一般无自觉症状;汗管瘤好发于眼睑附近,组织病理学表现完全不同。

【治疗】

应根据皮损数目、大小、部位等选用不同方法。

1.局部治疗

(1)数目少者,可用电烧、冷冻、激光、刮除等治疗。

(2)数目多者,不宜适用上述方法,可选用下述方法:①3％酞丁安霜或5％酞丁安搽剂外用。②0.025％～0.1％维A酸软膏或阿达帕林霜外用,每日1～2次。③5％氟尿嘧啶软膏外搽,但面部慎用。④采用皮损内注射。如干扰素局部注射、0.05％～0.1％博来霉素,每周1次。⑤重组人干扰素a2b乳膏外用2～3次/日。⑥5％咪喹莫特乳膏,每周外用2～3次。

2.全身治疗

(1)聚肌胞注射液1～2ml,肌内注射,隔日1次。

(2)左旋咪唑2.5mg/(kg·d),每周连服2d,停药4d,可连用3～4个月。被认为对甲周疣有效。

(3)利巴韦林10～15mg/(kg·d),分3次口服;肌内注射或静脉滴注,可按口服剂量分2次使用。静脉滴注,速度宜慢。

(4)氧化镁或乌洛托品可用于扁平疣治疗。

(5)对多发性且顽固难治的寻常疣,可全身使用干扰素。

(6)中医中药:采用清热解毒、清热利湿的方剂内用或外洗,如板蓝根注射液2ml,肌内注射,1次/日,10次为1个疗程;柴胡注射液2ml,肌内注射,1次/日,20次为1个疗程。还可口服薏苡仁颗粒15g(冲服),1次/日,15～20d。

(7)其他:耳压疗法加福尔马林液外搽治儿童扁平疣有一定疗效。

第二节 物理性皮肤病

一、痘疮样水疱病

痘疮样水疱病是以日晒后暴露部位出现红斑、水疱,继而糜烂、结痂,愈合后留有点状凹陷性瘢痕为临床特征的一种少见的慢性、特发性光照性皮肤病。又名夏令水疱病、牛痘样水疱病。本病在 1862 年首先由 Bazin 报道,一般多在儿童期发病,皮疹可见于婴儿期至成年期,常有自限性,在青少年期可消退。

【病因及发病机制】

1.与遗传有关,好发于男孩,推测为常染色体隐性遗传。

2.日光照射   作用光谱主要是 UVB。

【临床表现】

常见于男性儿童,一般 2～3 岁开始,男孩多于女孩,春夏发病或加重,秋冬减轻或消失,青春期后可逐渐减轻或消失。本病幼年发病,以水疱为主,预后留疤。

皮疹好发部位:皮疹多累及曝光部位如面、手背,尤以颧部、鼻背、额、耳廓上缘、下唇、手背桡侧为甚。

皮疹形态:皮损在发展过程中可出现 5 种形态:①第一阶段的特征是在日晒后 15min 至 24h 内于曝光部位出现红斑伴瘙痒、刺痛或肿胀;②随后在 24h 内红斑区发展为粉红色至紫红色丘疹伴灼痛;③在 3d 内丘疹继续发展为张力性脐形凹陷性水疱伴疼痛或出血;④水疱破溃形成痂壳,此时疼痛可消失;⑤痂脱落后形成痘疮样瘢痕伴不同程度的毛细血管扩张。

红斑、丘疹→水疱,针尖至黄豆大,集中或散发,部分水疱有脐凹,周围红晕→干燥结痂后遗留瘢痕。

夏令水疱病为本病的异型。症状轻,预后不留瘢痕。

【组织病理】

表皮内水疱,疱液含有较多的中性粒细胞、淋巴细胞、纤维蛋白等。最小红斑量 MED 正常,光斑贴试验阴性。

【诊断与鉴别诊断】

1.诊断

(1)发生在夏季及男性儿童,女孩少见。春夏发病或加重,秋冬减轻或消失,青春期后可逐渐减轻或消失。

（2）皮疹发生于颜面、颊部、鼻背、前额、手背及四肢暴露部位。

（3）皮疹形态为小水疱、丘疹、脓疱、结痂及牛痘疮样浅瘢痕。通常根据以上特征可以确诊。

2.鉴别诊断　本病须与多形性日光疹、光化性痒疹、红细胞生成性原卟啉病等鉴别。

【治疗】

本病的治疗原则应以"预防性治疗"为主，内服减轻或阻止光敏反应的药物，如羟氯喹。在每年初夏来临之际，间断服药 3 个月，14 岁以上至成人，剂量为 125mg，每日 1 次。14 岁以下的儿童，按 $5mg/(kg \cdot d)$。同时长期服用维生素 B_5，10mg，每日 3 次，有避光作用及减轻羟氯喹所致不良反应的作用。采用内服胡萝卜素也有效。避免日晒，外用遮光剂，如 5％二氧化钛霜；抗组胺药物如氯苯那敏、西咪替丁有效；可试用烟酸、维生素 B_6。

【注意事项】

1.避光，尤其每年 6～9 月要避免日光照射，外出要戴遮阳帽。

2.在夏季或户外活动回来，用冷水湿敷，有减轻皮肤反应的作用。

3.避免服用光敏感性药物如磺胺、补骨脂等。有些光敏性食物如灰菜等，都能使症状加重。

二、多形性日光疹

多形性日光疹（PMLE）是以前胸"V"区、手背、上肢伸侧及小腿等暴露部位出现丘疹、水疱、斑块或苔藓样皮疹，自觉瘙痒为临床表现的最常见的一种光照性皮肤病。本病好发于春季或夏初，是日光照射后引起的一种慢性迟发性、反复发作、光感性皮肤变态反应。

【病因及发病机制】

发病原因尚不十分清楚，但遗传与地理环境可能是重要致病因素。目前认为本病可能是对光线诱发的光产物的细胞免疫反应所致。

1.遗传　3％～56％患者有遗传史，可能与 $HLA-A_{24}$、HLA-Cw4 有关。目前研究为多基因遗传或单基因遗传。

2.光生物学因素　多数患者对透过玻璃窗的日光敏感，提示 UVA 有激发作用。已经证实作用光谱为 UVA、UVB 和可见光。

3.免疫学因素　热休克蛋白为 PMLE 已知的潜在内源性抗原。有研究发现 PMLE 皮损处 IL-6、IL-8 活性增加。近年 Seetharam 等报道,发病可能与一些自身免疫性疾病相关,杨成等研究也表明免疫相关疾病是多形性日光疹发病的危险因素之一,这也进一步说明了免疫因素在 PLE 发病中的重要作用。

4.生物学因素　有报道 PMLE 存在花生四烯酸代谢和前列腺素异常。

5.微量元素和代谢改变　已知某些微量元素参与了 DNA 损伤后的修复过程,部分多形性日光疹患者血锌下降、血锰增高。血锌含量下降可导致紫外线照射细胞损伤后修复功能障碍,锰在发病因素中可能起致敏作用。

6.氧化损伤　近年经国外学者通过光激发试验发现,外用抗氧化药的部位激发的皮疹严重程度明显高于基质对照组,提示氧化损伤在多形性日光疹的发病中发挥一定的作用。

【临床表现】

一般幼年发病,主要见于夏季。在晒太阳后数日,于面、颈、胸前、手背等暴露部位患者自觉瘙痒,随即在上述日晒部位出现红斑、丘疹、水疱等多种形态的皮疹,可类似湿疹、痒疹、多形性红斑、红斑狼疮等。一般皮疹以单一形态为主,且在每次发作中于相同部位出现同样类型皮肤损害。在皮损处邻近同样暴露的皮肤区域一般正常而不受累及,所以皮损多呈现小片状,一般不融合。病程长短不一,日光照射后,自觉瘙痒、皮损明显加重,反复发作后皮损呈苔藓样变,色素沉着,亦可伴发紫癜或毛细血管扩张。一般反复发作多年后,季节性可变得不显著,皮损范围扩大,可波及非暴露区。多数患者随着时间的延长,对光线敏感性会逐渐降低,症状也可以逐渐减轻,此种耐受力与表皮角质层的增厚、晒黑和"老化"有一定的关系。

1.发病有明显季节性,一般多在春末夏初发病并随着天气变暖而加重,秋冬季缓解或消退。症状与日晒有明确关系而呈间歇性。好发于户外活动较多的人群中。病程 3～5 个月。

2.皮损好发于日光暴露部位,皮损多见于面、颈、手背、前臂等暴露部位,尤以颧、颊、额部为甚,头发和衣领遮盖部位不累及,颈前常呈特征的"V"形损害,损害分布往往对称,常呈小片状而不融合。

3.皮损呈多形性,根据皮疹形态临床上可以分为四型。

(1)斑块型:皮疹为红色或暗红色片状或稍隆起的浸润性斑块,有 20～25mm 大,皮疹严重且发病时间较长久者,可有周围毛细血管扩张和皮肤异色症改变。皮疹消退后可留有色素沉着斑。自觉剧痒。此种类型临床上比较多见。

(2)多形红斑型:皮疹大小不等,可见边界清楚的红色或暗红色水肿性丘疹,边缘稍隆起。暴露部位皮肤有红斑、水疱,特征性损害为中央有脐窝的水疱,四周有红晕,以后中央坏死、结痂,愈后留有萎缩性瘢痕。

(3)湿疹型:皮肤潮红、肿胀,表面可见密集的针头至米粒大小丘疹、水疱、糜烂、结痂及脱屑,似湿疹样外观,有时呈苔藓样变,自觉剧痒。本型较少见。

(4)痒疹型:皮疹为红斑,米粒至绿豆大丘疹、结节。病程较长者皮损为苔藓样变。消退后留有色素沉着斑,自觉瘙痒,此型临床比较少见。

4.自觉有明显瘙痒,一般无全身症状。

5.可伴有脱发、结膜炎、角膜炎、甲畸形等。

【实验室检查】

1.光试验(最小红斑量测定,光激发实验)　最小红斑量(MED)测定。

用 UVB 照射于非曝光部位"正常皮肤",测出 24h 后肉眼可见轮廓清楚色泽均匀的最弱红斑所需的时间和光照剂量,以明确光敏性的存在和光敏强度。

该病的 UV 红斑反应试验呈异常反应,表现如下。

(1)红斑反应高峰出现晚,>48h(正常 12~24h)。

(2)红斑反应强度高于正常。

(3)红斑反应持续时间长,>8d(正常 3~5d)。

(4)红斑消退后色退不明显。

(5)红斑开始消退时,出现皮疹,一般多见于春夏季节,日晒后在暴露部位出现不同形态皮疹,活检组织显示真皮血管周围浸润。必要时可做紫外线敏感反应试验,患者常呈特有的反应,表现为红斑反应高峰出现时间晚,反应的强度较大,持续时间长,反应消退后,其表面可出现丘疹。

2.光斑贴试验　可以确定光变态反应性反应的存在,是光敏性皮肤病的诊断和防治方法。

3.光激发试验　以 2~3 倍或更大倍数的 MED 量或时间照射(可反复同一部位照射数次)以激发皮损出现。多采用多色 UVA 或 UVB,对多形日光疹的确诊有重要价值,并可确定多形日光疹的作用光谱。

【组织病理】

1.表皮内细胞间及细胞内水肿致多房性或单房性水疱。

2.浅层血管周围以淋巴细胞、组织细胞为主浸润。

3.表皮细胞网状变性,表皮内有坏死角质形成细胞.尤其见于表皮水疱部位。

4.网状变性下邻近真皮可见出血、血栓及坏死,坏死区单核细胞浸润。

5.可见血管外红细胞。

【诊断与鉴别诊断】

1.诊断特点

(1)一般幼年发病,主要见于夏季。日晒后数日出现多形性皮疹。

(2)暴露部位皮肤红斑、水疱,特征性损害为中央有脐窝的水疱,四周有红晕,以后中央坏死、结痂,愈后留有萎缩性瘢痕。

(3)自觉灼热或痒胀感。

(4)光试验阳性。

2.鉴别诊断　本病须与下列疾病相鉴别。

(1)湿疹:皮损发生与日光照射及季节无关,一般对称发生。常为急性慢性交替、病史中常伴有糜烂、渗出。

(2)多形红斑:损害多见于手足,如有典型虹膜样红斑更易区别,发病与光照无关。

(3)红斑狼疮:皮疹为持久性红斑,表面有角化性鳞屑、毛囊口扩大以及萎缩性瘢痕和毛细血管扩张。

【治疗】

1.避免日光暴晒和局部防光措施　避免11:00～15:00时外出为宜,因此时UV的辐射最强。外出前可搽15%氧化锌软膏、5%二氧化钛霜、4%二苯甲酮洗剂或霜剂、二羟基丙酮及萘醌洗剂。

2.根据皮炎的一般处理方法对皮损做对症治疗　红肿、丘疹、风团及水疱未破者,可选用炉甘石洗剂外涂,3～4次/日;破溃糜烂、渗液者,可用3%硼酸溶液湿敷,每次30min,4次/日;形成溃疡者可外用雷锌膏、莫匹罗星软膏、夫西地酸乳膏,1～2次/日;皮损增厚苔藓化者可外用湿疹霜、尿素霜及水杨酸膏、冰黄肤乐软膏等治疗。糖皮质激素霜如氢化可的松霜、艾洛松和保湿剂、海普林等涂搽,2～3次/日。须注意避免使用焦油类等潜在光敏物质,一般以单纯皮质激素制剂较好。冷湿敷可减轻晒伤皮肤的红痛和起到消炎的作用。局部可按皮损表现分别处理,一般用止痒药及糖皮质激素制剂等。

3.全身治疗　全身用药可选用抗组胺药及维生素类药物。但应注意异丙嗪、氯苯那敏本身也可能引起光敏感,严重者糖皮质激素治疗以缩短病程,加用抗生素防治感染。

(1)抗组胺药:有赛庚啶、地氯雷他定、西替利嗪、左西替利嗪口服液、氯雷他定、曲普利定等。

(2)抗疟药:比较严重的皮疹可以服用,羟氯喹根据千克体重应用,2次/日,口服,病情控制后减至 1～2 次/日后间隔 2～4d 递减药量 1 次。硫酸羟基氯喹,1 次/日,口服。

(3)烟酰胺、B 族维生素及维生素 E:除给予脱敏及止痒剂和复合维生素 B、维生素 C 和维生素 E 外,可同时服用烟酰胺片或 β 胡萝卜素。

(4)糖皮质激素:用于皮疹严重,特别是湿疹样的皮疹。可用泼尼松口服,一周以后,病情控制后逐渐减量至停药。

(5)硫唑嘌呤:对严重光敏感者及湿疹样改变病人效果显著。但儿童一般不用。

4.光化学疗法(12 岁以下儿童不宜使用) β-甲氧补骨脂素和长波紫外线(PU-VA)照射对活动期病变有效。照前 2h 口服 β 甲氧补骨脂素,PUVA 照射应从最小光毒量开始。如在春末夏初季之前照射亦有预防作用。

5.中医治疗

(1)风湿型以散风清热为主,方剂可用荆防汤加减;血热型则以凉血清热为主,方剂用消风汤。湿疹改变可用龙胆泻肝汤加减;痒疹改变可用丹栀逍遥散合桃红四物汤化裁。

(2)外用药物治疗

①红斑、丘疹、无渗出者,用三黄洗剂外搽患处;有水疱而少许渗液者,用生肌白玉膏薄涂于患处。

②外涂甘草油,然后扑止痒粉;或如意金黄散 30g,化毒散 1.5g,鲜马齿苋或白菜捣烂,调成糊状外用,2 次/日。

③金银花 30g,蒲公英、牛蒡子、白鲜皮、地肤子、紫草各 15g,防风、苦参、牡丹皮各 10g,薄荷、生甘草各 6g。上药煎汤,待温后溻洗患处,每日 1 剂,5 剂为 1 个疗程。

(3)火针、刺络拔罐配合温阳压瘀法治疗,可取得满意疗效。

【预防】

应该明确向患者说明本病的病程、性质,治疗的基本原则是在发病季节限制和尽可能避免日晒。在发病季节前适当逐步增加日晒量以提高对日光照射的耐受力,局部广谱遮光剂是控制症状、预防复发的主要措施,以避光为原则,但也要经常参加户外活动,以接受小剂量短时间的紫外线照射,逐渐增加光照量,提高机体对光线照射的耐受能力。要避免上午 10 时至下午 3 时期间的阳光暴晒。必须在户外工作的,应穿保护服,戴草帽、手套等。

患有日光性皮炎、多形性日光疹等光敏性皮肤病后应经常到户外活动,加强锻炼,提高皮肤对日光中紫外线的耐受性,降低敏感性。避免再接触光敏物质和可能有引起交叉反应的物质,除了少食用光感性蔬菜及中草药外,日晒时也不要服用增加光敏感性的药物,如磺胺、盐酸异丙嗪、氯丙嗪、苯海拉明及灰黄霉素等。对日光敏感患儿,应尽量避免直接日光照射或反射的光线映射。皮肤白皙的小儿不宜多晒日光,夏季尤应注意。小儿在强光下(尤其是中午)不宜时间过长,外出时注意撑伞、戴草帽及墨镜,穿长袖浅色衣裤,事先在外露皮肤上(如面、颈、手臂等)涂上防晒霜,对氨苯甲酸防晒外用药膏可减少日光的刺激。发生皮疹后,应避免日晒,停止食用致敏的食物。不食或少食、不接触已知的光感性物质。

三、胶样粟丘疹

胶样粟丘疹又称胶样假性粟丘疹或皮肤胶样变性。由表皮角质形成细胞及真皮的弹性纤维退行性变形成,属于皮肤结缔组织的一种退行性改变。

【病因及发病机制】

该病病因及发病机制未完全明了,皮损多见于露出部位,可能与日晒有关。一般认为本病分儿童和成人两型。前者在儿童或少年期发病,至青春期后即逐渐自行消退,常有家族史,可能是常染色体显性遗传。本病有家族性发病倾向,男多于女,Hashimoto 等认为本病是由于弹性纤维光化性变性引起的。幼年胶样粟丘疹其胶样物质是光损伤使角质形成细胞变性形成的淀粉样角蛋白。

【临床表现】

本病的儿童型系在儿童或少年期发病,在暴露部位发生半透明的、淡黄色、针头至黄豆大、圆形或不整形、扁平或丘状隆起的丘疹,常对称分布。好发于面部和手背,也散布于前额、颊部或鼻部。丘疹较周围皮肤稍坚实,互不融合,但常群集。经过慢性,至成年期方渐自行消失。一般无自觉症状。

【组织病理】

表皮角化过度,表皮中有胶样体。棘层萎缩,表皮突变平。真皮乳头层显著扩大,真皮上层可见无结构的均质性的胶样物质,或呈透明变性,其周围由正常的胶原纤维束环绕,境界明了,在变性的胶原物质内可见裂隙和少数纺锤形破裂的细胞核。胶样物质如以 HE 染色呈嗜酸性,较正常胶原染色淡或呈弱嗜碱性,PAS 染色阳性,耐淀粉酶,VanGieson 染色呈黄色。弹性纤维可以断裂,在胶样物质周围有少量淋巴细胞浸润。

【诊断与鉴别诊断】

1.诊断

(1)可能与日晒有关,夏季易发展。

(2)好发于面、颈及手背。

(3)皮损为针头大到黄豆大半球形或扁平轻度隆起于皮面的淡黄色丘疹、结节或斑块,质硬,密集成群,不融合。

(4)外观似水疱,穿刺后可见黄色胶样物质流出等。

2.鉴别诊断　　本病需与粟丘疹、扁平苔藓、皮肤淀粉样变、毛发上皮瘤等做鉴别。

【治疗】

皮肤避免长期日光暴晒。少数皮疹可行冷冻、电灼或手术切除,此外可服小剂量氯喹和大量维生素 C。必要时可用化学剥脱术或长脉冲 Er:YAG 激光等治疗。

四、日晒伤

日晒伤又名日光性皮炎,俗称晒斑或紫外线红斑,中医称本病为日晒疮,由强烈日光过度照射正常皮肤后引起的皮肤局部急性炎症反应,一般在暴晒后数小时内于暴露部位出现皮肤红斑、水肿、水疱和色素沉着、脱屑。本病为一种光毒反应,春末夏初多见,好发于儿童、妇女、滑雪者及水面工作者,高原地区的居民发病较多,其反应的程度与光线强弱、照射时间和范围、环境因素、皮色深浅、体质、种族等差异有关。

【病因及发病机制】

本病的作用光谱主要是尼松。

【预防】

日光性皮炎重在预防,经常参与室外锻炼,以增强皮肤对日晒的耐受能力.但应避免烈日暴晒。另外,最好避免在日光照射最强的时间在户外工作。在外出时应撑伞、戴宽檐帽、着长袖衣衫。在暴露部位的皮肤上,可于暴晒前 15min 涂布遮光剂如 5% 对氨苯甲酸乙醇、5% 二氧化钛乳剂、氧化锌糊剂等。

加强皮肤营养,平时多食新鲜水果蔬菜,适量进食动物脂肪,以保证皮肤有足够弹性,增强皮肤的抗皱活力。维生素 C 和维生素 B_{12} 能阻止和减弱皮肤对紫外线的敏感,并促进黑色素的消退,且可恢复皮肤的弹性,故夏季应多食富含多种维生素的食品。尽量不食用有光敏性作用的食物,如野菜、木须、灰菜、芹菜等;少食刺激性食物,如海鲜、辣椒等。

适当进行皮肤按摩,按摩可促进皮肤组织的新陈代谢功能,并可增强皮肤对黑色素沉着的抵抗能力,使皮肤充满青春活力。

五、鸡眼

鸡眼是发生于足部的皮肤圆锥形角质增殖物。中医称"鸡眼疮""百脚疔"。

【病因及发病机制】

多见于经常行走或长久站立人群,因局部长期摩擦和外压刺激引起,儿童中多见于穿不合适鞋靴者。

【临床表现】

鸡眼分为软、硬两种,硬鸡眼好发于足底及趾骨突出或受压摩擦处,尖端可深达真皮乳头层,站立行走时可有剧痛。软鸡眼好发于相邻两趾间,由于汗液的浸渍而软化。鸡眼损害为嵌入皮内的圆锥形角质柱,针头至黄豆大小,黄色或灰黄色,光滑透明,与皮面平行或稍隆起,境界清楚。圆锥尖端伸入皮内,呈楔状,顶端下为一层灰白色薄膜即鸡眼滑囊。底面扁平露于皮外,如去除表面角质物,中央可见一尖硬的针状角质栓塞,外周一透明淡黄色环,似鸡眼。

【组织病理】

鸡眼由排列在圆锥形核心周围的致密角质性板层组成,真皮乳头扁平,有少量炎症细胞浸润。

【诊断与鉴别诊断】

1.诊断　根据足部皮肤圆锥形角质增殖物可做出诊断。

2.鉴别诊断　须与以下疾病相鉴别。

(1)胼胝:胼胝面积较大,界限不清,无圆锥形角质增殖物,疼痛不明显,容易做出鉴别。

(2)跖疣:跖疣表面为粗糙不平的污灰色角化性丘疹或斑块,单发或多发,削去表面角质,可见到点状黑色斑点或出血,两侧挤压痛明显强于垂直压痛,可与鸡眼鉴别。

(3)掌跖点状角化病:掌跖点状角化病为多发性掌跖孤立的圆锥形角质物,不一定发生在摩擦挤压部位。

【治疗】

1.局部治疗　先用热水浸软患处,削去表面角质层后,保护周围,露出鸡眼,表面外敷角质剥脱剂,市售鸡眼膏,40%氢氧化钾淀粉糊,80%的水杨酸散,封包软化后用手术刀挖出角质物。有应用 90%乙醇、氯丙嗪局部注射治疗的报道。

2.物理治疗　应用 CO_2 激光、冷冻、微波及电离子手术治疗。

3.中医治疗　火针治疗,乌梅霜外用,鸦胆子或水晶膏局部封包治疗鸡眼等。有文献报道定期采用修脚术,用条形修脚刀削去角化过度的角质层有较好的疗效。

【预防】

去除摩擦和挤压因素,选择柔软、宽松、舒适的鞋靴,矫正足畸形,可以自然消退。

六、痱子

痱子又名粟粒疹。是由于外界气温增高,湿度大,导致出汗不畅时发生的小水疱和丘疹。中医称"痱疮""汗疹""痱汗疹"。

【病因及发病机制】

普遍认为痱子是因高温闷热环境下出汗过多或汗液蒸发不畅,小汗腺导管和开口闭塞,导致汗液贮留形成。Holzle 等实验研究发现,痱子的发生和出汗过多无关,而是皮肤上微球菌的大量繁殖所致。Mowad 等在实验中发现,表皮葡萄球菌产生的胞外多糖物质能诱发痱子形成,推测这种物质阻塞了汗液的排出,导致汗液不能正常分泌,形成反向压力导致汗腺或不同部位的导管破裂,汗液外溢,渗出组织引起发病。此外,紫外线照射、汗管远端的电荷变化、汗液的浸渍、角质层过度脱脂、表皮细菌繁殖均可导致汗孔闭塞。

【临床表现】

根据汗腺和导管破裂部位不同,可形成几种不同的痱子。

1.白痱　亦称晶状粟粒疹,多见于新生儿因包裹过度,导致热量、湿度散发障碍而发病。也可见于发热出汗增加的儿童、慢性消耗性疾病、术后体弱多病儿。白痱好发于前额、颈、胸、腹、腰部,常见于身体某个部位,损害主要为细小、透明、表浅、无炎症反应的水疱,壁薄易破.无自觉症状,1~2d 吸收消退,可有细小脱屑。

2.红痱　亦称红色粟粒疹,夏秋季多见,肥胖婴儿易发。急性起病,好发于前额、颈、胸背、肘和腋窝,小儿头面部、臀部也是好发部位。损害为圆形尖顶的针头大小密集的丘疹或丘疱疹,周围有红晕。皮疹成批出现,自觉烧灼或刺痒感,数日干涸、脱屑消退。可以继发感染成为毛囊炎、疖或脓肿。

3.脓痱　亦称脓疱性粟粒疹。有学者认为与接触性皮炎、慢性单纯性苔藓、间擦疹等有关,皮肤炎症导致了汗管损伤,破坏或阻塞汗孔诱发脓痱。脓痱好发于间擦部、四肢屈侧、阴囊和卧床患者的背部。小儿头部亦是好发部位。损害主要是痱子顶端,有浅表脓疱,与毛囊分开,脓疱多为无菌性,或为非致病性球菌。皮损瘙痒明显。

4.深痱　亦称深部粟粒疹,只在热带发病,且常发生于严重、反复的红痱后,深痱发生时面部、手足、腋窝代偿性出汗增加,全身其他部位皮肤少汗或无汗。好发于躯干、四肢,损害为正常肤色,深在性丘疹或水疱,无光泽,刺激后增大,刺破后有透明浆液流出。不出汗时皮疹不明显,不痒为特征。皮损广泛时,可出现疲劳、食欲缺乏、嗜睡、头痛等热衰竭全身症状,离开过热环境1h后皮损常可缓解。

5.封包性痱　见于大面积应用聚乙烯薄膜封包皮肤48h以上患者,可伴有无汗症和热应激性增加。

【组织病理】

1.白痱　小汗腺汗管极浅部病变,表皮角层下水疱。

2.红痱　表皮内汗管阻塞,棘细胞层内海绵形成。

3.深痱　真皮上部汗管阻塞。

【诊断与鉴别诊断】

1.诊断　根据高温、高湿度环境,夏季,多汗,好发部位及典型皮损可予以诊断。

2.鉴别诊断　婴儿红痱有时须与婴儿湿疹鉴别:婴儿湿疹具有冬季重夏季轻、皮损呈多形性、有渗出趋势、好发于面部双颊的特点,可与之鉴别。

【治疗】

1.局部治疗　消炎止痒,局部洗净揩干后用单纯扑粉或炉甘石洗剂外涂。婴儿皱褶部以炉甘石洗剂外用为宜,以免扑粉与汗液凝聚为块状物,刺激皮肤。忌用软膏、糊剂、油类制剂。若有继发细菌感染,可在100ml炉甘石洗剂内加入庆大霉素8万U外用或者碘附外涂。

2.中医治疗　本病中医辨证为暑热夹湿,闭于毛窍引起。治疗以清热解暑化湿为原则,小儿可给予绿豆汤、金银花露或地骨皮煎水代茶饮;外治可以复方苦参汤、百川止痒洗液、儿肤康搽剂等外洗,或三黄洗剂外涂;也有应用藿香正气水外用报道。有脓疱时选用玉露散或鹅黄散用植物油调成糊状,外涂1~2次/日。

【预防】

痱子是由于外界气温增高,湿度大,导致出汗不畅发生的,预防措施主要是保持周围环境凉爽通风,温度、湿度不过高。应选择宽松吸汗的衣物,利于汗液蒸发。

常洗澡,保持皮肤清洁干爽。天气太热时,减少户外活动。夏季婴儿睡觉,应多给予翻身。出汗多时,不要用冷水擦洗,以免汗闭生病。多数病例气候凉爽后可自愈。

七、冻疮

冻疮是由于寒冷引起的局限性皮肤炎症损害,易复发。中医学称为"瘃冻""冻耳"。

【病因及发病机制】

由于长期寒冷(<10℃)或者冷暖突变的局部作用和反射性神经刺激引起强烈的血管收缩,当冷血流经血管舒缩中枢时,血管收缩进一步加强。血管收缩引起组织缺氧,造成细胞损伤。如持续在寒冷环境中,动脉持续痉挛,血管收缩力丧失而出现静脉瘀血,毛细血管扩张,渗透性增加,血浆渗出组织间隙,导致冻疮发生。俞珊对 200 例冻疮患者甲襞循环观察,显示血管襻排列不齐,血管襻数减少,管襻畸形,微血管输入、输出径缩小或扩张,红细胞流速缓慢,流态呈粒流或钟摆流,多数襻周呈云雾状渗出,所有病例均有不同程度微循环障碍。外周循环不良的患者,即使中度寒冷也可发生冻疮。患者皮肤的湿度、自主神经功能紊乱、营养不良、贫血、鞋袜过紧、缺乏运动等均可诱发加重冻疮的发生。SouwerIH 等一项慢性冻疮的家族聚集性研究,显示慢性冻疮有显著的家族聚集性。

【临床表现】

好发于初冬(10～11 月)、早春(3～4 月)患者多有末端皮肤冰凉、发绀、多汗现象,儿童患者好发于手指、手背、面部、足背、足趾、足侧缘、足跟、耳等皮肤末梢。典型的皮损为局限性瘀血性暗紫红色隆起性水肿性红斑,境界不清,表面紧张,边缘鲜红色。触之较柔软,压之可褪色。自觉痒,受热后加剧。病情严重者,损害表面可发生水疱,破裂形成糜烂或溃疡,预后可留色素沉着、色素脱失和萎缩性瘢痕,容易复发。

【组织病理】

表皮内可出现角化不良细胞和坏死的角质形成细胞,表皮、真皮乳头明显水肿;真皮血管收缩,浅表和深在的血管周围有单一核细胞浸润,可有特殊的血管壁呈"蓬松状水肿"等改变。

【诊断与鉴别诊断】

1.诊断　　根据发生于低温环境下,末梢循环不良儿童的局限性、瘀血性、暗紫红色隆起性斑片损害做出诊断。

2.鉴别诊断　须与下列疾病相鉴别。

(1)寒冷性多形红斑:寒冷性红斑皮损数目多,皮损为散在的水肿性丘疹或中央有水疱的紫红色斑片,可有虹膜样损害,皮损2~3周可自然消退。

(2)冷球蛋白血症:冷球蛋白血症表现为散在的红斑、丘疹、紫癜和瘀斑、自觉疼痛、瘙痒和灼热感,可以累及多个系统。血中冷球蛋白含量明显升高。

【治疗】

1.药物治疗

(1)全身应用血管扩张药和维生素类,如维生素 E、维生素 K$_4$、维生素 A、维生素 D 等。山莨菪碱 0.1~0.2mg/kg,每日 3 次;烟酰胺 50mg,每日 3 次;双嘧达莫 12.5~25mg,每日 3 次。以改善血液循环。

(2)外用药早期治疗可用肝素钠软膏、复方肝素软膏、多磺酸黏多糖乳膏、辣椒酊、维生素 E 软膏、阿托品软膏、2%~5%樟脑霜。破溃者可用莫匹罗星软膏、硫黄鱼石脂软膏、5%硼酸软膏等。

2.物理治疗　可用红外线照射、音频电疗、氦氖激光照射、频谱仪照射、PC-10 型 TDP 治疗机,每周 2~3 次,每次 20min。紫外线负氧离子喷雾治疗每日 1 次,10 次为 1 个疗程。

3.中医治疗　冻疮中医辨证为寒凝肌肤,可应用桃红四物汤加减,水煎服,7d 为 1 个疗程;局部外用辣椒酊、云南白药膏、伤湿止痛膏;也可用桂枝汤加味外洗治疗冻疮。

4.中西医结合治疗　可用由玄参、牛膝提取的脉络宁注射液加入低分子右旋糖酐静脉滴注扩张血管。早期局部应用猪油蜂蜜软膏(70%蜂蜜,30%猪油);破溃者可用 20%的马勃软膏(马勃 20g,凡士林 80g)。

【预防】

针对相关病因采取预防措施。对于微循环不良患儿加强体育活动,提高耐寒力,特别是手足,每日 3 次,每次 20min,促进血液循环;选择棉、软、宽松鞋袜,保证循环畅通。可用电热毯温暖局部,对于皮肤湿度大的儿童,让其保持皮肤干燥;对于自主神经功能紊乱者可应用谷维素调节;对营养不良者,可给予高热量和高维生素食物,改善营养状态;有应用桂枝汤煎服预防的报道。

增强对冷环境的适应性。可以从夏季开始。每日用冷水浸泡手足,早、晚各 1 次,浸泡时间由短(几分钟)渐延长(30min),水温逐渐降低,提高对寒冷的耐受性。

八、夏季皮炎

夏季皮炎是指由于夏季炎热引起的季节性炎性皮肤病。

【病因及发病机制】

夏季皮炎与夏季高温、高湿度密切相关,尤其在持续高温(>30℃)、高湿环境中。

【临床表现】

儿童夏季皮炎好发于 6 个月至 2 岁的婴儿,北方多见于夏季 6～8 月。损害表现为针头至黄豆大小不等的炎性红斑,中心有丘疱疹,瘙痒剧烈。皮损主要发生于四肢伸侧,对称分布,搔抓后可结痂。气温下降可自然消退。

【组织病理】

表皮肥厚,真皮浅层毛细血管轻度增生扩张,血管周围以淋巴细胞为主的炎症细胞浸润。

【诊断与鉴别诊断】

1.诊断　根据湿热的季节环境、四肢伸侧大小不等的红色炎性斑丘疹或丘疱疹、瘙痒剧烈可做出诊断。

2.鉴别诊断　须与下列疾病相鉴别。

(1)红痱:根据肥胖婴儿易发,急性起病,皮损好发于前额、颈、胸背和腋窝等部位,小儿头面部、臀部损害为圆形尖顶的针头大小密集的丘疹或丘疱疹,周围有红晕可与之鉴别。

(2)夏季瘙痒症:根据无明显原发皮损,仅见抓痕、血痂等继发损害可以鉴别。

【治疗】

1.药物治疗　可口服维生素 C,剧痒时可口服抗组胺药。经常清洗患处,局部应用清凉止痒剂或炉甘石洗剂 100ml 加入庆大霉素 8 万 U、地塞米松 2.5mg 外涂或者复方吲哚美辛酊外涂。

2.中医治疗　中医认为夏季皮炎属盛夏酷热,暑蒸湿郁,熏蒸肌肤,闭于毛窍,不得疏泻,可口服清暑解毒冲剂;可用藿香、佩兰、薄荷、青蒿、生地黄、金银花、蒲公英、绿豆皮、党参、六一散、白鲜皮、地肤子、天花粉水煎服,1 日 1 剂,连用 7d。

3.外洗验方　黄柏、苍术、地肤子、苦参、鱼腥草、土茯苓、川椒、明矾、蛇床子、甘草等,或荆芥、防风、生地黄、升麻、蝉蜕、苍术、地肤子、明矾、皮硝、侧柏叶等水煎,外洗均有效。

【预防】

保持室内通风凉爽和皮肤清洁干燥,着装选择透气、吸汗性好的衣物。多吃富含维生素 C 的水果蔬菜,帮助汗液吸收。

九、红绀病

红绀病好发于下肢和大腿,皮肤呈暗红或深发绀色,冬季加重。

【病因及发病机制】

病因不明,皮损好发于皮下脂肪较厚的部位,如大腿和小腿,较少位于臀部和前臂。冬季加重,故有学者认为较厚的脂肪将下部血液供应的热量与上层皮肤血管隔绝,使皮肤血管对寒冷更敏感,真皮乳头层内静脉血管丛扩展和瘀血,产生症状。有学者将其归为冷觉过敏性疾病。因常见于女孩和青年女性,还有学者认为可能与内分泌障碍有关。

【临床表现】

此病常见于北部寒冷地区。好发于青少年女孩,青春期前肥胖男孩的大腿和臀部也常见,偶尔发生于婴儿的前臂和中年女性的下肢。皮肤特征性表现为轻度肿胀的暗红色、深紫红色斑片,局部温度较正常皮肤低,对称分布或单侧发病。随着寒冷程度和持续时间的变化,可以出现朱红色斑点、斑块、大疱、苔藓样丘疹、毛发角化病和弥漫性脱屑。通常无自觉症状,有此病例有夜间腿部痛性痉挛史。触诊可发现结节,结节有压痛,可破溃形成多发性硬红斑样小溃疡,可伴发冻疮。

患者一般健康状况良好,本病可长期持续存在,但青年病人常在几年后自行改善。

【组织病理】

轻者真皮内仅有少量淋巴细胞浸润或较急性的炎细胞浸润。严重者会有真皮水肿、血管扩张、内皮细胞肿胀、少量红细胞外渗,偶有血栓形成引起梗死。

【诊断与鉴别诊断】

1.诊断　根据发病年龄、性别、好发部位、皮肤呈轻度肿胀青紫色斑片,触之皮损处有凉冷感,冬季剧,无明显自觉症状,不难做出诊断。

2.鉴别诊断　本病应与肢端青紫症鉴别,本病有家族史,多见于年轻人,皮损为手足末端持续性皮肤青紫。

【治疗】

1.系统治疗　全身应用血管扩张药。口服硝苯地平 $0.25 \sim 0.5 \text{mg/kg}$,每日 3

次,氟桂利嗪(西比灵)0.2mg/kg,每日 1 次;山莨菪碱 0.1～0.2mg/kg,每日 3 次;烟酰胺 50mg,每日 3 次;双嘧达莫 12.5～25mg,每日 3 次,以改善血液循环。有应用氯喹治疗成人的个案报道。

2.局部治疗 可用肝素钠软膏、阿托品软膏。

3.物理治疗 可用红外线照射、音频电疗、氦氖激光照射、频谱仪照射、紫外线负氧离子喷雾治疗,每日 1 次,10 次为 1 个疗程。

4.中医治疗 可应用桃红四物汤加减,水煎服,每日 1 剂,7d 为 1 个疗程。亦可选用丹参等活血化瘀药。局部外用辣椒酊、云南白药膏、伤湿止痛膏,也可用桂枝汤加味外洗治疗。

【预防】

注意保暖,加强体育锻炼,改善局部循环是主要预防措施。选择棉、软、宽松鞋袜和内裤,保证循环畅通。可用电热毯温暖局部。因肥胖而发病者应减肥。

十、摩擦性苔藓样疹

摩擦性苔藓样疹又名儿童丘疹性皮炎、儿童沙土性皮炎、肘膝复发性夏季糠疹,是发生在儿童手背、前臂的丘疹性皮炎。本病是近年在儿童皮肤病门诊中就诊率非常高的一个常见病,且复诊率高。

【病因及发病机制】

因其病因尚不清楚,各地病名诊断不统一。诊断小儿摩擦性苔藓样疹者认为由儿童频繁的手足部反复摩擦刺激引起;诊断儿童沙土性皮炎者认为是儿童反复接触水、沙土、塑料玩具、油画棒、橡皮泥、洗涤剂等引起;近年有学者认为该病是特应性皮炎的临床表现之一。亦有根据其发疹前上呼吸道感染史,托幼机构群发,刘强等曾报道部分患儿血清 EB 病毒抗体阳性,且局部皮质激素外用治疗无效等,认为可能与病毒感染有关。

【临床表现】

儿童丘疹性皮炎好发于 1～4 岁儿童,性别男多于女。就诊患儿以城镇儿童为主,乡村儿童甚少。四季均可发病,春季和夏初为高峰。部分儿童有婴儿湿疹、特应性皮炎和家族过敏史背景;部分儿童发病前有接触水或沙土史;部分儿童有近期上呼吸道感染史。

皮损多数首先发于右手背近腕部,1 周后波及左侧手背,且逐渐向前臂扩散,2 周后可向下肢股外侧扩散,部分病例可泛发全身(自体敏感性皮炎样)。个别病例首发于下肢股外侧或踝关节上方。初发皮损为皮色、圆形、直径 1～3mm 大丘疹，平顶或圆顶，散在，此时皮损可无自觉症状。以后随皮损增多，丘疹可成群或融合呈苔藓样，表面可有细糠秕样鳞屑，皮损色泽变红，出现瘙痒，泛发全身者瘙痒剧烈。本病可能有自限性，自然病程 6～8 周，偶有复发。

【组织病理】

表皮可有角化过度，棘层增厚，真皮轻度淋巴细胞浸润。

【诊断与鉴别诊断】

1.诊断　根据好发部位，皮损形态可做出诊断。

2.鉴别诊断　须与下列疾病相鉴别。

(1)儿童丘疹性肢端皮炎：该病是一组以面部、耳廓、手背、臀部为好发部位，暗红色扁平丘疹或丘疱疹为皮损特征，与乙型肝炎病毒、柯萨奇病毒、EB 病毒等病毒感染有关的综合征。

(2)接触性皮炎：与发病与年龄、性别和季节无关，有刺激物接触史，接触部位皮肤潮红、肿胀，甚至出现水疱，自觉症状明显。

【治疗】

因儿童丘疹性皮炎对多种治疗均不敏感，有时需 3～4 周，故疗程长，复诊率高。常用于皮炎或湿疹类的糖皮质激素外用药效果不明显或可刺激皮损加剧。目前治疗多为对症治疗。

1.内用药

(1)抗组胺药：对有瘙痒症状患儿可应用抗组胺药，常用药：酮替酚，6 个月至 2 岁 0.33mg，2 岁以上 0.5mg，6 岁以上 1mg，每日 2 次。(3 岁以下慎用)；赛庚啶 0.25mg/(kg·d)，分 3 次。(2 岁以下慎用)；氯苯那敏 0.35mg/(kg·d)，分 3 次；西替利嗪(2～3 岁 2.5mg，3～6 岁 3.3mg，6～11 岁 5mg，每日 1 次)。氯雷他定糖浆(开瑞坦糖浆 1～2 岁；2.5ml/d，2～12 岁，体重＞30kg，10ml/d，体重＜30kg，5ml/d)。

(2)有病毒感染症状或体征时可酌情应用中药抗病毒制剂。

(3)糖皮质激素的应用有学者主张当皮损泛发、瘙痒明显时，可给予小剂量泼尼松短期口服，以控制皮损泛发。

2.外用药　早期以丘疹为主时，应用中药洗剂如苦参洗剂外洗或复方炉甘石洗剂(炉甘石洗剂 100ml 中加地塞米松 2～5mg、利巴韦林注射液 0.2g)使皮损干燥；后期皮损干燥、苔藓化或脱屑时应用糖皮质激素软膏或冷霜。也有应用阿昔洛韦软膏治疗的报道。此外还可以使用钙调磷酸酶抑制药、多磺酸黏多糖等制剂。

3.物理治疗 加用物理治疗可以明显缩短疗程。可选用紫外线负氧离子喷雾或 UVA 局部照射、氦氖激光、半导体激光照射等,隔日 1 次,4～10 次为 1 个疗程。

4.中医治疗

(1)内治法:治宜滋阴生津,养血润肤,方用润肤饮化裁,药用:黑芝麻、生地黄、熟地黄、玄参、麦冬、天花粉、白鲜皮、赤芍、胡麻仁、蝉蜕、生甘草等。

(2)外治法:外用寒水石洗剂 2～3 次,皮疹不红时可外用三黄膏。

【预防】

针对可能相关病因预防,避免频繁接触沙土、水、塑料玩具、橡皮泥,尤其是含有洗涤剂的水;袖口、鞋口应柔软宽松,减少摩擦;增强免疫功能,减少或避免病毒感染机会。

第三节 真菌性皮肤病

一、头癣

头癣是皮肤癣菌所致头皮和头发的真菌感染性疾病。近年根据病原菌和临床特征分为黄癣、白癣、黑癣和脓癣四个类型。白癣中医称为“白秃疮”,黄癣称为“肥疮”或“肥黏疮”,俗称“瘌痢头”。

【病因及发病机制】

病原菌为皮肤癣菌,其中毛癣菌属常见如红色毛癣菌、须癣毛癣菌、紫色毛癣菌,偶见断发毛癣菌、许兰毛癣菌等;小孢子菌属常见如犬小孢子菌,偶见石膏小孢子菌、奥杜盎小孢子菌、铁锈色小孢子菌等。近年由于饲养宠物的增多,以犬小孢子菌为代表的亲动物性真菌成为世界范围内的主要流行病原。

头癣主要由直接或间接接触患者、患病动物(主要是猫、狗)或致病菌污染的物品而传染。理发是主要的传染途径之一,在家庭和集体单位共用梳子、帽子、枕巾等接触均可引起传染。

【临床表现】

1.白癣 致病菌多为犬小孢子菌,其次为须癣毛癣菌。初起为少量毛囊性丘疹,很快扩大形成头皮灰白色鳞屑性脱发斑。头发在距头皮 3～4mm 处折断,病发根部有灰白色菌鞘包绕。皮损常呈卫星状分布,自觉瘙痒。大部分患者到青春期可以自愈。

2.黑癣（黑点癣）　致病菌多为紫色毛癣菌，表现为多数散在点状鳞屑斑和散在丘疹、小脓疱，病发出头皮即折断，呈黑色小点状。一般不能自愈，病程长者可形成秃发。

3.黄癣　致病菌为许兰毛癣菌，典型损害为碟形硫黄色痂，中心有毛发贯穿，发无光泽，长短不一。不典型的损害为小脓疱、灰白色或黄色结痂，揭去痂皮呈潮湿的糜烂面，有特殊的臭味；久之可形成萎缩性瘢痕，造成永久性脱发。

【实验室检查】

1.真菌直接镜检　白癣可见发干外包绕密集排列的孢子。黑点癣发内成串密集镶嵌排列的孢子。黄癣可见发内菌丝或关节孢子和气泡，黄癣痂中可见鹿角菌丝和孢子。

2.真菌培养　可进一步帮助确定致病菌种。必要时可根据药敏结果调整用药。

3.伍德灯检查　白癣为亮绿色荧光。黑点癣无荧光。黄癣为暗绿色荧光。

【诊断与鉴别诊断】

1.诊断　根据临床表现以及病发的真菌学检查等。

2.鉴别诊断

（1）斑秃：为头皮突然出现圆形或椭圆形边界清楚的脱发区，轻拉试验阳性但无断发，真菌直接镜检阴性。

（2）头部单纯糠疹：头部出现弥漫性灰白色细小略显油腻状的鳞屑，呈糠秕状，头皮一般无明显炎症反应，无断发。

【治疗】

采用综合治疗，内服和外用结合，遵循"服、擦、洗、剪、消"五字方针。

1.内服　可选灰黄霉素：儿童 $15\sim20\text{mg}/(\text{kg}\cdot\text{d})$，分 $2\sim3$ 次口服，疗程 $3\sim4$ 周；近年多采用特比萘芬或氟康唑、伊曲康唑。特比萘芬：用于 2 岁以上儿童，体重 $<20\text{kg}$，62.5mg/d；体重 $20\sim40\text{kg}$，125mg/d；体重 $>40\text{kg}$，250mg/d，疗程 $2\sim4$ 周；犬小孢子菌对本药敏感性较低。白癣的疗程可延长至 $6\sim8$ 周。伊曲康唑：$5\text{mg}/(\text{kg}\cdot\text{d})$，最大剂量为 200mg/d，可选用连续或间歇疗法。持续给药，黑点癣疗程为 $2\sim4$ 周，白癣宜延长到 $4\sim8$ 周；间歇给药为 $5\text{mg}/(\text{kg}\cdot\text{d})$，冲击 1 周停药 3 周后随访，如未好转再追加一个疗程。也可用氟康唑治疗 $1\sim3\text{mg}/(\text{kg}\cdot\text{d})$，疗程 6 周，服药治疗时，治疗前、后和治疗中每间隔 2 周，应分别查肝肾功能及血象。治疗前做真菌镜检和培养，之后每两周复查一次真菌镜检，连续三次镜检阴性再结合临床特点方可认为治愈。

2.外用　头癣的治疗除全身口服治疗外,局部的洗头、理发、涂药、消毒等措施对缩短疗程也是相当必要的。具体做法是:①每周理发一次;②皮损上的病发用镊子拔除,所有去除的毛发均应焚毁;③理发工具和与患儿头部接触的生活用品均要煮沸消毒或采取其他方式消毒灭菌;④每日用 2.5%硫化硒洗剂或 2%酮康唑洗剂洗头一次,擦干后早晨外涂抗真菌药物,如 5%硫黄软膏、5%水杨酸软膏、2%咪康唑霜、1%联苯苄唑霜、1%特比萘芬霜、布替萘芬霜、克霉唑霜、利拉萘酯乳膏、舍他萘酯乳膏、萘替芬乳膏等,晚上局部外涂 2.5%碘酊,疗程至少 8 周。

3.中医治疗　仅用于轻型白癣。先用镊子人工拔尽病区头发后用明矾或蛇床子煎水洗头,擦干后涂以肥疮膏或华佗膏或丁香罗勒软膏或 5%硫黄软膏,每日 1 次,连用 2~4 周。如头发未松动不易拔掉时,可用华佗膏厚涂患处,3d 后刮除药膏,再外用冰黄肤乐膏,每日 2 次。如无破溃,也可外用 10%土槿皮酊或苦楝子、五倍子各 40g,米醋 100ml,煎汤外搽。

【预防】

尽量避免与有癣病的猫、狗等动物接触。还要避免接触头癣患者用过的浴盆和毛巾等物品,并对该类公共用品做定期清洗消毒,尤其在托幼机构更应注意。

二、脓癣

脓癣是由皮肤癣菌侵犯毛囊深部而引起的毛囊炎和毛囊周围炎,亦伴有局部一定程度的变态反应性炎症。中医称为"赤秃"。

【病因及发病机制】

多种皮肤癣菌均可引起脓癣,主要为亲动物性真菌,常见的有犬小孢子菌、须癣毛癣菌、石膏小孢子菌、铁锈色小孢子菌等;笔者发现一例由一种罕见地霉引起的儿童脓癣。该地霉经 DNA 测序其序列与巴西果蝇体内分离出的林生地霉具有99.9%相似性。该例发现属世界首例报道。

本病主要由直接或间接接触患者或患病动物传染,头癣患者局部外用较强的刺激性药物或糖皮质激素软膏亦与脓癣的形成有关。

【临床表现】

任何年龄的儿童均可发病。开始常表现为白癣、黑点癣的症状,以后发展为脓癣,亦可一开始即为脓癣。损害为局限性、类圆形、扁平隆起的肿块,表面可见多数毛囊性脓疱,炎症明显,触之较柔软,挤压时毛囊口可有少量浆液或稀薄脓液流出。毛发松动,极易拔出,愈后留有瘢痕,局部形成永久性脱发。常伴耳后、颈、枕淋巴结肿大,轻度疼痛或压痛。笔者发现地霉引起的脓癣其临床表现与皮肤癣菌引起的脓癣不同之处是:皮损数目较多,呈黄豆至分币大小的隆起性丘疹或斑块,散在分布,表面有粟粒大小的脓疱和脱屑,并伴有脱发和断发。

【治疗】

1.综合治疗

(1)服药:用法用量同头癣。急性期除口服抗真菌药外,可短期口服少量糖皮质激素减轻炎症反应。

(2)搽药:避免外用刺激性药物,外用 3％硼酸溶液、0.05％呋喃西林溶液湿敷后用 1％金霉素、复方依沙吖啶软膏等,红肿消退后再使用抗真菌类制剂,如特比萘芬霜、联苯苄唑霜、硝酸咪康唑霜、克霉唑霜、酮康唑软膏、布替萘芬霜、曲安奈德益康唑霜等任选一种。

(3)洗头:硫黄皂、2.5％硫化硒洗剂或 2％酮康唑洗剂洗头。

(4)拔发:尽可能拔除患部及周围 3mm 范围头发。

(5)消毒:患者用过的毛巾、帽子、枕巾、梳子、理发工具等均应煮沸消毒。

以上五条措施联合治疗。治疗时注意切忌脓肿切开引流,因为手术切开后伤口不易愈合,并且遗留瘢痕较大。

2.中医治疗

(1)内治:可以服用消毒饮以清热解毒或扶正解毒饮以补气养血、清热解毒。

(2)外治:治疗前在头部寻找病区,然后用镊子将病发连根拔出,切勿折断。然后用 10％明矾水或艾叶煎水洗头,将痂皮鳞屑洗净后外涂青黛膏、三黄膏或肥疮膏。

三、手足癣

手癣为致病性皮肤癣真菌在手部引起的皮肤病,中医称为"鹅掌风"。足癣为致病性皮肤癣菌在足部引起的皮肤病,中医称为"脚湿气"。

【病因及发病机制】

常见的致病菌为红色毛癣菌、须癣毛癣菌,其他有念珠菌、絮状表皮癣菌、堇色毛癣菌、断发毛癣菌、犬小孢子菌、石膏样小孢子菌、铁锈色小孢子菌等。上述真菌存在于浴室地板、公用拖鞋、患者或宠物(亲动物癣菌)致接触传染。Zaias 认为红色毛癣菌的致病取决于宿主对该菌的免疫反应,而这免疫反应可能是由遗传因素决定的。尤其是"两足一手"型的手足癣,有一定的家族易感性,此外,手足多汗、糖尿病、免疫功能缺陷的婴儿、环境因素如湿热地区和高温季节易发。

【临床表现】

足癣好发于足跖以及趾间,临床分四型:

1.水疱型　以小水疱为主,常伴瘙痒。

2.趾间糜烂型　表现为趾间糜烂,浸渍发白,这是儿童足癣最常见的类型,特别是第 3～4 趾间。

3.丘疹鳞屑型　多发生于足跖,表现为丘疹、脱屑、干燥。

4.角化过度型　临床上弥漫性皮肤增厚、粗糙、脱屑。急性期足癣如过度使用刺激性药物可出现癣菌疹及湿疹样改变,甚至出现自身敏感性皮炎,损害泛发全身。剧烈搔抓可继发细菌感染如丹毒、蜂窝织炎等。

手癣与足癣表现大致相同,但分型不如足癣明显。手癣往往从单侧发病,逐渐发展至双手。损害初起常有散在小水疱发生,以后常以脱屑为主,皮纹增深,皮肤粗糙;长期出现角化增厚,皮损界限清楚。损害多限于一侧,久之累及整个手掌,自觉症状多不明显。

【诊断与鉴别诊断】

1.诊断　根据临床表现,皮屑的真菌检查阳性即可确诊。

2.鉴别诊断　本病应与下列疾病相鉴别。

(1)掌跖脓疱病:多发生于中年女性,掌跖红斑上反复发生脓疱,伴不同程度瘙痒,慢性经过,真菌直接镜检阴性。

(2)慢性湿疹:临床表现为手足部皮肤增厚,粗糙,可出现皲裂,糠秕样鳞屑。皮疹边界不清,双侧对称分布,病情时轻时重,经久不愈,真菌直接镜检阴性。

【治疗】

1.局部治疗　首选抗真菌外用药。如联苯苄唑霜、特比萘芬霜、酮康唑软膏和1％布替萘芬霜或溶液等,疗程需 2～4 周。急性损害忌用刺激性药物。水疱型及糜烂型足癣先用硼酸溶液湿敷收敛,然后外用粉剂如足粉或咪康唑、联苯苄唑粉,每日 1～2 次,干燥后再用抗真菌药膏。对角化肥厚性损害可选择环吡酮胺软膏或水杨酸苯甲酸软膏;角化增厚伴皲裂明显者,可用 30％～40％尿素加水杨酸封包,待角质变薄后再使用抗真菌药;足癣继发感染者,应首先治疗细菌感染。足癣继发癣菌疹、湿疹后,应首先行抗过敏治疗,可外用含糖皮质激素及抗真菌药的复方制剂。

2.全身治疗　对于局部治疗无效的顽固病例除外用药外,还可口服伊曲康唑、特比萘芬或氟康唑 1～2 周。剂量同头癣。

3.联合治疗 近年国内外采用口服特比萘芬 7d,加用一种外用抗真菌剂治疗足癣,可用于 2 岁以上儿童,疗效满意。

4.中医外治 糜烂渗出者用地榆 20g、黄柏 20g、儿茶 15g、侧柏叶 20g,煎水外洗或湿敷,干燥后可撒布脚气粉或足光粉;以丘疹、水疱为主,无破溃者,可外用土槿皮百部酊;干燥皲裂者,可外涂蛇黄膏或华佗膏或土大黄膏;鳞屑角化型可用醋泡方(醋泡方组成:荆芥、防风、红花、地骨皮、明矾各 18g,皂角、大枫子各 30g。上药用米醋 1500ml,放盆中浸泡 3～5d 备用)泡洗,然后外涂枫油膏、润肌膏或土大黄膏。

【预防】

保持局部的清洁和干燥,勤洗脚、勤换衣服和鞋袜。讲究公共卫生,不用公共浴盆、毛巾、拖鞋等公共用品洗脚、洗澡,加强集体卫生用品和设备的管理和消毒。积极治疗传染源。

四、花斑糠疹

花斑糠疹又名汗斑,是由马拉色菌侵犯皮肤角质层所致的慢性表浅真菌病,本病俗称为花斑癣,因致病菌不是皮肤癣菌,故学术界不再使用该病名。中医称之为紫白癜风。近来马拉色菌被分为合轴马拉色菌,钝形马拉色菌、糠秕马拉色菌、球形马拉色菌、限制马拉色菌、斯洛菲马拉色菌和厚皮马拉色菌、M.jaPonica、M.nana、M.dermatis 和 M.yamatoensis 共 11 个种。国外 Gupta 等从花斑糠疹患者分离的菌体以合轴马拉色真菌为主,其次为糠秕马拉色菌;但 Grespo 等分离的以球形马拉色菌为主,此差异可能与患者属不同人种和所处地域不同有关。有研究组报道,用培养方法鉴定以合轴和糠秕马拉色菌为主,但近年采用分子生物学方法确定以球形马拉色菌为主。本病全世界均有发病,但热带、亚热带地区更为多见。我国南方患本病者较多。婴儿常以额面部首发。

【病因及发病机制】

此病是由嗜脂酵母-马拉色菌(人体皮肤表面常驻菌群)在某些特殊条件下由孢子相转为菌丝相而致病。球形马拉色菌被公认为是花斑糠疹的主要致病菌,常与高温潮湿、多脂多汗、营养不良、慢性疾病及应用糖皮质激素等因素有关。

本病具有遗传易感性,有明显的家族内聚集性,发病取决于遗传倾向与环境因素的相互作用。发病时和病预后常留有色素减退或色素沉着斑,色素减退使脂质氧化代谢产物增多,使黑素细胞受损、黑素聚合减少和黑素在整个角质形成细胞中分布异常所致。

【临床表现】

好发于青壮年男性颈、前胸、肩背、上臂、腋窝等皮脂腺丰富的部位,少数报道位于掌部、腹股沟、阴茎龟头及冠状沟部位。婴幼儿发病部位多在额面、颈部,我国报道最小发病年龄为生后 20 余天,头面部发病。皮损初起为以毛孔为中心、境界清楚的雨滴样点状斑疹,可为褐色、淡褐色、淡红色、淡黄色或白色,渐增大至甲盖大小,圆形或类圆形,邻近皮损可相互融合成大片地图状,表面覆有细小糠秕状鳞屑。热带地区黑色婴儿中有时可见一种特殊临床类型,损害起于尿布部位并很快发展,使局部明显脱色,这型即白色花斑糠疹或寄生性脱色斑。一般皮损以着色性斑或脱色斑为主。

儿童花斑糠疹有两个特征:①皮损好发于面部,而其中以前额部位尤为常见;②皮损以色素减退为主,可占 72%。一般无自觉症状,偶有痒感,出汗后更明显。常冬轻夏重,病程慢性,容易复发。有学者发现,儿童头皮花斑糠疹表现为头皮有散在小片鳞屑斑,取头发做扫描电镜观察,可见毛发上有菌丝附着。

【实验室检查】

1.真菌直接镜检　可见成簇、厚壁的圆形或卵圆形孢子和短粗、两头钝圆的腊肠形菌丝。

2.真菌培养　标本在含油培养基 37℃ 培养有乳白色或奶油色酵母样菌落生长。

3.滤过紫外灯检查　皮损呈棕黄色荧光。

【诊断与鉴别诊断】

1.诊断

(1)典型的临床表现。

(2)真菌镜检阳性和(或)培养分离到马拉色菌。

(3)滤过紫外灯(Wood 灯)照射皮损可见黄色荧光。

(4)病理检查:必要时做,经雪夫过碘酸染色(PAS)和(或)六胺银染色(GMS)可见角质层中有大量的孢子和菌丝。

(5)排除单纯糠疹、白癜风、脂溢性皮炎、玫瑰糠疹、无色素痣、贫血痣、色素性毛发性表皮痣等。

2.鉴别诊断　应与白癜风、玫瑰糠疹、红癣、脂溢性皮炎、贫血痣等相鉴别。

【治疗】

1.应给患儿勤洗澡、勤换衣服,内衣应煮沸消毒。

2.本病以外用药治疗为主,先用 2%酮康唑洗剂或 2.5%硫化硒香波擦洗皮损后用清水冲洗,再局部外用 1%布替萘芬、0.25%酮康唑霜、1%益康唑、联苯苄唑或 1%硝酸硫康唑、1%奥昔康唑、克霉唑霜或酊剂,每日 1～2 次。皮损面积大且单纯外用效果不佳者可口服氟康唑、伊曲康唑等抗真菌药。本病易复发,但再次用药仍有效。

3.系统治疗。对面积大、严重而单独局部治疗效果不满意的 12 岁以上儿童可口服药物治疗。药物有伊曲康唑(100～200mg/d),氟康唑一次顿服(200～300mg),也可联合用 2%酮康唑洗剂每周 1 次,或外用咪唑类或丙烯胺类抗真菌药制剂。

注意事项:伊曲康唑为脂溶性,牛奶送服或在进餐时或餐后即服有利于吸收。该药最常见的不良反应为消化道不适,如长期、大剂量应用时应该监测肝功能。

4.中医治疗。亦以外治为主。常用硫黄皂洗浴,每日 1 次;或用百部 30g、枯矾 10g、苦参 30g,水煎外洗。对于出现色素脱失者可外用乌梅、白芷各 30g,酒浸外搽。

五、癣菌疹

癣菌疹是患者机体对真菌或真菌代谢产物发生变态反应而在皮肤上出现的皮疹,常与身体其他部位的皮肤癣菌病并发。

【病因及发病机制】

本病的病因及发病机制至今不清楚,一般认为,人体感染了皮肤癣菌后,其真菌或其代谢产物(抗原性物质)从一个活动病灶经血液循环在人体其他处产生皮疹,是机体对真菌感染发生的一种变态反应。

【临床表现】

本病的临床表现有以下几种类型。

1.汗疱疹型　最多见,发病急。常为突然发生于手指侧和掌心的散在针头大小水疱,疱液清亮,分布对称,周围无红晕,自觉瘙痒和灼热。病灶不愈时可反复发作。

2.丹毒样型　为分布于下肢的单侧丹毒样红斑,亦可见双侧红斑。红斑可融合成大片红斑,亦可散在数片红斑。水肿不明显,局部不发硬,数片红斑间可见正常皮肤,一般无全身症状,偶可伴发热。

3.湿疹型　分布于两下肢,偶尔四肢均有。呈多形性,有融合现象,似湿疹样损害,自觉瘙痒。

此外,尚有猩红热样红斑、多形红斑、结节性红斑、苔藓样疹等。除上述各种类型皮疹外,还应看到有活动的癣病灶,如足癣、手癣、股癣或头癣任何一种癣菌病的急性炎症表现。

【诊断与鉴别诊断】

癣菌疹可与其他皮肤病混淆。鉴别的主要依据:①患者有活动的癣病灶;②病灶处真菌检查阳性,发疹处真菌检查阴性;③癣菌素试验多数为阳性;④发病较急,当病灶消退时皮疹也随之消退。

【治疗】

患有表皮癣菌病的病人,避免进食被真菌污染的食物,可减少发病。

1.治疗癣病灶以外的皮疹　可内服抗组胺药,如氯苯那敏、左西替利嗪、曲普利啶、氯雷他定糖浆或西替利嗪糖浆,酌情任选一种;同时外用炉甘石洗剂等,每天3～4次。如合并细菌感染,酌情短期口服罗红霉素或克拉霉素,外用夫西地酸乳膏或百多邦软膏。

2.中医治疗　活动癣病灶可用地榆、黄柏、侧柏叶和姜黄各30g,煎水洗,每天1次。青少年同时口服中药过敏煎(防风10g,柴胡6g,五味子10g,乌梅15g,甘草3g),煎汤,每天1次,儿童用量按总论酌减。也可口服清热凉血、祛风止痒的中成药,如祛风止痒口服液。还可辨证施治,应用清热、除湿、凉血汤药,如清热除湿汤加减。

第四节　球菌性皮肤病

一、脓疱疮

脓疱疮(黄水疮)是一种常见的化脓球菌感染性皮肤病,有接触传染和自体传染的特性,常在托儿所、幼儿园或家庭中传播流行。病原菌主要为凝固酶阳性的金黄色葡萄球菌或乙型溶血性链球菌单独或混合感染。夏秋季节多发。脓疱疮一般病变部位较浅,可有暂时性色素沉着,一般不留瘢痕。轻者1～2周皮损干燥结痂痊愈,重者可伴高热、呕吐、腹泻或并发败血症、肺炎而危及生命。

【诊断要点】

1.临床表现

(1)金黄色葡萄球菌感染:初起为散在米粒至绿豆大小水疱或丘疱疹,后迅速扩大化脓。脓疱壁薄而松弛,绕以红晕,脓疱易破,显露糜烂面,其上覆以黄色或灰黄色厚痂。多发于面部、四肢等暴露部位,自觉瘙痒。有些皮损向四周扩张,中央渐愈,周围皮损融合成环状,称环状脓疱疮。

(2)链球菌(与金黄色葡萄球菌混合)感染:初起为红斑,迅速发生水疱、脓疱,周围红晕明显,脓疱破裂后结痂呈黄绿色脓痂,四周持续出现新皮损。常并发淋巴结炎。重者伴有发热,全身不适,局部灼痛,血白细胞增多。

2.组织病理　为角质下大疱,疱内含有许多中性粒细胞、球菌、纤维蛋白。大疱下方棘细胞海绵形成,有中性粒细胞渗入其中。真皮上部血管扩张、充血,有中度中性粒细胞及淋巴细胞浸润。

3.辅助检查

(1)实验室检查:外周血有白细胞和中性粒细胞增高;并发脑膜炎者,脑脊液检查有白细胞计数增高等相应改变;并发败血症者,血培养阳性。

(2)其他辅助检查:并发肺炎者,胸片检查可见散在斑片状阴影。

4.鉴别诊断

(1)丘疹样荨麻疹:婴幼儿多见,常有过敏史,无发热、咳嗽等上呼吸道感染症状。皮疹多见于四肢,可分批出现,皮疹色红,顶端有小疱疹,疱壁较硬,不易破损,明显瘙痒,周围红晕不显,不结痂。

(2)水痘:水痘-带状疱疹病毒所致。多在冬春季节发病,多见于6～9岁小儿,有水痘接触史。以发热、皮肤、黏膜分批出现斑丘疹、疱疹、结痂为特征。疱疹向心性分布,以躯干部、头面部多发,疱壁薄,易溃破,易结痂,同一时期、同一部位斑丘疹、疱疹、结痂可并见。

【治疗】

1.局部治疗　原则为清洁、消炎、杀菌、收敛,防止病灶进一步扩散。脓疱壁未破者,可外搽10%硫黄炉甘石洗剂;对于水疱和脓疱要用消毒针穿破,吸出脓液,可用生理盐水、0.1%依沙吖啶溶液清洗患处,再外用莫匹罗星软膏或0.5%新霉素软膏等。要尽量避免脓液接触到正常皮肤。

2.全身疗法　对伴有发热、淋巴结炎、皮损广泛、全身症状严重者,做脓液培养及药敏试验,以选择最有效的抗生素。应首选耐青霉素酶类青霉素制剂,如双氯西林每日口服15～50mg/kg,疗程为10日;对青霉素过敏者,可选用红霉素每日口服40mg/kg,共10日。若是新生儿脓疱病应按严重感染处理,同时注意保持水电解质平衡,必要时可输注丙种球蛋白。

二、金葡菌型烫伤样皮肤综合征

金葡菌型烫伤样皮肤综合征又名金葡菌型中毒性表皮坏死松解症、新生儿剥脱性皮炎。凝固酶阳性Ⅱ群噬菌体型金葡菌(3A 型、3B 型、3C 型、55 型,尤其是71 型)是本病的主要病原体,它产生表皮松解毒素,又称剥脱毒素,可引起皮肤损害。这是一种外毒素,不能产生抗体,经由肾脏排出。婴幼儿可能对该毒素排出缓慢,导致血清中该毒素含量增高。一般情况下,金葡菌型烫伤样皮肤综合征不是一种烈性传染病。本病的死亡率较低。根据细菌毒力及患儿抵抗力,临床上可分为全身型、顿挫型和局限型。

【诊断要点】

1.临床表现

(1)全身型:多发生于 3 岁以内的婴幼儿,起病前腔口黏膜交界处或皮肤常有化脓性感染,起病突然,红斑初起于面部,尤其口周充血明显,然后迅速蔓延至全身,触痛明显。1~2 日表皮浅层起皱或有松弛性大疱,稍受摩擦即可与底下表皮分离,尼氏征阳性。大疱常见于胸背部,伴有瘀点、瘀斑。腔口周围渗出结痂,口周放射状皲裂。皮损在数日内达到高峰,表皮大片剥脱,糜烂面边缘表皮松弛卷起,手足可称手套或袜子样剥脱。多伴有发热、呕吐、腹泻、食欲减退、烦躁等全身症状。糜烂面在 5~7 日干燥、脱屑,皮色转为暗红,一般 7~14 日痊愈。

(2)顿挫型:初起为全身猩红热样红斑伴有皮肤触痛,由面部发展到全身,但随即停止于此阶段,不发生表皮剥脱,部分患儿尼氏征阳性。红斑于 2~5 日后脱屑,一般 10 日内痊愈。

(3)局限型:多见于学龄前儿童。皮损为大疱性脓疱疮,绕以红晕,脓疱集中于暴露部位及腔口周围,完整的脓疱中可培养出病原菌。

2.组织病理　表皮细胞变性、坏死。棘细胞与颗粒细胞层有不同程度的松解、间隙、水疱形成。真皮层血管周围有少量炎性细胞浸润,以淋巴细胞为主。

3.辅助检查　疱液及咽拭子培养常为阴性。原发灶处才能培养出致病菌。

4.鉴别诊断　金葡菌型烫伤样皮肤综合征应与非金葡菌型中毒性表皮松解症进行鉴别。后者大多有药物过敏,发病年龄主要为成年人,细菌培养常阴性,表皮全层坏死。

【治疗】

1.局部治疗　应选择无刺激性并有收敛、消炎和杀菌作用的外用药,根据皮肤情况来处理,对糜烂处予以湿润烧伤膏外用;小水疱可待其自行吸收,对有较大水疱处,用无菌注射器抽吸,涂以 0.1%氯己定湿敷。对皮肤有红斑或糜烂面已经干燥则大面积涂抹莫匹罗星软膏。由于疼痛剧烈及表皮剥脱,尽量减少敷料更换及搬动患儿的次数。

2.全身治疗   早期、足量、经验性使用抗金黄色葡萄球菌抗生素及预防交叉感染是争取时间,缩短病程的关键。首选氯唑西林,儿童按每日 30～60mg/kg,分 4 次肌内注射。双氯西林可以口服。是否使用糖皮质激素意见尚不一致。新生儿可能需要按照烧伤原则处理。对重症患儿注意水电解质平衡,补充营养,加强支持疗法,如静脉滴注免疫球蛋白每日 400mg/kg,每日 2 次,持续 1～3 日。

三、毛囊炎

由葡萄球菌引起的亚急性或慢性毛囊口化脓性炎症,主要致病菌为金黄色葡萄球菌,其次为白色葡萄球菌。可原发或继发于其他疾病。卫生条件差、暑热多汗、糖尿病、机体抵抗力低下均可诱发本病。

【诊断要点】

1.临床表现   一般不伴有全身症状。皮损好发于头面、颈部,初起为针尖至绿豆大小丘疹,色红,周围绕以红晕,中央有毛发贯穿,自觉痛或微微作痒,然后迅速化脓成脓疱,干涸或破溃后结成黄痂。5～7 日皮损消退,不留瘢痕。但部分炎症较严重的患者,皮损处毛发呈点状脱落,愈后留瘢痕。炎症进一步发展可侵犯毛囊深部及周围组织,而形成疖。

2.组织病理   毛囊开口处有角层下脓疱,毛囊上部有炎性细胞浸润,以中性粒细胞为主。

3.鉴别诊断   毛囊炎需与疖进行鉴别。疖的病变部位较深,中央形成脓栓。毛囊炎可发展为疖。

【治疗】

1.一般治疗   注意控制运动量,避免出汗过多,穿宽松透气衣服;避免搔抓;多饮水。

2.西医治疗

(1)局部治疗:以消炎、杀菌为原则,酌情选用以下外用药物:5%硫黄炉甘石洗剂、鱼石脂软膏、3%碘酊,亦可外用莫匹罗星软膏。

(2)全身疗法:对顽固反复者,可选青霉素类、头孢类、大环内酯类抗生素。头孢氨苄每日口服 40～50mg/kg,疗程为 7～10 日。对青霉素过敏者,可选用大环内酯类抗生素。

(3)物理疗法:疾病初期可用超短波、远红外线和紫外线理疗。

3.中医治疗　可选用毛囊炎药膏。

组方:盐炒吴茱萸 5 份,海螵蛸 4 份,黄连 8 份,硼砂 8 份,枯矾 2 份,硫黄 1.5份,冰片 0.5 份。

功效主治:清热解毒,燥湿排脓之效。

方解:方中吴茱萸行气燥湿止痛;黄连、枯矾清热解毒;硼砂、硫黄杀虫燥湿;冰片清热通络止痛;海螵蛸咸寒软坚散结。

制法用法:共研细末,香油调成药膏外敷。

【预防】

(1)保持环境及个人卫生,注意皮肤清洁,少饮酒,忌食辛辣刺激食物。

(2)积极治疗相关皮肤病及糖尿病等原发疾病。

四、疖与疖病

疖由葡萄球菌引起,是毛囊深部和毛囊周围的炎症,反复发作或多发者称为疖病;也可为化脓性汗腺和汗腺周围感染,称为假疖。其主要病菌为金黄色葡萄球菌,其次为白色葡萄球菌。本病的发生于机体抵抗为下降关系密切,因此贫血、糖尿病、营养不良等易并发本病。天热多汗、不清洁、皮肤外伤、糜烂等均利于细菌侵入繁殖,故常继发于湿疹、皮炎、丘疹样荨麻疹、虱病及其他瘙痒性疾病。

【诊断要点】

1.临床表现

(1)毛囊疖:初起为毛囊丘疹,逐渐增大成鲜红色或暗红色黄豆大结节,表面光亮紧张,触之坚硬,有疼痛和触痛。2～3 日中心形成脓栓,顶端露出黄白点,扪之有波动感。破溃后脓栓脱去,脓血排出,疼痛减轻,留下火山口样小溃疡,1～3 周愈合,留下瘢痕。重者伴发热、全身不适、局部淋巴结肿大。好发于摩擦部位,如面颊、背部、臀部及四肢,亦常侵犯上唇、鼻孔、外耳道等处。上唇与鼻孔间部的静脉与颅内静脉窦相通,称危险三角区,该处患疖切勿挤压,否则可引起颅内静脉炎或形成海绵窦血栓,甚至引起脑脓肿等严重并发症。

(2)汗腺疖:俗称"热疖头"。初起为汗孔部位的小脓包,后发展成淡红色黄豆大结节,局部红肿热痛较疖肿轻,几天后中心逐渐变软而有波动感,最后穿破排脓,但没有脓栓,伴局部淋巴结肿大,1周左右痊愈,愈后常留有瘢痕。本病与气候炎热、多汗有关,好发于儿童颜面部。

2.组织病理　早期为毛囊周围炎症,有大量中性粒细胞浸润。以后可形成毛囊周围脓肿,毛发、毛囊壁及皮脂腺在病程中均遭到破坏。

3.鉴别诊断　疖需与痈相鉴别。痈是数个毛囊周围炎联合起来,局部浸润显著,红肿热痛更为明显,常有数个脓头穿孔,疼痛难忍,全身症状明显。

【治疗】

1.局部疗法　主要是杀菌、消炎、促进早期化脓排脓。初期损害可外敷10%鱼石脂软膏、莫匹罗星膏或金黄膏,必要时可加热敷以促进收口。晚期当脓肿形成后,可切开排脓;但脓肿未形成时严禁挤压,尤其是面部疖肿,以免引起脓毒血症或海绵窦栓塞。切口周围皮肤用肥皂洗净后,敷以甲紫溶液或新霉素软膏。

2.全身疗法　对皮损广泛,伴有发热或病情较重者,可予口服或静脉用磺胺类药物、青霉素或对致病菌敏感的抗生素。此外,可用多价葡萄球菌或自家菌苗皮下或肌内注射。机体抵抗力低下者,可肌内注射丙种球蛋白1.5mg/kg,每周1次,连续数周可取得一定效果。

3.物理疗法　初期用热敷、超短波、红外线、紫外线等均有效,可配合药物同时治疗。

五、丹　毒

丹毒由乙型溶血性链球菌引起的急性皮肤炎症,为皮内淋巴管网感染通过皮肤或黏膜细微破损处侵入。小腿丹毒常因足癣、小腿溃疡、外伤引起,颜面丹毒常因挖鼻或鼻、咽、耳部病灶引起。营养不良、低丙种球蛋白血症可诱发本病。

【诊断要点】

1.临床表现　起病急,先有前驱症状,全身不适,寒战高热,头痛,恶心呕吐,婴儿可发生惊厥。继而局部出现大片水肿性红斑,边缘清楚,略高于皮肤,表面光亮紧张,严重者表面可出现大疱,局部灼热、疼痛。常并发淋巴管炎或淋巴结炎。好发于颜面及小腿,婴儿好发于腹部。常单侧发生,发于面部者常可波及对侧。一般1周左右渐退,皮损渐变为褐色,有细小脱屑。严重者可并发败血症、脑膜炎、急性肾炎。

2.组织病理　真皮水肿明显,血管及淋巴管扩张,并有弥漫性以中性粒细胞为主的炎性细胞浸润,尤以扩张的血管和淋巴管周围显著。

3.鉴别诊断

(1)接触性皮炎:有致敏物接触史,全身症状少,局部痒。

(2)蜂窝织炎:皮损中央红肿显著,边界不清,病变部位较深,易发展成脓肿。

【治疗】

早期、足量有效的抗生素治疗。

1.一般治疗　注意休息,避免过度劳累;积极治疗局部病灶,如足癣、鼻炎等,下肢丹毒应抬高患肢。

2.局部治疗　3%硼酸溶液浸透4～6层纱布,敷于红肿皮肤之上,5～10分钟更换1次,连续使用30分钟,每日2次,有收敛、清热、消炎作用;或0.5%呋喃西林溶液湿敷。皮损表面可外用莫匹罗星膏等。加压治疗可减轻淋巴水肿,有助于预防复发。

3.全身治疗　首选青霉素,一般每日5万～20万U/kg,静脉滴注,每日1次,疗程10～14日,防止复发。对青霉素过敏者,可选用大环内酯类抗生素,如罗红霉素每日2.5～5mg/kg,分2次口服。红霉素每日30～50mg/kg,口服;或以10ml注射用水溶解后加入5%葡萄糖注射液稀释后,缓慢静脉滴注。

4.物理疗法　紫外线照射、音频电疗、超短波、红外线、氦氖激光等。

【预防】

(1)避免接触丹毒患者,若已患有丹毒则应积极治疗。

(2)尽量避免小儿抠鼻腔等部位。

(3)注意个人卫生。

六、蜂窝织炎

蜂窝织炎为皮下组织、筋膜、肌肉间的弥漫性、化脓性炎症,主要致病菌为溶血性链球菌,其次为金黄色葡萄球菌,也可以是厌氧菌等。本病可有皮肤或软组织损伤引起,或由邻近化脓灶直接扩散或经由淋巴或血行播散。溶血性链球菌产生的链激酶和透明质酸酶可造成病变迅速扩散,脓液稀薄,有时可引起败血症。而金黄色葡萄球菌引起的蜂窝织炎较易局限形成脓肿,脓液稠厚。

【诊断要点】

1.临床表现　初起为局部弥漫性红肿,水肿呈凹陷性,然后迅速向四周扩散,边界不清,严重者可出现水疱。多为持续性剧烈头痛,时有跳痛感。伴高热、寒战、头身疼痛、食欲减退等全身症状。早期或炎症较轻者,经积极治疗,皮损可不破溃而自行消退。病情较重者,若不及时治疗,局部可化脓出现波动、组织坏死、溃疡,半个月左右痊愈,愈后留下瘢痕。本病发于口咽、颌下、颈部可引起喉头水肿,导致呼吸困难,甚至窒息。本病可并发坏疽、迁移性脓疡及败血症。

2.组织病理　真皮及皮下组织呈广泛急性化脓性炎症表现,中性粒细胞及淋巴细胞浸润明显,血管及淋巴扩张。皮肤附件均被破坏。

3.辅助检查　血常规检查示白细胞计数及中性粒细胞比例增高。

4.鉴别诊断　蜂窝织炎需与丹毒相鉴别。丹毒的皮损边缘较清晰,损害为炎性斑片。

【治疗】

1.局部治疗　皮下蜂窝织炎,早期予以硫酸镁湿热敷,或金黄散外敷。脓肿形成者,应尽早实施多处切开减压、引流并清除坏死组织。发生在眼眶的蜂窝织炎患儿除皮肤切开引流术外,局部还应给予妥布霉素滴眼液和氧氟沙星滴眼液,每2小时交替滴眼,晚上睡前给予氧氟沙星药膏外涂患处。

2.全身疗法　早期全程足量应用广谱抗生素,起病急、症状重的患儿尽早给予强有力的抗生素治疗。如怀疑链球菌感染,可给予青霉素每日6万～12万 U/kg,肌内注射;或口服青霉素 V 每日 30～60mg/kg,疗程为 10 日。若为葡萄球菌蜂窝织炎,每日口服双氯西林 50～100mg/kg。对青霉素过敏者,可选用红霉素、克林霉素等。

3.加强营养支持　加强营养,提高机体抵抗力,注意休息。忌食辛辣和刺激性食物。

4.物理疗法　早期应用紫外线、红外线可促进脓肿局限,消炎,促进血液循环,肉芽组织生长,加快创口愈合。

七、坏疽性蜂窝织炎

坏疽性蜂窝织炎是新生儿期发病率较高的一种急性蜂窝织炎,又称新生儿皮下坏疽。常由金黄色葡萄球菌引起,铜绿假单胞菌、绿色链球菌亦可致病。病损好发于受压部位,如背部、腰骶部及臀部。冬季多发。

【诊断要点】

1.临床表现　多发生于患儿出生后 6～10 日,首先表现为发热,哭闹,拒食,还可伴有呕吐、脱水等症状,严重者可发生昏睡。病损初起呈广泛性红肿,边界不清,触之较坚硬,常于数小时后迅速发展,病损处皮肤变软,中央肤色变暗,皮下组织坏死、溃疡、分离、液化。此时触诊皮肤有漂浮感,若脓液较多,则有波动感。晚期,皮肤呈紫黑色坏死,可腐脱。部分患儿病损区域可出现多个水疱、血疱或脓疱,或可互相融合。病情较轻者仅有皮肤红肿,而无皮下坏死,少数可形成浅表脓肿,一般预后良好。但若治疗不及时,可并发肺炎、败血症等。

2.组织病理　真皮充血,皮下组织广泛坏死,脂肪、肌肉与结缔组织间有充血、成团细菌及少量中性粒细胞浸润。坏死组织周围结构完整.核碎裂及核溶解现象不明显。

3.辅助检查　血常规检查示白细胞计数升高。

4.鉴别诊断

(1)尿布皮炎:多发于患儿臀部、会阴部及股内侧,呈散在斑丘疹或疱疹。多发生于出生后 3～7 日的新生儿。

(2)新生儿硬肿症:多由寒冷损伤引起,以皮下脂肪硬化和水肿为特征。患儿体温下降(一般在 31℃～35℃),四肢、躯体冰冷,脉微弱。哭声低弱,活动减少,肤色纤维深红,再转为暗红,严重者苍白或青紫。皮肤及皮下组织先有水肿、变硬。

【治疗】

治疗原发疾病,纠正营养不良,全身应用敏感及足量抗生素。脓肿形成时需及时切开排脓,局部用凡士林纱条引流,加强支持疗法。

八、猩红热

猩红热由 A 族 B 型溶血性链球菌引起,该细菌可产生酿脓性外毒素,又称红疹毒素,根据抗原性不同可分为 A、B、C 三种,均可引起红疹及中毒症状,以 A 型较重。三种抗原产生的抗体相互无交叉保护作用。本病经飞沫传播,主要传染源为患者及带菌者。春季流行。外科型猩红热可经由外科伤口、皮肤感染等侵入。

【诊断要点】

1.临床表现　潜伏期 2～5 日。起病突然,伴有咽痛,高热,可有惊厥。扁桃体红肿,上有灰白色渗出性膜,易拭去。软腭充血,上有点状出血点,称为"黏膜疹",往往先于皮疹出现。患儿舌乳头充血肥大,呈"杨梅舌"。起病后 1～2 日出疹,开始于耳后、颈部及上胸部,1 日内迅速蔓延至全身。典型皮损为全身弥漫性红斑,其上有针尖样隆起的皮疹,融合成片。皮肤褶皱处常因摩擦导致皮下出血,形成紫红色线条,称为帕氏线。面部潮红而无皮疹,口周不充血,形成"环口苍白圈"。皮疹按出疹顺序消退,一般 2～4 日退尽,然后开始脱屑。一般皮疹严重者,脱屑早而明显。

2.组织病理　皮肤内血管充血、扩张、水肿,中性粒细胞浸润。黏膜充血,可有点状出血。

3.辅助检查

(1)血常规:白细胞计数升高,中性粒细胞可达80%以上。

(2)尿常规:早期可有一过性蛋白尿。

(3)细菌培养:咽拭子及其他病灶分泌物培养可有大量致病菌。

4.鉴别诊断　猩红热需与金黄色葡萄球菌引起的猩红热样皮疹相鉴别。后者皮疹通常在病后2～5日出现,伴有瘀点,中毒症状较重。血及鼻咽部分泌物培养可获得金黄色葡萄球菌。

【治疗】

1.一般治疗　急性期应卧床休息,多饮水,给清淡易消化的饮食如流质或半流质饮食,禁食辛辣刺激性食物及海产品;隔离至接受治疗后2周,或临床症状消退,咽拭培养连续3次阴性;注意口、鼻、咽及皮肤清洁,膜状脱皮禁用手撕,以免皮破感染。

2.全身治疗　早期治疗应用抗生素可缩短病程、减轻病情、减少并发症。首选药物青霉素:轻症患儿,每日2万～4万U/kg,分次肌内注射,疗程10日;病情较重或有化脓性并发症患儿,可增加剂量,10万～20万U/kg,可静脉用药。用药24小时后80%患儿可退热。青霉素过敏者可选用红霉素。

3.对症治疗　高热时可给物理或药物降温,中毒症状明显者,应加强支持治疗,可用小剂量糖皮质激素治疗。

第五节　杆菌性皮肤病

一、麻风

麻风由麻风分枝杆菌引起。麻风杆菌细胞壁中的脂阿拉伯甘露聚糖在发病和分歧杆菌细胞内成活方面有重要作用,而其荚膜可能具有防御功能。在我国,此病现多发于经济、交通较落后的西南地区。未经治疗的麻风患者为传染源,多菌型患者的皮肤、黏膜含有大量麻风杆菌,其鼻黏膜是主要的排出途径。带菌者咳嗽或喷嚏时的飞沫或悬滴经过健康人的呼吸道黏膜进入人体,此为麻风的主要传播途径。

机体的免疫能力决定了麻风是否发生、发病类型、过程及预后。麻风杆菌的抵抗力较低,煮沸、高压蒸气、日光照射、紫外线照射、苯酚、漂白粉均可使其失活。

【诊断要点】

1.临床表现

(1)潜伏期:通常为 2～5 年,短者仅为 3 个月,长者可达 20 年。

(2)麻风类型:分为结核样型(TT)、界线类偏结核样型(BT)、中间界线类(BB)、界线类偏瘤型(BL)和瘤型(LL)。TT 和 LL 为两极型,TT 为机体对麻风杆菌抵抗力很强,LL 则相反。此外,还有未定类(I)麻风。前五型可因治疗是否及时及机体抵抗力变化而相互转换。

①结核样型(TT)。好发于面部、四肢及臀部,皮损局限,但皮损较大,常为1～2 块浅红色斑块或丘疹,表面干燥,毫毛脱落,麻木,闭汗。面部皮损有轻微的感觉障碍。皮损内或周围可触及粗大的皮神经,可有 1～2 条周围神经粗大,常为尺神经、腓总神经等。神经功能障碍出现得早且明显,如逐渐严重的肌肉萎缩、运动功能障碍及畸形,形成爪形手、垂腕、垂足、面瘫等。不累及眼、黏膜、淋巴结、睾丸及内脏。少数病例可无皮损而仅有神经损害,称为纯神经炎麻风,多为 TT 患者。此型患者抵抗力强,经治疗后短期内即可治愈。

②界线类偏结核样型(BT)。皮损及神经损害较 TT 重。皮损大小不等,为浅红色斑块,部分边缘清晰,皮损较大时周围常有“卫星状”损害,亦可呈环状,内外缘清晰,中央有“免疫区”。除面部外,一般皮损浅,而感觉障碍明显。周围神经干损害多发但不对称,畸形出现早且较重。可轻度累及黏膜、淋巴、睾丸、内脏。

③中间界线类(BB)。皮损数目及大小介于 TT 与 LL 之间,多形性、多色性,分布广泛且不对称。面部皮损有时呈蝙蝠状,称为“双形面孔”或“蝙蝠状面孔”;有时呈靶形,称为“靶形斑”。眉毛稀疏脱落,治疗后可再生。个别病例可同时具有两极型的特点。神经损害多发但不对称。可累及黏膜、淋巴结、睾丸及内脏。

④界线类偏瘤型(BL)。皮损多,不完全对称,可为斑块、斑疹、浸润、结节,色淡红、深红或褐色,边缘模糊。眉毛脱落,晚期可出现头发脱落。浅感觉障碍出现晚而较轻。周围神经损害多发,畸形出现迟且不完全对称。眼、鼻黏膜、淋巴结、睾丸及内脏病变出现较早,形成鞍鼻。

⑤瘤型(LL)。皮损为浅红色瘤样斑疹或瘤样浸润,表面有光泽,皮损小,分布广泛且对称,边缘模糊,无“免疫区”。感觉障碍及闭汗症状较轻。有“狮面”表现,鼻唇肥厚,耳垂肥大等。眉毛、睫毛对称性脱落,腋毛、阴毛稀疏,晚期时头发自发际线脱落。中晚期出现广泛而对称的神经损害,神经粗大均匀,质软,严重致畸。

早期即出现黏膜、淋巴结、睾丸及内脏损害,导致结膜炎、虹膜睫状体炎,严重者失明;鞍鼻、鼻中隔穿孔;淋巴结肿大明显;睾丸萎缩、男性女性化乳房等。

⑥未定类(I)。麻风发病隐匿,此型为麻风的早期表现,可自愈,亦可发展为其他类型麻风。皮损为单发或少量直径1厘米至数厘米的浅色斑,边界可清晰或模糊。一般无毛发脱落,无或极轻度神经损害,黏膜、淋巴结、睾丸、内脏不受累及。

(3)麻风反应:麻风反应是在麻风病慢性过程中,不论治疗与否,突然呈现症状活跃,发生急性或亚急性病变,使原有的皮肤和神经损害炎症加剧,或出现新的皮肤或神经损害,并伴有恶寒、发热、乏力、全身不适、食欲减退等。其原因尚未完全清楚。但某些诱因,如药物、气候、精神因素、预防注射或接种、外伤、营养不良、过度疲劳等许多诱发因素都可引起。

2.组织病理

(1)结核样型:表皮破坏广泛,真皮内典型的上皮样细胞肉芽肿变化,朗格汉斯细胞较多,病灶周围淋巴细胞浸润,有结缔组织包围。神经小分支破坏严重。

(2)界线类偏结核样型:表皮下有狭窄的无浸润带,基底层完整,真皮内上皮样细胞肉芽肿变化,朗格汉斯细胞及淋巴细胞较少。神经小分支内有上皮样细胞浸润。

(3)中间界线类:兼有 TT 和 LL 的特点。表皮下无浸润带明显,基底层完整,真皮内上皮样细胞肉芽肿变化,病灶周围无朗格汉斯细胞及淋巴细胞浸润。神经小分支有不同程度的破坏,神经束肿大,束膜可呈"洋葱"样变。

(4)界线类偏瘤型:表皮萎缩,有明显的无浸润带,真皮内巨噬细胞肉芽肿,一些有上皮样细胞分化的趋势,有典型的泡沫细胞,肉芽肿内淋巴细胞浸润。神经小分支有较轻度的破坏,且较迟。神经束轻度肿大。

(5)瘤型:表皮萎缩,下无浸润带,真皮内巨噬细胞肉芽肿或泡沫细胞肉芽肿,淋巴细胞较少。神经小分支破坏较轻、较迟。神经束膜一般正常。抗酸染色查菌。

(6)未定类:非特异性炎症表现,无肉芽肿。抗酸染色查菌通常为阴性。若神经小分支内有施旺细胞增生或抗酸染色阳性,有诊断价值。

3.辅助检查

(1)结核样型:皮肤涂片抗酸杆菌(一),麻风菌素试验晚期(+),细胞免疫试验接近正常或正常。

(2)界线类偏结核样型:皮肤涂片抗酸杆菌(2~3个加号),麻风菌素试验晚期(±),细胞免疫试验接近正常。

(3)界线类偏瘤型:皮肤涂片抗酸杆菌(3~4个加号),麻风菌素试验晚期

（一），细胞免疫实验介于两极型之间。

（4）中间界线类：皮肤涂片抗酸杆菌（5～6个加号），麻风菌素试验晚期（－），细胞免疫实验显示有缺陷。

（5）瘤型：皮肤涂片抗酸杆菌（6～7个加号），麻风菌素试验晚期（－），细胞免疫实验显示有缺陷明显。

（6）未定类：皮肤涂片抗酸杆菌通常（－），麻风菌素试验晚期（＋），细胞免疫试验接近正常或正常。

4.鉴别诊断

（1）鱼鳞病：患儿于出生后或数月后可发病，皮损呈鳞屑状损害，多伴毛囊角化，多发于胸背部及四肢。

（2）白癜风：皮损为色素脱失斑，呈乳白色或浅粉色，边界清晰，表面光滑，皮损内毛发可变白。好发于暴露或摩擦损伤部位，对称分布。

（3）花斑癣：真菌感染性疾病，皮损色浅或加深，散在或融合，覆有糠皮状脱屑。好发于胸背部、上臂、腋下等多汗部位。

【治疗】

治疗要早期、及时、足量、足程、规则治疗，可减少畸形残疾及出现复发。为了减少耐药性的产生，现在主张数种有效的抗麻风化学药物联合治疗。完成治疗的患者应定期检测，每年做1次临床及细菌学检查，至少随访5年。

（1）多菌型方案：疗程24个月。

①10～14岁，利福平450mg，每月1次，监服。氨苯砜50mg，每日1次，自服。氯苯酚嗪200mg，每月1次，监服；或氯苯酚嗪50mg，隔日1次，自服。

②5～9岁，利福平300mg，每月1次，监服。氨苯砜25mg，每日1次，自服。氯苯酚嗪100mg，每月1次，监服；或氯苯酚嗪50mg，隔日1次，自服。

③5岁以下，利福平150mg，每月1次，监服。氨苯砜25mg，每日1次，自服。氯苯酚嗪50mg，每月1次，监服；或氯苯酚嗪50mg，隔日1次，自服。

（2）少菌型方案：疗程6个月。

①10～14岁，利福平450mg，每月1次，监服。氨苯砜50mg，每日1次，自服。

②5～9岁，利福平300mg，每月1次，监服。氨苯砜25mg，每日1次；自服。

③5岁以下，利福平150mg，每月1次，监服。氨苯砜25mg，每日1次，自服。

（3）麻风反应的治疗：出现麻风反应，应迅速处理，缓解患者疼痛，防止畸形和失明。首选糖皮质激素，可用泼尼松每日1～2mg/kg，分2次口服。随着病情缓解逐渐减量。雷公藤多苷片，12岁以上患者每日0.5～1mg/kg，分3次给药；3～12

岁儿童剂量从 1.2mg/kg 开始,根据病情发展酌减,可在糖皮质激素减量时同时服用,从而使糖皮质用量逐渐减少。沙利度胺每日 50～200mg,口服,症状控制后减量,维持治疗。氯法齐明每日口服 4～6mg/kg,可与沙利度胺联合应用。

【预防】

(1)卡介苗接种。

(2)增加易感儿的抵抗力,加强营养,建立合理生活习惯,多加锻炼。

(3)保持环境空气流通和阳光充足。

(4)加强宣教,早发现,早防治。

第六节　结缔组织病

一、硬皮病

硬皮病是一种以局限性或弥漫性的皮肤增厚、纤维化为特征,并可累及内脏器官等多个系统损害的结缔组织病。其病因及发病机制复杂,至今仍不清楚。可能与自身免疫紊乱、胶原代谢异常、血管改变、细胞因子异常、遗传和环境因素等有关。根据受累范围、程度、病程,临床上分为局限性硬皮病和系统性硬皮病两类。前者预后良好;后者除皮肤受累外,还侵及内脏器官,病程缓慢,常因肺部感染、肾衰竭、心力衰竭而死亡。

【诊断要点】

1.临床表现　任何年龄均可发病,男女比约为 1：3,80％发病年龄在 11～50 岁。

(1)局限性硬皮病

①硬斑病。斑块状硬皮病是最常见的一种类型,多发生在腹部、背部、四肢及面颈部,表现为圆形、椭圆形或不规则形的水肿性斑片,初起呈淡红色或紫红色,经数周或数月逐渐扩大硬化,颜色变为淡黄色或象牙色,表面平滑干燥,局部无汗,毛发脱落,有蜡样光泽,质硬,数年后转化为白色或淡褐色萎缩性瘢痕,大部分呈非对称性。泛发性硬斑病少见,皮损呈多形性,部分或全部合并存在,分布广,伴有色素沉着,很少累及内脏,只有少数泛发者有关节痛、腹痛、乏力、精神障碍等全身症状,严重者甚至可过渡为系统性硬皮病。

②点滴状硬皮病。好发于颈、胸、肩背等处,少见,皮损为呈集簇性线状排列的

不融合性斑点或斑片,中央可有凹陷,处于活动期时,周围绕以紫红色晕。

③带状硬皮病。好发于儿童,女性多于男性。发生于四肢者,常沿一侧肢体呈带状分布,可为单条或数条,发生在头皮、前额部的损害常伴有面部偏侧萎缩,一般呈条状,称"剑伤型硬皮病"。亦可累及深部皮下组织(脂肪、肌肉、骨骼)及导致关节挛缩、活动受限及肢体萎缩等损害。

(2)系统性硬皮病:分为肢端型硬皮病、弥漫型硬皮病及亚型CREST综合征。皮损均具有水肿期、硬化期、萎缩期三个阶段。多有雷诺现象、不规则发热、关节痛、食欲减退等前驱症状。水肿期患者表现为手指、手背和面部皮肤变厚、绷紧,呈非凹陷性水肿,手指活动受限,面部因表情丧失形成早期典型面具脸。进展至硬化期后,手指、手背发亮绷紧,表面有蜡样光泽,皮肤失去弹性不易捏起,变硬发僵固定,手指活动进一步受限,末节指骨变短、指尖坏死可出现溃疡、时有钙化。面部皮肤受累时可出现面部绷紧,口周出现放射性沟纹,张口困难。皮肤硬化区有色素沉着及色素减退斑。后期皮肤萎缩变薄如羊皮纸样,甚至皮下组织和肌肉亦萎缩,紧贴骨膜,患处毛发脱落、出汗减少,皮肤干燥,亦可见手、面躯干部毛细血管扩张,甲受累易碎、变薄、有皱襞。

①肢端型硬皮病。多见,雷诺现象是其首发症状,表现为指(趾)端遇冷或情绪波动时顺序出现颜色发白、青紫、变红三相改变及麻木感,取暖后症状可缓解;此型皮损通常从远端向近端发展,躯干、内脏累及少,病程进展慢,预后好。

②弥漫型硬皮病。病变由躯干向远端扩展,雷诺现象少,内脏受累严重,如吞咽苦难、胃肠动力功能低下、双肺基底部纤维化。心脏神经系统、肾脏均可受累。有报告显示,与成年人系统性硬皮病患者相比,儿童弥漫性硬皮病的肺纤维化较成年人少见,肾脏损害发生率很低,但关节炎和心脏受累较成年人常见。

③CREST综合征。指的是同时具有皮肤钙化、雷诺现象、食管异常、手指硬化和毛细血管扩张的特征,预后较好。

2.组织病理　局限性和系统性硬皮病病理改变基本相同。局限性早期真皮间质水肿,胶原纤维束肿胀、均匀化,真皮及脂肪间隔小血管壁水肿,周围有淋巴细胞等炎性浸润,晚期真皮和皮下组织胶原纤维明显增生硬化,血管壁增厚,管腔狭窄,甚至闭塞,真皮与皮下组织界限不清,表皮、皮肤附属器及皮脂腺萎缩,汗腺减少,真皮深层和皮下组织钙盐沉着。

3.辅助检查

(1)免疫学检测:抗核抗体阳性率>90%,主要为斑点型和核仁型。约20%抗RNP抗体阳性;CREST患者抗着丝点抗体阳性率为70%～90%(标记性抗体);抗

SCL-70抗体对系统硬皮病患者的特异性高（标记性抗体），血清阳性率20％～40％；30％患者类风湿因子阳性。病情活动与自身抗体水平没有相关性。

（2）甲皱毛细血管镜检查及血液流变学检测：多数毛细血管襻模糊，有水肿，血管襻数显著减少，而异常血管襻增多，血管支明显扩张和弯曲，血流迟缓，大多数患者伴有出血点，血液流变学检测异常，全血比黏度、血浆比黏度及全血还原黏度增高，红细胞电泳时间延长。

4.鉴别诊断

（1）硬化萎缩性苔藓：与局限性硬皮病相鉴别，皮损为淡紫色发亮的扁平丘疹，大小不一，质地坚实，常聚集分布，但不互相融合，丘疹表面有毛囊角质栓，此时并不发硬，当融合成斑片状时，皮肤发硬，疾病后期，丘疹、斑片变平，逐渐出现皮肤萎缩。

（2）混合结缔组织病：是临床上表现为同时或不同时具有红斑狼疮、皮肌炎或多发性肌炎、硬皮病、类风湿关节炎等疾病的混合表现，而不足以诊断上述某种疾病，同时伴有高滴度抗核糖核蛋白抗体为特征。

（3）雷诺病：基本无皮肤硬化或骨改变，很少出现内脏系统受累，注意与系统性硬皮病的早期雷诺病相鉴别，需随访观察。

【治疗】

本病的治疗困难，现在尚无特效疗法，目的主要是在控制病情发展，改善症状。

1.一般治疗 去除感染病灶，在寒冷季节注意保暖，尽量避免精神刺激，保持心情舒畅。禁用能加重病情的药物，如β受体阻滞药及麻黄碱等。适当的肢体锻炼，如进行上臂的旋转运动以增进血液循环。加强营养，给予高蛋白、高纤维饮食。

2.分型治疗

（1）局限性硬皮病

①局部治疗。可外用中强效糖皮质激素。另外，也可外用钙泊三醇软膏或他克莫司。有报道，钙泊三醇每日2次有效，夜间封包，持续9个月，最终缓解，未见不良反应。

②全身治疗。糖皮质激素口服或静脉给药，可单独或联合甲氧西林应用，联合治疗时激素可逐渐减量；也可用激素冲击疗法；或甲氨蝶呤，儿童每周0.3～0.5mg/kg，治疗期间每天补充叶酸。

③物理疗法。包括补骨脂素联合UVA照射法或单独低剂量UVA（20J/cm²，总量为600J/cm²）。据文献报道，前者对于广泛性硬皮病和带状硬皮病有效，后者可缓解或治愈严重的局限性硬皮病。

(2)系统性硬皮病

①抗纤维化药物,如青霉胺、秋水仙碱、积雪苷。青霉胺开始时每日 3mg/kg,最大剂量每日 10～15mg/kg,有效连续服用 2～3 年,缓解后减量,有胃肠道、肾损害及骨髓抑制等不良反应,建议同时口服维生素 B_6;秋水仙碱每日 0.5mg/kg,连续服用数月至数年,雷诺现象、皮肤硬化及食管病变有一定疗效;积雪苷口服或肌内注射,一般约 1 个月开始有效。

②免疫抑制药。环孢素、环磷酰胺对皮肤、关节、肾脏、肺部病变有一定疗效,与糖皮质激素联合应用,常可提高疗效,减少激素用量。如环孢素每日 2.5mg/kg,口服。

③血管活性物质。丹参及低分子右旋糖酐注射液、硝苯地平、尿激酶对皮肤硬化、关节僵硬及疼痛有一定的作用。

④非甾体类抗炎药。常用的有阿司匹林、吲哚美辛等,可缓解关节痛和肌痛的症状。

⑤自体干细胞移植。已有报道可改善肺部、硬皮病症状。

⑥物理疗法。音频电疗,热浴、按摩等可试用。

二、儿童皮肌炎

幼年型皮肌炎是儿童期发生的一种免疫介导的以横纹肌非化脓性炎症为主要特征并累及皮肤、胃肠道、心、肺等脏器的结缔组织疾病。是儿童特发性炎症性肌病中最常见的一种类型,占 85%。临床表现与成人型相似,较少并发恶性肿瘤,较多并发钙沉着。病因与发病机制不明,可能与遗传、自身免疫、感染及环境等因素相关。

【诊断要点】

1.临床表现

(1)可发生在任何年龄。有文献报道,儿童皮肌炎发病的发病年龄一般＜16岁。与成人皮肌炎相比,儿童皮肌炎有其自身临床特点,引起软组织钙化、血管炎和脂肪营养不良更易见,而雷诺现象及并恶性肿瘤的发生率较低。一般为隐匿性起病,可有乏力、关节痛、易倦、低热或体温正常、厌食和体重减轻、全身不适等症状。

(2)皮损程度与肌肉病变严重程度不平行。典型的皮肤改变为以上眼睑为中心的水肿伴紫红色变性皮疹和 Gottron 征。Gottron 征表现为掌指关节和近端指关节伸面出现红色或紫红色皮疹,呈多角形、扁平形或尖顶立疹,米粒至绿豆大小,可融合成斑块,伴少量鳞屑或出现萎缩性丘疹和斑疹,以后会发展成为色素减退,也可见于肘、膝和内踝皮肤。在暴露阳光的四肢伸侧出现弥漫性线样红斑和前胸部 V 形疹及肩背部披肩征,一般无瘙痒。皮损的基本病变为血管炎。部分患者双手外侧掌表现为皮肤角化过度性皮损伴粗糙脱屑,被称之为"技工手"。除此之外,还可见甲周红斑、毛细血管扩张、雷诺现象、皮下水肿,甚至出现溃疡。儿童皮肌炎中皮肤溃疡发生率为 25%,严重者可见四肢皮肤的全层溃疡。

(3)20%~30% 的儿童皮肌炎患儿可发生皮肤和肌组织的钙质沉着,可发生在全身任何部位,可伴随局部肌肉挛缩或形成溃疡,严重者可致残。

(4)任何肌群均可受累,以肢体近端肌群及颈前屈肌为甚,几乎所有患儿具有不同程度的对称性肌无力,有时伴受累肌群触痛。常首发于下肢近端肢带肌,渐累及肩带肌和双臀近端肌群。临床表现从行走、上下楼梯、下蹲后起立困难,到平卧抬头、竖颈困难或不能维持正常坐姿、上肢不能平举等,可至部分患儿喉部肌无力,造成发声困难、声哑,当咽、食管上端横纹肌受累时可引起吞咽困难,更甚者静息时呼吸困难,必要时须进行机械通气治疗。可将肌无力分为 6 级:0 级,完全瘫痪;1级,肌肉能轻微收缩,不能产生动作;2 级,肢体能做平面移动,但不能抬起;3 级,肢体能抬离床面;4 级,能抵抗阻力;5 级,正常肌力。

(5)呼吸系统主要以肺部受累为主,可并发间质性肺炎,少见,但儿童皮肌炎并发肺间质性病变病情较重。可发生吸入性肺炎、急性肺纤维化、胸膜炎。急性起病者多表现为发热、气促、发绀、干咳,最终导致呼吸衰竭。胃肠道受累者因食管及咽部肌无力可致吞咽困难和胃反流性食管炎,还可出现恶心、呕吐、阵发性腹痛和便秘,偶见致命的胃肠道溃疡。部分患儿可有关节肿痛和非侵蚀性关节炎,手指、肘、腕、和踝关节最常见。心脏受累可有心脏杂音、心包摩擦音及心电图的变化。严重肾损害少有报道。累及中枢神经系统可出现头痛、癫痫、意志障碍。伴发恶性肿瘤罕见。

2.组织病理　皮肤改变表现为表皮变薄萎缩、基底细胞液化变性、真皮乳头层水肿、慢性炎性细胞浸润胶原纤维断裂与破碎。肌肉为局灶性和弥漫性炎症。最为典型的改变是在病程早期出现微血管病变或血管炎症,并且其内可发展成为钙化灶。肌纤维和小血管周围有淋巴细胞、浆细胞、组织细胞等炎症细胞环绕,肌纤维初期呈肿胀、横纹消失、肌浆透明化,由于肌束周围肌纤维小血管病变,使肌纤维粗细不等、呈不同程度变性,严重时甚至坏死。晚期肌纤维萎缩消失而被结缔组织取代,有时可见钙质沉着、小动脉及毛细血管数量减少、管壁内膜增厚、管腔狭窄,甚至栓塞。

3.辅助检查与诊断标准

(1)辅助检查

①常规检查。急性期白细胞增多,血沉增快,α2 和 γ 球蛋白增高,CD3 和 CD4 下降。心电图 ST-T 改变、T 波改变。

②血清肌酶。乳酸脱氢酶升高、天门冬氨酸氨基转移酶升高、肌酸磷酸激酶升高最明显。

③肌肉活检。均见肌束大小不等,肌纤维间质、血管周围有淋巴细胞浸润。

④24 小时尿肌酸、肌酐的测定,尿肌酸排泄增高,血肌酸增高,肌酐排泄下降。

⑤自身抗体。抗肌浆球蛋白抗体阳性率 90%,自身抗体[包括肌炎特异性抗体和肌炎相关性抗体,抗 Jo-l 抗体,抗 M1-2 抗体和抗 SRP 抗体(信号认知颗粒)]可被检出,但阳性率都不高。Jo-l 抗体阳性常伴雷诺现象,易发生肺间质病变。抗 SRP 阳性患者易发生肌坏死,伴发心肌损害。部分患者抗核抗体、类风湿因子阳性。

⑥肌电图。是初始诊断标准之一,受累肌肉的肌电图典型改变为肌源性损害。肌电图可协助选择活检部位。可引起疼痛和不适的肌电图检查目前已很少应用于儿童,现在已被磁共振扫描所取代。

⑦磁共振成像。可显示肌肉异常部位及范围,有利于确定肌酶不高的活动性肌炎的活检部位。可用于评估疾病活动性及治疗反应。

⑧超声。高频超声可通过炎症组织的血流变化发现活动性肌炎的部位。

(2)诊断标准:目前仍沿用 Bohan 和 Peter(1975)提出的诊断标准。首先排除其他肌病,诊断标准如下。

①对称性、进行性肢带肌和颈屈肌无力,伴或不伴吞咽困难和呼吸肌无力。

②血清肌酶升高,特别是肌酸磷酸激酶和天门冬氨酸氨基转移酶最有意义。

③肌电图异常,呈肌源性损害。

④肌活检异常,如单核细胞浸润,肌肉变性、环死和再生。

⑤皮肤特征性皮疹,如向阳性皮疹、Gottron 征和 Gottron 疹。

符合上述第⑤条,再加第③条或第④条可确诊为皮肌炎;第⑤条加上第②条可能为皮肌炎;第⑤条加上第①条为可疑皮肌炎;符合第①至④条者可确诊多发性肌炎;具备上述第①至④条中的 3 条可能为多发性肌炎;只具备 2 条为疑诊多发性肌炎。

4.鉴别诊断

(1)重症肌无力:骨骼肌明显疲乏无力,活动后症状加重,经休息后症状减轻,晨轻暮重。血清肌酶不升高、肌活检无肌纤维变性,血清抗乙酰胆碱受体抗体和新斯的明试验阳性。

(2)系统性硬化症:颜面、四肢末端以局限性或弥漫性皮肤增厚和纤维化为特征,部分病例首发症状为雷诺现象,皮肤组织病理检查为胶原纤维增多,呈均一化、硬化和萎缩,血管壁增厚,管腔缩小或闭塞。

(3)肌营养不良症:有家族遗传史,男性患病,起病隐袭,缓慢进展,肌无力从肢体远端开始,无肌痛,不伴皮疹,腰大肌受累,呈鸭形步态。血清肌酶正常或轻度增高。

【治疗】

1.一般治疗　急性期必须卧床休息,注意避免阳光照射、受凉、感染等。给予高蛋白、高纤维素、低盐饮食及对症处理。有呼吸困难、吞咽困难的患者,应加强呼吸道护理,注意心脏功能;在临床症状缓解时可开始适当训练。应进行适当的功能锻炼,可酌情进行按摩和体疗。

2.药物治疗

(1)糖皮质激素:儿童皮肌炎的一线治疗药物,对大多数患儿是最有效的控制症状的药物。单用口服泼尼松剂量为每日 $1\sim2mg/kg$,或者每日 $0.5\sim1mg/kg$ 加间断冲击治疗。发病急、病情重或者危及生命的患者,早期应用甲泼尼龙冲击治疗,冲击治疗的剂量为每日 $15\sim20mg/kg$,每周 $2\sim3$ 次,重复应用直至临床症状明显好转。病情有大的反复或者预后不满意者,每月 1 次冲击治疗。疾病控制后通常在 $2\sim4$ 周糖皮质激素逐渐减量,须应用 $1\sim2$ 年及以上,随后的 6 个月内间断冲击治疗,以避免大量口服泼尼松的不良反应。

(2)免疫抑制药:甲氨蝶呤每周用量 $0.25\sim0.5mg/kg$,硫唑嘌呤每日 $0.5\sim3mg/kg$,环磷酰胺每日 $0.5\sim2mg/kg$。甲氨蝶呤可控制肌肉的炎症,改善皮肤症状,用法简单,潜在不良反应少,可作为首选的免疫抑制药。主要不良反应有肝功能受损、骨髓抑制、口腔炎等。有报道,采用环磷酸胺每月 1 次冲击疗法治疗,对病情严重且常规疗法无效的患者有效。环孢素可以应用,每日 $3\sim6mg/kg$,分 2 次口服,但不良反应发生率高,注意检测血压和肾功能。

(3)静脉应用人免疫球蛋白:常应用于对糖皮质激素治疗产生抵抗的慢性迁延性肌炎。每日 $0.4g/kg$,连续应用 $3\sim5$ 日后改为每月 1 次,至少应用 $3\sim6$ 个月。IgA 缺乏者可能出现高敏反应。

（4）抗肿瘤坏死因子药物：有报道，用抗肿瘤坏死因子药物英利昔或依那昔普成功治疗常规疗法无效的病例。

（5）免疫抑制药与激素：对于重症或高危患儿及对甲氨蝶呤反应不佳、初始治疗效果不好及低龄幼儿的治疗，可采用激素联合丙种球蛋白、环孢素或硫唑嘌呤等二线药物或环磷酰胺、霉酚酸酯、他克莫司和利妥昔单抗等三线药物。激素与免疫抑制药的联用可提高疗效，利于糖皮质激素的减量，避免不良反应。

（6）自体干细胞移植：对于伴有身免疫重症和危及生命且治疗抵抗的患者，有潜在的治疗作用。

（7）对症治疗

①非甾体抗炎药。对于炎症性关节炎的病人早期治疗效果好。

②保护胃肠道的药物。质子泵抑制药和 H_2 受体阻滞药可治疗和预防疾病本身的胃肠道症状或药物引起的胃肠道不良反应。

③钙化的治疗。早期积极控制疾病的活动可能是预防钙化和关节挛缩最好的预防措施。

④皮肤病变。羟氯喹每日 $3\sim6mg/kg$，分 2 次口服。

⑤其他。用药期间需定期检查眼底及用防晒剂，局部激素外用等。

三、儿童系统性红斑狼疮

系统性红斑狼疮是一种慢性进行性病情加重与缓解相交替的自身免疫性疾病。临床表现多样，除发热、皮疹外，可出现全身多系统、多脏器受损的表现。本病可发生于小儿各年龄期，但 5 岁以前发病者少见，约 96% 于 7 岁后发病，至青春期明显增多。女性患者多于男性。随年龄增长，女性患者明显增加。本病的发病机制尚不明了。目前认为，是一种免疫介导的疾病，其中遗传因素起主要作用。系在遗传基础上经过环境因素的诱发引起的自身免疫疾病。自身抗体和（或）自身致敏淋巴细胞攻击自身靶抗原和组织，使其产生病理改变和器官组织障碍。影响狼疮患者预后的因素很多，性别、起病时年龄、种族、患者社会经济地位等，均与预后有关。但是，有无肾脏损害、肾活检组织病理改变的严重程度、肾功能异常程度（如血肌酐水平）、有无中枢神经系统损害、是否合并高血压（因狼疮性肾炎长期大剂量应用糖皮质激素）等，是影响患者预后最主要的因素。

【诊断要点】

1.临床表现　儿童系统性红斑狼疮临床表现多样，一般呈慢性经过。受累脏器多,病程进展快。早期最常见的症状为不明原因的发热,多为低热,病情恶化时可有高热,常伴有纳差、全身不适、皮疹、关节痛等表现。

(1)皮肤黏膜症状:皮疹是常见的临床症状之一。30%～50%患儿可见特征性的蝶形红斑,即发生于双侧面颊通过鼻梁连接成对称性、轻度水肿的鲜红色斑,边缘清晰,状如蝴蝶。消退后遗留淡棕黑色沉着斑。少数患儿皮肤见浸润的暗红色、边界清楚、大小不一的鳞屑性斑片,愈后可有萎缩性瘢痕和色素沉着。皮肤血管炎症表现为甲周红斑、网状青斑、毛细血管扩张,以及指(趾)尖的紫红色斑点、瘀点、紫斑等。

(2)肌肉关节症状:约80%患儿在病程的某阶段出现关节症状,可表现为关节疼痛、肿胀、活动障碍或仅有关节痛。多见于膝、肘、腕及手指关节,一般不发生关节破坏、畸变,抗炎药物治疗效果良好,无症状性膝关节积液常见于活动性病变患儿。缺血性骨坏死常在应用糖皮质激素治疗过程中发生,是儿童系统性红斑狼疮的严重并发症之一。

(3)多器官的受累:尤以肾、心、肺等损害常见。肾损害可发生肾炎或肾病综合征,尿内出现红细胞、白细胞、蛋白质和管型;全身水肿,严重时出现少尿,无尿而导致尿毒症。心脏损害可发生心包炎和心肌炎,其中以心包炎多见,一般少量积液临床症状不明显,可由超声心电图检出;心内膜炎多发生于二尖瓣,有学者建议应常规进行预防细菌性心内膜炎的发生。肺损害可发生胸膜炎和间质性肺炎,出现胸闷、咳嗽、气促及呼吸困难等,严重时可致呼吸衰竭。

(4)感染:感染是儿童系统性红斑狼疮发病和死亡的主要原因,25%～85%死亡病例系细菌感染所致脓毒症。病毒、真菌及其他微生物感染亦较常见。推测可能与疾病本身和应用糖皮质激素及免疫抑制药有关。

(5)狼疮危象:由于广泛急性血管炎所致急剧发生的全身多系统受累的表现称为狼疮危象,儿童较成年人更易发生,是病情恶化的表现,常可危及生命。主要表现为:持续高热,全身极度衰竭伴剧烈头痛,剧烈腹痛,指尖的指甲下或甲周可见瘀斑,严重的口腔溃疡,进行性肾功能下降伴高血压,出现狼疮肺炎或肺出血,严重的神经精神狼疮表现。

2.组织病理 组织病理学示表皮角化过度、毛囊角质栓塞、棘层萎缩及基底细胞液化变性等。

3.实验室检查 全血象减少,血沉增快,血清丙种球蛋白增高,免疫球蛋白G增高,红斑狼疮细胞阳性,抗核抗体阳性,抗双链DNA及可洗脱的核抗原(ENA)阳性。

4.鉴别诊断

(1)皮肌炎:多始于面部,皮损为实质性水肿性红斑,伴有血管扩张,多发性肌炎症状明显,尿酸含量增加,肌酐排出量下降。

(2)风湿性关节炎:关节肿痛明显,可出现风湿结节,无红斑狼疮特有的皮损表现。红斑狼疮细胞核抗核抗体检查阴性,无光敏感史。

(3)类风湿关节炎:关节疼痛,类风湿因子阳性。无红斑狼疮特有的皮损改变,无红斑狼疮细胞。

(4)日光性皮炎:日晒后暴露部位皮肤出现弥漫性红斑。重者发生水疱,有灼痛感,无关节痛,无发热及内脏损害,抗核抗体检查阴性。

【治疗】

1.一般治疗　选用药物治疗时由强到弱,首先控制病情,稳定后逐步减药。急性期应卧床休息,避免日光照射。应避免应用可能诱发狼疮的药物,如磺胺类、保泰松、对氨基水杨酸等。

2.非甾体类抗炎药　适用于轻症,可有效控制发热、皮疹、肌肉关节症状,易损伤肝肾。

3.抗疟药　如羟氯喹及硫酸羟基氯喹等。对控制光敏、皮疹和轻度关节症状有效。羟氯喹每日 $5\sim6.5\mathrm{mg/kg}$,每日 $1\sim2$ 次,口服,$4\sim8$ 周控制后减为每日 0.2g 维持。长期用药应定期眼底检查。

4.糖皮质激素　为治疗重症系统性红斑狼疮的首选药物,适用于急性和病情处于活动期的病例。重症系统性红斑狼疮的标准剂量为泼尼松每日 $1\sim2\mathrm{mg/kg}$,连续服用不少于 4 周,病情缓解后逐渐减量,直至最小剂量维持。若用量足够,则在 $1\sim2$ 日发热、关节痛、中毒症状消失,一般情况好转;若用药 $3\sim5$ 日症状无改善,可加量,一般加至原剂量的 $1/4\sim1/2$。当临床症状改善,实验室指标好转,再持续治疗 2 周,并开始以 $1\sim2$ 周减 10% 的速度缓慢减量。

5.免疫抑制药　不作为首选或单一治疗本病的药物,需与糖皮质激素联合用药。常用药物为环磷酰胺、甲氨蝶呤、硫唑嘌呤。环磷酰胺优于硫唑嘌呤对各类狼疮均有效。狼疮性肾炎首选环磷酰胺和硫唑嘌呤。环磷酰胺冲击疗法是减少肾组织纤维化,防止肾衰竭的一种有效方法,按 $0.5\sim1\mathrm{g/m^2}$ 给药,每月 1 次,连续 7 次,如病情在 6 个月后仍然恶化则不主张继续治疗。有效者改用每 3 个月 1 次,连续10 次,同时将泼尼松减量至每日 $0.5\mathrm{mg/kg}$,环磷酰胺冲击治疗时要给予充分输液水化。

6.其他　水杨酸类,包括吲哚美辛和阿司匹林等;免疫增强药,如左旋咪唑及胸腺素等;三磷腺苷、大剂量维生素 C 及维生素 E 等,均可配合选用。

四、混合结缔组织病

混合结缔组织病为一种具有多种结缔组织病特点的重叠综合征,临床特征为具有系统性红斑狼疮、硬皮病、皮肌炎和类风湿关节炎等症状,血中常有高滴度的抗核抗体,特别是可提取核抗原抗体中的抗核糖核蛋白抗体。儿童混合结缔组织病起病最小年龄为 2 岁,最大 15 岁,平均起病年龄为 9.2～10 岁。本病病因不明,为一种免疫功能紊乱疾病,B 细胞过度活化产生的自身抗体、Th1/Th2 细胞的平衡偏离导致的细胞因子网络的改变在混合结缔组织病的发病机制中可能起一定作用。

【诊断要点】

1.临床表现　儿童患者以学龄期儿童多见,女多于男。临床起病症状不一,表现多样,可有硬皮病、系统性红斑狼疮、皮肌炎、幼年特发性关节炎等症状。

(1)一般症状:可有发热、乏力、贫血、消瘦等,而成年人一般无发热和乏力。

(2)皮肤症状:有雷诺现象和硬皮病样的皮肤表现约占 86%,常为本病的先驱症状,患儿对冷反应明显,重症患儿可发生指(趾)端缺血性溃疡或坏疽,手指肿胀,皮肤紧绷,外观似腊肠样。其他的皮肤表现可有颜面毛细血管扩张、眼睑出现水肿性紫红色斑、指关节伸侧萎缩性红斑、甲周毛细血管扩张等。

(3)肌肉关节症状:有炎性肌肉病变的儿童患者,肌酶较成年人显著增高,常伴四肢近心端肌肉疼痛、压痛或无力。多数患儿有多个关节痛,约 3/4 病例有明显关节炎,以小结节炎为主。

(4)其他脏器损害:多数患儿有食管功能减退、吞咽困难、心包炎、限制性肺疾病、肾小球肾炎,以及神经系统疾病。

2.实验室检查

(1)血液学检查:可有贫血、血细胞减少、血小板减少、血沉增快,高球蛋白血症,血清补体可降低,血清激酶升高等。

(2)自身抗体检查:约 50%患儿类风湿因子阳性,高滴度荧光抗核抗体呈斑点型。nRNP 抗体阳性具有特异性。

3.鉴别诊断

(1)系统性红斑狼疮:常累及肾。有发热、狼疮发、典型蝶形红斑及对光过敏,无雷诺现象及手部肿胀和硬化,无肌酸尿。抗核抗体呈现周边型阳性。

（2）硬皮病：皮肤硬化不仅局限于手足、面部、手臂和腿，颈和躯干部亦可累及，抗核糖核蛋白抗体阳性率低。

（3）皮肌炎或多发性肌炎：有肌肉疼痛、压痛和肌无力，但无红斑狼疮和硬皮病的特征性皮损，抗核抗体阳性率低。

（4）重叠结缔组织病：须同时符合两种结缔组织病以上的诊断标准，且无高滴度抗核糖核蛋白抗体。

【治疗】

1.局部治疗对于雷诺现象者，可选用硝酸甘油软膏外涂；指端溃疡者，可局部清创，红霉素软膏或莫匹罗星软膏外涂。

2.全身治疗糖皮质类激素治疗效果较好，可选用泼尼松或地塞米松。秋水仙碱或静脉滴注右旋糖酐 40 加丹参注射液，可使皮肤软化。非甾体类抗炎药及血管扩张药可使关节症状和雷诺症状缓解。

第七节　变态反应性皮肤病

一、湿疹

湿疹是一种炎症性皮肤反应，可由许多外源性和内源性因素单独作用或共同作用而引起，发病机制可能与迟发性变态反应有关。触发因素、角质形成细胞和 T 淋巴细胞的相互作用可能在大多数类型湿疹中起主要作用。临床表现多样，分急性湿疹、亚急性湿疹、慢性湿疹。慢性湿疹不易治愈，易反复发作，一般预后良好。

【诊断要点】

1.临床表现

（1）急性湿疹：皮损呈多形性以红斑、丘疹、水疱为主，边缘不清。自觉剧烈瘙痒。好发于头面、耳后、四肢远端暴露部位及阴部、肛门等处，多对称发布。

（2）亚急性湿疹：由急性湿疹炎症减轻或不适当处理后病程较久发展而来，有急性和慢性湿疹的混合特征。皮损形态以红肿及渗出减轻，但仍可有丘疹及少量丘疱疹，皮损呈暗红色，可有少许鳞屑及轻度浸润。可有剧烈瘙痒。

（3）慢性湿疹：常因急性反复发作不愈而转为慢性湿疹；也可开始即为慢性湿疹。表现为患处皮肤粗糙、抓痕、结痂、浸润肥厚，呈苔藓样变、色素沉着，皮损多较局限，中至重度瘙痒。常见于小腿、手、足、肘窝、腘窝、外阴、肛门等处。病程不定，易复发。

2.组织病理　急性期表现表皮细胞有浆液渗出,海绵形成,真皮血管周围淋巴细胞浸润;慢性期明显角化过度,不规则棘层肥厚和真皮乳头层胶原束增厚。

3.鉴别诊断

(1)接触性皮炎:有明确的接触史,临床表现为接触部位出现红斑、丘疹、水疱、糜烂、渗液等,病程呈自限性。

(2)神经性皮炎:皮损呈苔藓样变,周围有散在孤立的扁平丘疹,剧痒,好发于易受摩擦的部位,慢性经过,易于复发。

4.辅助检查

(1)血常规检查:可有嗜酸性粒细胞增多,部分患者有血清 IgE 增高。

(2)斑贴试验有助于诊断接触性皮炎。

【治疗】

1.一般治疗　去除病因及诱因,避免各种外界刺激。

2.局部治疗　根据皮损情况选用适当剂型和药物。

(1)急性湿疹:无渗出时,用粉剂或洗剂为宜,如炉甘石洗剂,每日 3～4 次,可改善皮肤的血液循环,消除患处的肿胀与炎症;渗出不多者,可用氧化锌油;渗出多者,局部用生理盐水、3%硼酸或 1：2000～1：10000 高锰酸钾溶液冲洗、湿敷,促其炎症消退。

(2)亚急性湿疹:如无糜烂渗液,可用洗剂、霜剂,等有痂皮时先涂以软膏软化后再用外用药物,使药物易吸收,如糠酸莫米松软膏,每日 1 次;如少量渗出可用氧化锌糊剂,每日 2～3 次。

(3)慢性湿疹:应用合适的糖皮质激素霜剂、焦油类制剂或免疫调节药,如丙酸氧倍他索、他克莫司软膏、樟脑软膏等;顽固性局限性皮损可用糖皮质激素类制剂做皮损内注射。

3.全身治疗

(1)抗组胺药:氯苯那敏 0.35mg/kg 或赛庚啶 0.15～0.25mg/kg,每日 1 次,口服;或氯雷他定,12 岁以上儿童 10mg,2～12 岁体重＞30kg 者 10mg,体重≤30kg 者 5mg,均每日 1 次,口服,2 岁以下及孕妇禁用;或西替利嗪,12 岁以上儿童 10mg 每日 1 次,口服;或咪唑斯汀,12 岁以上儿童 10mg 每日 1 次,口服;小儿可用 0.2% 苯海拉明糖浆 1ml/kg,分 3 次口服。

(2)抗生素:继发感染时,应在用抗过敏药物的同时,加用抗生素。

【预防】

(1)去除病因及促发因素,如热水烫,暴力搔抓,以及对患者敏感的物质等。

(2)避免服用易致敏和刺激性食物,如鱼、虾、浓茶、酒、辛辣食品。

(3)保持皮肤清洁,防止皮肤感染。

(4)根据患者皮肤性质与环境情况,选择适宜的润肤品,使皮肤保持湿润。

二、接触性皮炎

接触性皮炎指皮肤或黏膜单次或多次接触外源性物质后,在接触部位和(或)以外的部位发生的炎症性反应。致病因素主要有动物性,如皮毛;植物性,如桩果皮、生漆(毒漆树属植物);化学性,如金属及其制品(皮革制品、服装、装饰品的镀铬层)及镍酸盐服装、装饰品、香料、染料、化妆品等,其中化学性致病多见。发病机制分为原发性刺激和变态反应型,病程呈自限性。

【诊断要点】

1.临床表现

(1)一般起病较急,有明确的接触史,有一定潜伏期:刺激性皮炎经数分钟至数日,变态反应从数小时至数十日不等,再次接触于24~48小时发病。

(2)急性接触性皮炎的皮炎部位与接触物接触的部位基本一致,境界清楚,皮损形态单一。轻者局部为境界清楚的充血红斑,重者红肿明显并相继出现丘疹、水疱、大疱、糜烂渗出、坏死、溃疡等损害;发生于疏松组织处皮损呈弥漫性,界限不清;机体高度敏感时,可泛发全身;亚急性和慢性接触性皮炎,是在反复长期接触后发病,表现为轻度红斑、丘疹,境界不清楚,呈各型湿疹样改变,皮损轻度增生及苔藓样变。

(3)不同程度的瘙痒、灼热、甚至痛感,少数可有全身症状。

2.鉴别诊断　　接触性皮炎需与湿疹相鉴别。湿疹皮损以红斑、丘疹、水疱为主,边缘不清,皮肤粗糙、抓痕、结痂、浸润肥厚,呈苔藓样变。自觉剧烈瘙痒。

3.辅助检查　　斑贴试验对寻找过敏物有一定帮助。

【治疗】

1.一般治疗　　立即除去刺激物,避免再次接触。

2.局部治疗　　根据皮损特点选择适当的外用药。

(1)急性阶段:红斑、丘疹为主者,用洗剂、霜剂或油膏,如炉甘石洗剂、振荡洗剂、曲安奈德霜、哈西奈德霜、氟轻松霜等;也可使用含有松馏油、糠馏油、氧化锌的油膏外涂。红肿明显,伴水疱、糜烂和渗液者,可做开放性冷湿敷,湿敷溶液有 3% 硼酸溶液、1:2 醋酸铝溶液、1:8000 高锰酸钾溶液;如有脓性分泌物者,用 0.02% 呋喃西林溶液或 0.5% 依沙吖啶溶液湿敷,时间不宜过长,通常湿敷 2～3 日,待渗液停止,肿胀消退后,可停止湿敷,改用霜剂或油膏外涂。

(2)亚急性阶段或慢性阶段:以霜剂及油膏外用为主,可用糖皮质激素类软膏,也可用松馏油膏、氧化锌油膏等;如有脓性分泌物,可在油膏中加入抗生素。

3.全身治疗　抗组胺类药物,如赛庚啶、苯海拉明、氯苯那敏、西替利嗪、地氯雷他定等;大剂量维生素 C 口服或静脉注射;10% 葡萄糖酸钙注射液,静脉推注。

【预防】

(1)避免接触刺激性物质。

(2)接触刺激性物质后应尽快用流动清水冲洗。

三、特应性皮炎

特应性皮炎又称遗传性过敏性皮炎、IgE 皮炎、特应性湿疹,为内源性皮炎的代表病种,是一种与遗传有关的、具有严重 IgE 倾向的慢性复发性、瘙痒性、炎症性皮肤病。患儿或其家属常有哮喘、过敏性疾病(如过敏性鼻炎)及荨麻疹等病史。本病的发病原因与机制至今不明。一般认为,与遗传、环境、感染及 T 细胞亚群(Thl/Th2)比例失衡有关。

【诊断要点】

1.临床表现

(1)皮肤特点:皮损对称分布,婴儿期主要位于面颊部、额部和头皮,逐渐发展至躯干和四肢伸侧。儿童期主要分布于面部眼睑、前额、口周、耳周、唇部、躯干和四肢伸侧、腕和手足背部,并逐渐转至屈侧,如肘窝、腘窝等部位。急性期可见红斑、丘疹、丘疱疹、渗出、糜烂、鳞屑、结痂等,慢性期可见浸润性红斑、苔藓样变、皲裂、痒感。瘙痒和干皮症是本病最突出的临床症状,瘙痒常发生于皮疹出现之前,分为全身性和局限性。抓痕、炎性皮损(红斑、丘疹、水疱、渗出和脱屑)、苔藓样变,是最主要的皮疹类型,且往往共存。临床分期可分为婴儿期、儿童期、青少年期或成人早期。婴儿期亦称婴儿湿疹,表现为渗出型和干燥型。儿童期表现为湿疹型和痒疹型。青少年期或成人早期表现以慢性期为主。

(2)特应性标志:干皮症、Hertoghe 征、掌纹征、白色划痕等可作为儿童期 AD 特应性标志。

（3）其他表现：色素异常、眶下褶、鱼鳞病等。

2.Williams 诊断标准　确定诊断：主要标准＋3 条或 3 条以上次要标准。目前国内诊断主要还是采用 Hanifin 和 Rajka 诊断标准，以及英国（Williams）诊断标准。

（1）主要标准：皮肤瘙痒。

（2）次要标准

①屈侧皮炎湿疹史，包括肘窝、腘窝、踝前、颈部（10 岁以下儿童包括颊部皮疹）。

②哮喘或过敏性鼻炎史（或在 4 岁以下儿童的一级亲属中有特应性疾病史）。

③近年来有全身皮肤干燥史。

④有屈侧湿疹（4 岁以下儿童面颊部、前额和四肢伸侧湿疹）。

⑤2 岁前发病（适用于 4 岁以上患儿）。

3.实验室检查　血液嗜酸性粒细胞增加，变应原皮内试验或皮肤点刺试验可呈阳性反应，血清中总 IgE 增高和特异性 IgE 增高，抑制性 T 淋巴细胞减少。

4.鉴别诊断　特应性皮炎需与湿疹相鉴别。湿疹皮损以红斑、丘疹、水疱为主，边缘不清，皮肤粗糙、抓痕、结痂、浸润肥厚，呈苔藓样变。自觉剧烈瘙痒，无家族遗传过敏史，无血清学异常。

【鉴别诊断】

按 AD 不同的临床表现进行相应的鉴别诊断。

1.以红斑、渗出或鳞屑为主要表现　应与接触性皮炎、慢性单纯性苔藓、银屑病、鱼鳞病、肠病性肢端皮炎以及朗格汉斯细胞组织细胞增多症等鉴别。

2.以丘疹、结节、水疱或脓疱为主要表现　应与新生儿痤疮、毛周角化病、疥疮、疱疹样皮炎、大疱性类天疱疮、嗜酸性粒细胞增多症、痒疹型隐性遗传营养不良型大疱性表皮松解症以及高 IgE 综合征等鉴别。

3.以红皮病为主要表现　应与 Netherton 综合征、Omenn 综合征、生物素酶缺乏症、全羧化酶合成酶缺乏症、Wiskott 8130A8ich 综合征、皮肤 T 细胞淋巴瘤、先天性低丙种球蛋白血症以及运动失调性毛细血管扩张症等鉴别。

【临床评估】

1.实验室检查评估　AD 的诊断主要依靠临床表现，实验室检查仅提供参考依据，可表明患儿处于特应性状态，提示病情活动，或是给予存在相关疾病的提示。常用项目包括嗜酸性粒细胞计数、IgE、特异性 IgE（放射变应原吸附法、免疫荧光法或 ELISA 方法）、皮肤点刺试验、特应性斑贴试验、免疫状态指标（T 细胞亚群、免疫球蛋白)等。血清中 Th2 细胞趋化因子即胸腺活化调节趋化因子水平能反映 AD 短期内的状况,是评价 AD 严重程度非常有效和敏感的辅助指标。

2.疾病严重程度评估　:评估 AD 的严重程度,已有的评估方式包括 SCORAD 评分、湿疹面积及严重度指数评分、研究者整体评分、瘙痒程度视觉模拟尺评分、皮炎生活质量指数问卷(儿童皮肤病生活质量指数、皮肤病生活质量指数)等。

【治疗】

(一)寻找病因和诱发加重因素

①食物,主要通过详细询问病史、过敏原检测、饮食回避和激发试验来针对性回避过敏原,并注意保障营养;②汗液刺激,是重要的诱发因素,因此患儿应勤洗澡,去除汗液的同时,减少皮肤表面变应原和微生物的刺激;③物理刺激,包括衣物、空气干燥、护理用品等;④环境因素,包括特定季节的吸入性变应原、有机溶剂如甲苯等;⑤感染因素,发生细菌/真菌感染时,在明确感染后应针对性治疗;正常清洁皮肤可减少微生物定植,应避免预防性使用抗生素;⑥情绪,缓解压力、紧张等不良情绪;⑦搔抓,避免搔抓,打断"瘙痒-搔抓-瘙痒加重"的恶性循环。

(二)基础治疗

即修复皮肤屏障和保湿,①清洁和沐浴:盆浴更佳,水温 32~37℃,时间 5min,最后 2min 可加用润肤油;继发细菌感染时要仔细去除痂皮,使用无刺激和低致敏性清洁剂,可含抗菌成分;可在盆浴时加入次氯酸钠,抑制细菌活性,缓解 AD 引起的瘙痒;②润肤剂:是维持期治疗的主要手段,应做到足量和多次,每日至少使用 2 次;有报道,含花生或燕麦成分的润肤剂可能会增加部分患者的致敏风险;当发生感染时,单独使用润肤剂而无有效的抗炎治疗,将显著增加发生播散性细菌和病毒感染的风险,应当注意。此外,新生儿期应尽早外用保湿剂,可减少和推迟 AD 的发生。

(三)外用治疗

1.外用糖皮质激素(TCS)　目前仍是治疗和控制各期 AD 的一线药物,TCS 治疗儿童 AD 应注意的事项包括:①根据年龄、病情严重程度、部位和皮损类型选择不同强度和剂型;②尽可能选择中、弱效 TCS,尤其是薄嫩部位应避免使用强效 TCS;③面颈部易吸收 TCS,故应短期使用,并逐步减量或与外用钙调神经磷酸酶抑制剂交替使用;④皮损控制后,可采用"主动维持疗法",即在既往皮损部位和新发皮疹部位每周使用 2 次 TCS,可推迟 AD 的复发时间和减少复发次数,并减少 TCS 的用量;⑤皮损范围特别广泛时,应以系统用药控制为主;⑥注意 TCS 的不良反应:皮肤萎缩、多毛、色素减退、继发或加重感染。

2.外用钙调神经磷酸酶抑制剂(TCI)　是治疗和控制各期 AD 的二线药物,是其他治疗疗效不佳或出现不良反应时的选择,但在某些特殊部位,如面部、皱褶处,也可考虑作为一线治疗。目前主要的药物有 1%吡美莫司乳膏和 0.03%及 0.1%他克莫司乳膏,吡美莫司乳膏多用于轻中度 AD,他克莫司乳膏多用于中重度 AD。Meta 分析显示,1%吡美莫司乳膏与 0.03%及 0.1%他克莫司乳膏相比,治疗 AD 的整体疗效没有差别。TCI 不导致皮肤萎缩,可上调皮肤屏障相关基因表达,增加皮肤含水量,减少经皮水分丢失,发挥修复皮肤屏障的作用。

TCI 治疗 AD 注意事项:①TCI 可用于 AD 急性期和慢性期,特别适用于 TCS 慎用的部位如皮肤敏感和薄嫩部位;②皮疹反复发作部位每周 2 次间歇使用 TCI,即"主动维持治疗",可有效预防和减少 AD 的复发,并减少 TCI 的总用量;③最常见的局部不良反应为灼烧感和局部瘙痒,但是使用数次后能获得较好的耐受性,局部先用润肤剂也可减少不良反应的发生;④用药部位不封包,注意避光。

(四)系统性治疗

1.抗组胺/抗炎症介质药物　目前关于抗组胺药治疗 AD 的随机对照研究显示,抗组胺药对 AD 相关瘙痒的有效性尚不能确定。第一代抗组胺药具有镇静作用,可用于止痒,第二代还可通过抗炎症细胞因子活性而发挥效用。抗炎症介质药物包括介质阻断剂(血栓素 A2、白三烯受体拮抗剂)和细胞因子抑制剂等。

抗组胺药在 AD 治疗中的最大优势是能缓解合并的过敏症状如过敏性哮喘、鼻结合膜炎和荨麻疹等,但是疗效的个体差异较大。可根据个体差异,综合决定是否合用抗组胺药物,根据具体情况,选用第一代或第二代抗组胺药物。英国国家卫生医疗质量标准署制定的有关 0～12 岁 AD 患者的治疗指南指出:严重 AD 患者或伴有严重瘙痒或荨麻疹的患者可给予二代抗组胺药;>6 个月的急性发作期患儿,如果患儿伴有严重睡眠障碍可给予一代抗组胺药。抗组胺药整体安全性高,但儿童需注意预防中枢神经系统的不良反应,尤其是抽搐。

2.抗微生物治疗　①抗细菌治疗,在没有明显继发感染征象时口服抗生素无效,在有明确细菌感染时,短期使用系统性抗生素治疗有效;TCS 或 TCI 能减少 AD 患者金黄色葡萄球菌的定植率;长期外用抗生素可能导致耐药和过敏的发生;②抗病毒治疗,重症未控制的 AD、血清 IgE 水平升高和 AD 早期发病是发生病毒感染的危险因素,而规范外用糖皮质激素不是发生病毒感染的危险因素;发生疱疹性湿疹时应积极给予抗病毒治疗如阿昔洛韦、伐昔洛韦等。

3.糖皮质激素与免疫抑制剂　在儿童 AD 的治疗中,系统应用糖皮质激素风险效益比高,儿童应格外慎重和反复评估。免疫抑制剂如环孢素、硫唑嘌呤、霉酚酸酯以及甲氨蝶呤等治疗儿童或青少年 AD 均属于超药物适应证范围,因此要反复评估风险效益比,慎重使用。

4.光疗　是 AD 的二线治疗,注意全身光疗不适用于年龄＜12 岁的儿童,并且不能用于 AD 急性期。光疗主要用于治疗慢性、瘙痒性和肥厚皮损。

5.生物制剂　治疗 AD 疗效不确定,有潜在不良反应,价格昂贵,在没有足够循证医学证据支持婴幼儿 AD 使用前,暂不推荐儿童使用。

6.变应原特异性免疫治疗(ASIT)　对于合适的高致敏状态的 AD 患者有一定疗效,目前最为有效的是尘螨变应原的免疫治疗。对于合并过敏性鼻结合膜炎、轻度过敏性支气管哮喘的 AD 患儿可考虑 ASIT 治疗。

7.中医中药　根据临床症状和体征辨证施治。

(1)一般治疗:建议特应性皮炎患儿以纯棉衣物为佳,宽松柔软为宜,床上用品亦以天然棉织品为好;避免剧烈搔抓和摩擦;不宜用热水、肥皂水洗浴,浴后外涂保湿剂起到滋润作用;尽量减少生活环境中的变应原,保持居室环境凉爽、通风、清洁及合适的湿度;避免饮酒和辛辣食物,避免食入致敏食物,观察进食蛋白性食物后有无皮炎和瘙痒加重。

(2)局部治疗

1)急性期或亚急性期。若有渗出,可选用 2%～3%硼酸溶液或复方醋酸铝溶液湿敷。无渗出时,给患儿尽量选用中弱效糖皮质激素,或用润肤剂适当稀释糖皮质激素类乳膏,在数日内迅速控制炎症,症状控制后可过渡到钙调神经磷酸酶抑制药,但儿童宜用 0.03%他克莫司软膏。也可外用炉甘石洗剂或单纯扑粉。继发感染时,外用抗微生物制剂,以 1～2 周为宜。

2)慢性期。可用糖皮质激素制剂,如 0.1%丁酸氢化可的松软膏、0.1%曲安奈德霜、曲安奈德尿素软膏;对肥厚性皮损可选用封包疗法,病情控制后停用封包,并逐渐减少激素使用次数和用量。

(3)全身治疗

1)抗组胺类药物治疗,同湿疹。

2)一般不宜用或少用糖皮质激素类药物,对病情严重、其他药物难以控制的患者可短期应用。

3)对顽固难治的患者,可试用免疫抑制药,如环孢素、硫唑嘌呤等。以环孢素应用最多,起始剂量每日 2.5～3.5mg/kg,分 2 次口服,一般每日不超过 5mg/kg,病情控制后可渐减少至最小量维持。用药期间需要监测血压、肾功能变化。

4)免疫调节药,如胸腺素 0.05～0.1mg/kg,每周 2 次,肌内注射;或卡介菌多糖核酸及转移因子。

(4)物理疗法：光疗适用 12 岁以上儿童、长波紫外线和窄波紫外线安全有效，使用较多，光疗后应注意使用润肤剂。)

四、药物性皮炎

药物性皮炎又称药疹，是药物通过各种途径，如注射、口服、吸入、栓剂、外用药物吸收等进入人体后引起的皮肤黏膜炎症反应。近几年，药物性皮炎发病率有逐渐上升趋势。药物性皮炎是过敏反应最常见的类型。据临床统计，抗生素、磺胺类、镇静类及解热镇痛类药物引起者占药物性皮炎的 3/4。由于药物种类繁多，药物性皮炎的表现形式可多种多样，病情轻重不一，重者累及多个系统，甚至危及生命。

【诊断要点】

1.临床表现

(1)本病的表现形式根据药物种类和患儿个体差异而所不同，但一定都有用药史。有一定潜伏期，首次用药 4～20 日发病；已致敏者再用此药，可在数分钟至 24 小时出现症状。

(2)自觉瘙痒，可伴发热、头痛、乏力等全身症状。重者可累及全身各个系统，过敏性休克可导致死亡。

(3)药物性皮炎类型多样，各型药物性皮炎都有自己的发生规律和临床特点。固定型药物性皮炎每次发病几乎均在同一部位，一般好发于口腔和生殖器皮肤-黏膜交界处，四肢和躯干也可累及。其他药物性皮炎大部分发病急，分布对称，泛发全身和颜色鲜亮的特点。临床上死亡率较高的有重症多型红斑形药物性皮炎、大疱性表皮松解型药物性皮炎及剥脱性皮炎型药物性皮炎。

2.鉴别诊断

(1)麻疹：麻疹是儿童最常见的急性呼吸道传染病之一，有很强的传染性，在人口密集而未普种疫苗的地区易发生流行。临床上以发热、上呼吸道炎症、眼结膜充血及皮肤出现红色斑丘疹和颊黏膜上有麻疹黏膜斑，疹退后遗留色素沉着伴糠麸样脱屑为特征。常并发呼吸道疾病(如中耳炎、喉-气管炎、肺炎等)，麻疹脑炎，亚急性硬化性全脑炎等严重并发症。

(2)猩红热：多见于小儿，尤以 5～15 岁居多。无服药史，发病突然。A 群溶血性链球菌感染引起的急性呼吸道传染病，全身中毒症状明显。其临床特征为发热、咽峡炎、全身弥漫性鲜红色皮疹和疹退后明显的脱屑。冬春之季发病为多。

3.辅助检查

(1)实验室检查:嗜酸性粒细胞增多,白细胞总数可增多,个别情况白细胞减少。

(2)皮内试验:皮内试验准确率较高,阴性不能完全排除。药物激发试验有一定危险性,儿童多考虑用斑贴实验较为安全。

【治疗】

1.一般治疗　首先停用致敏药物、可疑药物和结构类似药物,加速药物排泄,防止和治疗并发症。

2.局部治疗　根据皮损的情况选用无刺激性外用药物和剂型。

(1)无渗出的皮损,可选用炉甘石洗剂。

(2)有渗出者,可用3%硼酸溶液或1∶8000高锰酸钾溶液湿敷;有糜烂面可用氧化锌油。

(3)有大疱时,先用无菌注射器抽吸疱液;已有化脓者,脓疱宜剪去疱壁,暴露创面。

(4)皮肤干燥,脱屑,可选用糖皮质激素类软膏或霜剂。

(5)注意保护创面清洁,婴幼儿尤其要防止压疮的发生。

3.全身治疗

(1)轻型药物性皮炎:多数皮疹在停用致敏药物后可自愈。可给予抗组胺药、维生素C,必要时可给予小剂量泼尼松,每日1～2mg/kg,皮疹消退即可停药。

(2)重型药物皮疹:及早使用足量糖皮质激素,一般使用氢化可的松,每日5～10mg/kg,静脉滴注;或者地塞米松,每日5～10mg/kg,维生素C1～2g,加入5%～10%葡萄糖注射液内,静脉滴注。

(3)支持疗法:防治继发感染,这是关键措施之一;加强支持疗法,维持水、电解质平衡,补充白蛋白、输血或血浆等支持疗法;加强护理及外用药物治疗。

【预防】

药物皮疹的预防是治疗的关键。首先对于已发病的患儿自身和患儿的监护人要树立防范观念,每次看病时主动告知医生习惯用药及药物过敏史,避免滥用药物。用药期间如突然出现不明原因的瘙痒、红斑、发热等表现,要立即停用药物并密切观察。

五、尿布皮炎

尿布皮炎又称新生儿红臀，是由粪便中的氨生成菌在湿尿布上分解尿而产生氨，在氨的刺激下发生的炎症。在新生儿的肛门附近、臀部、会阴部等处皮肤发红，有散在斑丘疹或疱疹。

【诊断要点】

1.临床表现　多见于婴幼儿，损害发生在尿布遮盖区；皮损为界限清楚的大片潮红斑，可有少数小丘疹，严重的可见水疱、糜烂，甚至浅溃疡。

2.鉴别诊断　尿布皮炎需与念珠菌性间擦疹相鉴别。后者多见于小儿和肥胖多汗者，常累及光滑皮肤相互直接摩擦的部位，如腋窝、乳房下、腹股沟、肛周、臀沟、会阴、阴茎、脐窝等处，局部有界限清楚的、湿润的糜烂面，基底潮红，边缘附领口状鳞屑。外周常有散在红色丘疹、疱疹或脓疱。

【治疗】

1.一般治疗　保持局部干燥、清洁；排便后用温水清洗，扑粉，勤换尿布。

2.局部治疗　红斑损害时，可外用硼酸滑石粉、氧化锌粉或炉甘石洗剂；糜烂渗液时，先用3％硼酸溶液湿敷，待渗液停止后再涂搽氧化锌油或含抗菌药物的炉甘石洗剂。

【预防】

(1)保持局部干燥、清洁。

(2)勤换尿布。

六、荨麻疹

荨麻疹俗称"风疹块"，是一种常见的瘙痒性过敏性皮肤病，是由于皮肤、黏膜小血管反应性扩张及渗透性增加而产生的一种局限性水肿反应。临床上以皮肤黏膜突然出现风团，发病位置不定，时隐时现，剧痒，消退后不留任何痕迹为特征。慢性者可反复发作。多数患儿不能找到确切原因，尤其慢性荨麻疹。

【诊断要点】

1.临床表现　可分为急性荨麻疹、慢性荨麻疹及特殊类型荨麻疹。

(1)急性荨麻疹

①起病急，常有进食某种食物或者接触某些物品的病史。

②瘙痒部位出现大小不等的红色风团,可孤立分布或者扩大融合成片,呈橘皮样外观,皮损持续时间一般不超过 24 小时,皮损消退可不留痕迹,但新皮损可此起彼伏,不断发生。

③部分患儿累及胃肠道黏膜时,可出现恶心、呕吐、腹痛和腹泻等症状;累及喉头、支气管时,可出现呼吸困难,甚至窒息。

(2)慢性荨麻疹:全身症状轻,常可反复发作,一般持续 6 周以上,偶可急性发作。大多数患儿找不到病因。

(3)特殊类型荨麻疹

①皮肤划痕症。又称人工荨麻疹,表现为用手搔抓后,沿划痕出现条状隆起,伴瘙痒,不久后自行消退。无特殊治疗方法,一般持续数月或数年,常可自愈。

②寒冷性荨麻疹。分为家族性和获得性两种。前者是常染色体显性遗传病,婴幼儿期发病,持续终生;后者较为常见,表现为遭受冷风或冷水刺激后,数分钟内接触部位出现风团或斑块状水肿,保暖后缓解。患有该病的患儿要禁食冷饮,以免引起口腔和喉头水肿。

③胆碱能性荨麻疹。多见于青年,多数由于运动、受热、情绪紧张诱发。皮损特点多为风团样小丘疹,1～3mm 大小,周围有程度不一的红晕,常散发于躯干及四肢近端,互不融合。以 1：5000 乙酰胆碱做皮试或划痕试验,可在注射处出现风团。

④日光性荨麻疹。较少见,表现为日光照射数分钟后在暴露部位出现荨麻疹,1 小时内消失。

⑤压力性荨麻疹。发病机制不明,压力刺激作用后 2～6 小时产生瘙痒性、烧灼样或疼痛性深部水肿。

2.组织病理　荨麻疹的病理变化主要表现为真皮水肿,毛细血管和小血管扩张充血,淋巴管扩张和血管周围轻度炎细胞浸润。

3.辅助检查　急性荨麻疹实验室检查示血常规有嗜酸性粒细胞增高。

4.鉴别诊断

(1)丘疹性荨麻疹:多见于小儿,多与蚊虫叮咬有关,多在春夏季发病,好发于躯干和四肢。一般幼儿患者红肿显著,并可见大疱,常因剧痒而影响睡眠,5～10 日消退。

(2)多形性红斑:可发生于任何年龄,好发于四肢伸侧、手足背及掌跖部,亦可累及黏膜。皮损多形,如红斑、水疱、风团及丘疹。前驱症状有头痛、发热、四肢倦怠、食欲缺乏、关节和肌肉酸痛等症状。

【治疗】

1.一般治疗　祛除病因,避免诱发因素。

2.局部治疗　以止痒、安抚为主。可选用止痒液,炉甘石洗剂,或糖皮质激素类止痒乳膏。

3.全身治疗

(1)抗组胺药:首选没有镇静作用的 H_1 受体拮抗药治疗。有镇静作用的第一代 H_1 受体拮抗药主要用于较严重的荨麻疹或影响儿童夜间睡眠者,可与维生素 C 联用;慢性荨麻疹主要是用抗组胺药,为防止耐药性,可酌情更换药物种类。氯雷他定,12 岁以上儿童每次 10mg,2～12 岁体重＞30kg 者,每次 10mg,体重＜30kg 者每次 5mg,均每日 1 次口服,2 岁以下禁用;或西替列嗪,12 岁以上儿童 10mg,每日 1 次,口服。

(2)抗交感神经药:主要用于病情严重、伴有休克、喉头水肿及呼吸困难患儿的急救。

(3)糖皮质激素:地塞米松 5～10mg,肌内注射或静脉注射。

【预防】

(1)家中要少养猫、狗之类的宠物。避免儿童接触花粉类物质,避免在树底、草丛等处活动。

(2)注意天气变化,做好保暖工作,以免引起寒冷性荨麻疹。

(3)对食物或药物过敏引起者,禁食此类食物或药物。

七、丘疹性荨麻疹

丘疹性荨麻疹又称荨麻疹性苔藓、婴儿苔藓,是婴幼儿及儿童常见的过敏性皮肤病,已经证实为虫咬皮炎,流行于昆虫活动的季节。发病主要由蚊子、臭虫、蚤、虱、螨、蠓等叮咬后引起的变态反应,一般为 Ⅳ 型变态反应;也可能与消化障碍、某些食物及内分泌障碍有关。

【诊断要点】

1.临床表现

(1)好发于学龄儿童、幼儿,成年人、老年人亦可发病。

(2)起病突然,为风团样损害,绿豆至花生仁大小略带纺锤形的红色风团样损害,有的可有伪足,顶端常有小水疱,有的不久便成为半球形隆起的紧张性大水疱。

(3)皮损多发于躯干、四肢伸侧,群集或散在。

(4)常有剧痒而影响睡眠。常复发,一般无全身症状。

2.鉴别诊断　丘疹性荨麻疹需与荨麻疹相鉴别。后者为单纯性风团,此起彼伏或忽起忽消,大小不等,形态不一。

【治疗】

1.局部治疗　0.5%～1%薄荷炉甘石洗剂或酚炉甘石洗剂外涂;若有继发感染,可在洗剂中酌加0.5%依沙吖啶或0.2%呋喃西林等,必要时口服抗生素。

2.全身治疗　口服抗组胺药、维生素C。

【预防】

(1)避免昆虫的叮咬,避免冷、热、风、光等刺激。

(2)避免精神过度紧张。

第八节　痤疮和肝腺疾病

一、痤疮

痤疮(acne)俗称"青春痘",是一种毛囊皮脂腺的慢性炎症性疾病。本病发病率为50%～87%,是儿童期最常见的皮肤病之一。

【病因及发病机制】

1.遗传因素　有学者发现昆明地区重症痤疮的易感基因为SELL,DDB2,而CYP19al基因单核苷酸多态性与中国汉族人中重度寻常痤疮有关联。

2.皮脂腺分泌增多　痤疮患者血清学检测睾酮(T)、硫酸脱氢异雄酮(DHEAS)、雄烯二酮(AD)、二氢睾酮(DHT)、游离睾酮(FT)水平分别存在不同程度的增高。女性经前期痤疮加重者雌二醇降低,使得睾酮相对升高,致使痤疮发生或加重。

3.感染因素　大量的研究证实:①痤疮丙酸杆菌(PA)(占痤疮患者皮损细菌分离率的32.72%～61.12%);②球菌,包括葡萄球菌如金黄色葡萄球菌、中间型葡萄球菌、表皮葡萄球菌;③糠秕马拉色菌。

4.毛囊皮脂腺导管的角化过度　其形成原因可能与以下几种因素有关:①表皮游离胆固醇/硫酸胆固醇比值下降;②痤疮患者皮肤表面脂质角鲨烯的含量比正常增加;③局部维生素A缺乏和(或)毛囊上皮亚油酸缺乏;④PA引起的一系列促炎因子的产生。

5.炎症反应　痤疮的炎症反应不仅参与了早期的亚临床非炎症性痤疮,并且贯穿了痤疮的整个病过程,包括炎性皮损的形成和后期的炎症后红及炎症后色素沉着或瘢痕形成。

【临床表现】

本病大多数发生于青春期,最早在 8 岁时出现。青春期后可自然消退或减轻。有报道 8～10 岁儿童约 40%出现粉刺。

粉刺是痤疮最早出现的症状,分闭合性粉刺和开放性粉刺。闭合性粉刺是毛囊口下方漏斗部或皮脂腺的颈部上皮角化增生、阻塞后形成的毛囊导管微囊肿,临床上表现为皮色隐约可见的小丘疹,称白头粉刺。开放性粉刺是毛囊口的角质形成细胞增生角化,形成栓塞致毛囊口扩张,阻塞后的角质栓经氧化后形成黑色小丘疹。粉刺可持续数月后,发展为炎性丘疹、脓疱、结节、囊肿或毛囊根部互通的窦道。大部分青少年就诊时,面部可见到有粉刺、红色丘疹、脓疱等多种损害并伴有皮脂腺分泌增加。

痤疮的发病部位主要在面部,尤其在面颊、前额、颏部,其次为背部及上胸部,严重者臀部亦可发生。一般无自觉症状,有炎症时自觉疼痛或触痛。根据皮损的表现,痤疮临床上常见以下几种类型。

1.寻常痤疮　是痤疮中最常见的一种类型,皮损除上述发展和分布外,根据皮损形态可分为以下几种。

(1)丘疹性痤疮:皮疹以黑头粉刺和白头粉刺为主,伴有或不伴有红色粟粒至绿豆大小炎性丘疹。数目可多可少,一般分布于前额和面颊。本类型如以粉刺为主亦称为粉刺性痤疮。

(2)脓疱性痤疮:皮疹以脓疱为主,为在炎性丘疹的基础上,顶端形成粟粒到绿豆大小脓疱。可伴有少量黑头粉刺或白头粉刺及散在红色粟粒到绿豆大小炎性丘疹。

(3)硬结性痤疮:皮疹以结节为主,呈暗红或紫红色大小不一结节,扪之位置较深,可高出皮面或不高出皮面。除了结节外亦可见炎性小红丘疹或小脓疱。

2.囊肿性痤疮　皮损为大小不等的囊肿,扪之有囊性感,破溃后流脓,常经久不愈。除面部外,还可分布于耳垂、耳后、颈部、项部和背部,自觉疼痛或触痛。

3.聚合性痤疮　皮损呈丘疹、脓疱、囊肿和大的脓肿,基底部相互连接,形成窦道,经常溢脓,经久不愈或愈后形成瘢痕或瘢痕疙瘩。本类型痤疮是一种少见的严重性痤疮。这些囊肿被认为是化脓性汗腺炎的一种类型。化脓性汗腺炎与脓肿性穿掘性毛囊周围炎、聚合性痤疮三者合起来称为毛囊闭锁三联征。聚合性痤疮最常发生于 16 岁左右青少年,可延续并持续至成年,甚至一直到 50 岁。男性多见,皮损分布于头面、颈、背部,甚至臀部。

4.萎缩性痤疮　痤疮的瘢痕有两种形态,一种是丘疹性痤疮或脓疱性痤疮,愈后形成点状萎缩性瘢痕,另一种为增生性瘢痕,往往是囊肿性痤疮或聚合性痤疮愈后形成的瘢痕疙瘩样损害,后者称为瘢痕疙瘩性痤疮。

5.少女剥脱性痤疮　发生于少女,原患者有轻度表浅性痤疮,但由于患者不良的强迫性搔抓习惯或挤压皮损,仔细检查患者面部皮肤可发现有线形瘢痕。其特点是瘢痕比原发皮损更明显。皮损间常有永久性的瘢痕和萎缩。

6.恶病质性痤疮　多见于身体虚弱的患者,损害为青红色或紫红色丘疹、脓疱或结节,含有脓血,常长久不愈,以后痊愈遗留微小的瘢痕,很少浸润。

此外,还有些特殊类型的痤疮,如热带痤疮是指发生在高温地区的痤疮,主要为硬结性囊肿或结节患者,离开这种气候条件后可以缓解;坏死性痤疮又名痘疮样痤疮,此种痤疮从不发生在青春期以前,常见于 20～50 岁,其损害开始为褐红色、成簇的毛囊周围丘疹和脓疱,常有脐窝并迅速坏死伴黏着性出血性痂皮,3～4 周后痂皮脱落留下瘢痕。如损害反复发作瘢痕可成网状,患者主观灼热或瘙痒。月经前痤疮是指在月经前加剧或发病,其中许多人在青春期不患痤疮,皮损分布于颏、眉间和颊部,皮疹数量较少。

衡量痤疮的轻重,可按国际改良分类法分为Ⅰ、Ⅱ、Ⅲ、Ⅳ级。

【组织病理】

主要是毛囊皮脂腺慢性炎症。根据类型不同,病理表现不同。粉刺损害可见毛囊漏斗部扩张或有轻微囊肿,其中含有角质栓。丘疹性痤疮可见毛囊周围有淋巴细胞为主的炎细胞浸润,部分毛囊壁破裂。脓疱性痤疮毛囊形成脓肿,周围有大量的炎性渗出物,含有淋巴细胞和多形核白细胞。囊肿性痤疮可见到部分毛囊壁破裂、囊肿、皮脂腺部分或全部破坏,中央液化坏死,在愈合过程中炎症浸润为纤维化所取代。

【诊断与鉴别诊断】

1.诊断　根据发病年龄,部位、皮损形态,特别是能看到黑头粉刺或白头粉刺及挤压时有油脂样分泌物等诊断不难。

2.鉴别诊断　主要应和以下疾病鉴别。

(1)酒渣鼻:该病多见于中年人,皮损分布在颜面的中央部位,伴有毛细血管扩张等可资鉴别。

(2)颜面播散性粟粒性狼疮:该病为面部的皮损呈粟粒到豌豆大小结节,半透明红褐色或褐色,触之柔软,中央有坏死,玻片压诊可见淡黄或褐黄色的小斑点,愈后可留有色素性萎缩性瘢痕。

【治疗】

1.健康教育

(1)青少年时期应注意合理饮食,控制糖类的摄入,少食动物脂肪,多食蔬菜、水果及富含维生素的食物。

(2)常用温水或香皂洗涤患部,不宜用粉质和油脂类化妆品,避免用糖皮质激素、碘、溴、苯巴比妥等药物。不要用手抠或挤压粉刺。

2.局部治疗

(1)维A酸类:0.1%阿达帕林凝胶,0.1%他扎罗汀乳膏,0.025%~0.1%维A霜或0.05%异维A酸凝胶。每晚外用1次。外用维A酸类药物是痤疮的一线治疗。

(2)抗菌治疗:常用氯柳酊、2%红霉素酊、1%氯洁霉素溶液、1%洁霉素溶液、0.75%甲硝唑凝胶或克林霉素磷酸酯凝胶。近年主要外用复方多黏菌素软膏2%夫西地酸乳膏,过氧化苯甲酰可以快速杀灭痤疮丙酸杆菌,且无抗菌耐药性,主要用于轻、中度痤疮的治疗。但应从低.浓度开始使用,常用2.5%~5%过氧化苯甲酰洗剂、凝胶或霜剂,或含5%过氧化苯甲酰和3%红霉素的霜剂,用于粉刺性痤疮和脓疱性痤疮,效果比单用过氧化苯甲酰或红霉素更好,且刺激性减少。

(3)化学疗法:应用果酸的化学疗法,目前为应用20%~35%。50%的甘醇酸(又名羟基乙酸),视患者耐受程度递增浓度和停留时间,每2~4周1次,4次为1个疗程,开始治疗时有刺激现象,治疗期间需防晒。

(4)穿刺疗法:囊肿性痤疮可用较粗针头穿刺囊肿,抽取内容物后,用盐酸去炎松2.5~10mg/ml加2%利多卡因,每个皮损内注射0.05~0.25ml,每2~3周重复一次。

3.全身治疗

(1)维A酸类:以异维A酸效果好,剂量每日0.15~0.4mg/kg,甚至更低剂量0.15~0.28mg/(k·d),连服6~8周,12岁以下儿童尽量不用,13~18岁慎用。维A酸类主要适用于重度痤疮,如聚合性痤疮、结节性痤疮、囊肿性痤疮、瘢痕性痤疮。注意致畸、血脂、肝功能和皮肤黏膜干燥等不良反应。当异维A酸累积剂量达到60mg/kg时,皮损复发率可控制在6%以下。

(2)抗生素:常用四环素及红霉素,剂量为四环素每次0.25g,4次/日,1个月后,每2周递减0.25g,直至每日0.25~0.5g时再维持使用1个月(8岁以下儿童忌用四环素)。其他有米诺环素(美满霉素)、洁霉素、琥乙红霉素、罗红霉素、多西环素、克拉霉素等。口服抗微生物药物治疗主要用于中、重度炎性痤疮。近年美国研究，亚杀菌剂量，如米诺环素 50mg，口服，1 次/日，多西环素 40mg/d，可以有效治疗痤疮。

月经前加重的女性痤疮可在经前 10d 注射黄体酮 10mg，前 5d 再注射 5mg。

(3)抗雄激素治疗：螺内酯 40mg/d，一般不用于儿童和青少年。复方环丙孕酮（达英-35）为醋酸环丙孕酮和乙炔雌醇的组合物，前者有很强的抗雄激素作用，后者可避免月经紊乱。复方环丙孕酮主要限用于治疗女性雄激素过多引起的中、重度痤疮（系指青春期多囊卵巢综合征）。用法：在月经周期的第一天开始服药，每日 1 片，连服 3 周，然后停药 1 周，再开始服另一周期，一般应用 6～36 个月。

(4)糖皮质激素：用于严重结节、囊肿、聚合性痤疮用其他方法治疗无效者，可短期少量应用，口服泼尼松 5～10mg，2～3 次/日。待症状控制后逐渐减量。

(5)其他

①氨苯砜：用于结节、囊肿、聚合性痤疮患者。口服 25mg，3 次/日，一周后血象正常可改为 50mg，2 次/日，连服 1～2 个月，服药期间，定期查血常规和肝功能。

②锌制剂：常用硫酸锌片口服 0.2g，2～3 次/日，连服 4～12 周，或用甘草锌胶囊 250mg，口服 3 次/日，40d 为 1 个疗程。

③甲硝唑或奥硝唑联合昆明山海棠：13 岁以上儿童及成人甲硝唑 0.2g，3 次/日；奥硝唑 250～500mg，2 次/日，口服；昆明山海棠，儿童和青少年慎用，连续治疗 4 周。

4.物理疗法

(1)光动力疗法：联合应用蓝-红光照射可通过光动力作用破坏痤疮丙酸杆菌及减轻炎症反应，对痤疮有较好的疗效，其作用机制是抗菌及抗感染两者的综合。研究显示，联合应用蓝光-红光疗效优于单纯应用蓝光。理论上蓝光是激活痤疮丙酸杆菌主要内源性卟啉成分的最有效的可见光波长，但其穿透深度不足；红光激发卟啉的作用较差，但穿透组织更深，此外，灯源价格低，每次照射 15min，不需要服药、无毒性、刺激性轻微、易被患者接受。5-氨基酮戊酸（5-ALA）是近年来国内外首选的新型外用光敏剂，用于痤疮治疗已被广泛接受。迄今为止已有很多光动力治疗痤疮的报道，证实了其临床有效性。

(2)近年应用 1450nm 二极管激光、超脉冲 CO_2 激光、铒激光、光子嫩肤仪以及点阵射频治疗仪等可用于中重度瘢痕、囊肿和炎症性痤疮收到较好的疗效。Ruiz 等为评估射频疗法的疗效和安全性做了临床观察，结果显示射频疗法是一种可选择用于治疗中重度痤疮的安全、有效的新方法。

5.心理治疗　患有痤疮的患者有时心理压力大,出现焦虑、抑郁、失眠、自卑时,应予以心理疏导,必要时做生物反馈治疗或其他心理治疗。

6.其他　近年有报道应用香皂和浴液等皮肤清洁剂对轻、中度寻常痤疮有效率约为89%。由于香皂和浴液中含有抗菌活性成分,能祛除皮肤表面的微生物,并使皮肤表面的油脂含量下降,而达到治疗或减轻青少年轻、中度痤疮的目的。

综上所述,儿童痤疮的分级治疗方案如下。

Ⅰ级治疗:一线推荐外用维A酸,二线推荐过氧化苯甲酰、水杨酸、粉刺去除、果酸、中医药,不推荐口服和外用抗生素。

Ⅱ级治疗:一线推荐外用维A酸＋过氧化苯甲酰/外用抗生素,或外用抗生素。二线推荐口服抗生素＋外用维A酸/过氧化苯甲酰/外用抗生素、蓝光、果酸、中医药,不推荐单一口服或外用抗生素。

Ⅲ级治疗:一线推荐口服抗生素＋外用维A酸＋过氧化苯甲酰/外用抗生素,二线推荐口服异维A酸(16岁儿童不推荐)、果酸、红(蓝)光、光动力、激光治疗、中医药,不推荐单一系统疗法或局部单一疗法。

Ⅳ级治疗:一线推荐外用过氧化苯甲酰/抗生素,炎症反应强烈者可先口服抗生素＋外用抗生素。二线推荐口服抗生素＋外用维A酸/过氧化苯甲酰、光动力疗法、系统用糖皮质激素、中医药。不推荐局部单一疗法,口服抗生素单一疗法,合并有多囊卵巢综合征者可口服抗雄激素药。

二、儿童期痤疮

(一)新生儿痤疮

【病因及发病机制】

新生儿痤疮的发病可能与遗传因素和生母妊娠过程中内分泌变化有关。新生儿雄激素的来源一般认为由母亲体内肾上腺性男性激素和卵巢性男性激素经脐带提供给胎儿,使新生儿体内有一过性雄性激素过多或胎儿性腺和肾上腺早熟产生的雄激素有关。新生儿的肾上腺相对较大,能够产生 β-羟化激素,后者能刺激皮脂腺增生。此外男新生儿睾丸生成雄激素增加,主要生成睾酮,这是新生儿痤疮的发病男多于女的缘由。

【临床表现】

新生儿痤疮发疹时间可在出生后数日出现皮疹,一般在 2～4 周时发生最多见,发病以男孩多见。初发为面部出现小丘疹,经 10 余天后形成黑头粉刺或肤色丘疹即白头粉刺,以少量白头粉刺多见,偶呈黑头粉刺、丘疹和脓疱,发病一般较轻,经数周或数月后可自行消退。

【诊断与鉴别诊断】

1.诊断　根据新生儿面部出现痤疮的皮损如粉刺、丘疹、脓疱或结节等损害,皮肤油腻或干燥,诊断不难。

2.鉴别诊断　新生儿痤疮应与胎儿乙内酰脲综合征鉴别。胎儿乙内酰脲综合征是由母亲妊娠期使用苯妥英钠治疗癫痫引起。痤疮是综合征的一种表现,皮损主要为丘疹、脓疱。同时患儿伴有身体和智力发育迟缓、颅面骨发育异常,趾骨末端肥大和毛发干枯等表现。

【治疗】

新生儿痤疮可以自愈,轻度可以不予以治疗,皮损经 2～3 周可自行消退。如有炎性丘疹、脓疱、结节和囊肿者可酌情口服头孢羟氨苄、维生素 B_8、硫酸锌口服液等。外用药可擦夫西地酸乳膏、莫匹罗星软膏或红霉素软膏。

(二)婴儿痤疮

【病因及发病机制】

婴儿痤疮的病因不清,有些患儿伴黄体生成素、卵泡刺激素和睾酮水平升高,或先天性肾上腺增生,因此婴儿痤疮可能与下丘脑功能异常有关。最近的研究表明,遗传因素、肾上腺源性的雄激素增高和黄体化激素水平增高可导致婴儿痤疮。

【临床表现】

婴儿痤疮发生在 6～16 个月大的婴儿,多发于 6～9 个月,男婴多见。皮损通常局限于面部,以颊部最明显。皮损除粉刺外,可发生丘疹、脓疱、结节和囊肿,严重时形成婴儿聚合性痤疮,愈后形成瘢痕。婴儿痤疮炎症明显者持续时间长,一些婴儿痤疮 1～2 岁后消失,多数持续到 4～5 岁,极少数可持续到青春期。根据 Kligman 痤疮分级法对婴儿痤疮分级显示,62％的患儿属中度痤疮,24％属轻度,17％属重度。患过婴儿痤疮后的患者到了青春期时痤疮比较严重,其父母可能有重度痤疮的病史。

婴儿中毒性痤疮原因为大量外用皮肤化妆品和药物(包括油膏、乳膏、润发剂和矿物等),父母在给婴儿外用此类物质时可导致婴儿中毒性痤疮的发生,由于促粉刺生成的物质需要一定的时间才会出现特异性的症状,因此患儿出生时正常,数月后发病,主要发生于前额、颏部、颊部和鼻背的开放性或闭合性粉刺,皮损也可发生于上、下肢和躯干,主要与接触部位有关,停用促粉刺生成物质后可自愈。

【治疗】

婴儿痤疮治疗与新生儿痤疮治疗方法相同,炎症明显时口服抗生素可选用红霉素 125～250mg 口服,2 次/日,对红霉素有抵抗可口服甲氧苄啶 100mg,2 次/日。对于以上方法不能控制的病例,国外有使用口服异维 A 酸的报道,用法为 0.5mg/(kg·d),疗程 4～5 个月,短期疗效较好,但长期不良反应尚不清楚。有研究报道外用红霉素过氧苯甲酰凝胶治疗 30 例婴儿痤疮获得较好疗效。

学龄前儿童痤疮的治疗同婴儿痤疮。

青春期前痤疮的治疗参见痤疮的治疗,持续难治性痤疮患者需要测定血中各种激素水平,查找病因,肾上腺源性的可以口服糖皮质激素类药物,多囊性卵巢的患者可口服避孕药,如醋酸环丙孕酮,也可用螺内酯或中西医结合治疗。

三、暴发性痤疮

暴发性痤疮是一种具有痤疮样皮疹伴系统性损害的疾病。首先由 Burns 和 Colvillle 于 1959 年描述其症状及体征,1971 年 Kelly 等认为本病为急性发热性溃疡性聚合型痤疮。亦有学者将该病称为系统性痤疮、发热性溃疡性痤疮等将该病命名为暴发性痤疮,并记载为恶性痤疮的一种类型。本病发生于少年和青年男性,是一种罕见的病因不明的严重痤疮。该病至今全世界仅报道 100 例左右,1977 年有学者报道 13 例,均为 13 岁左右的白种人。国内近年已有数例青年男性的报道,其中 1 例合并自身敏感性皮炎。

【临床表现】

发病急骤,常在无明显诱因或有精神高度紧张时,面部、胸部或背部突然出现红色丘疹、结节、囊肿,并迅速化脓,脓疱或脓肿破溃后形成高低不平的溃疡,化脓性皮损伴有疼痛和压痛,全身症状为发热、多发性关节痛和肌痛。体温常在 37.5～38.5℃,可持续一周以上,有时可达 39℃。单独应用抗生素治疗效果不佳,少数患者有体重减轻、骨髓炎、肝脾大、贫血、结节性红斑、坏疽性脓皮病、强直性脊柱炎及巩膜炎。

【实验室检查】

中性粒细胞可增高,红细胞沉降率增快。CD3 淋巴细胞计数低于正常值,免疫球蛋白 IgG 升高,结核菌素试验阴性。病理学检查示真皮中部或真皮全层可见中等密度混合性炎性细胞浸润,主要为淋巴细胞、中性粒细胞、组织细胞,伴毛细血管扩张,部分血管内有少量嗜酸性粒细胞。Karvonen 报道 24 例患者中有 14 例骨扫描异常,而在另一组报道中,22 例患者中 11 例 X 线的影像学异常。

【诊断与鉴别诊断】

1.诊断　　Karvonen 总结本病的诊断标准:①严重溃疡性结节性囊肿性痤疮,急性发病;②关节痛、严重的肌肉疼痛或两者兼有,至少 1 周;③发热 38℃ 或 38℃以上,至少 1 周;④白细胞总数>10×l09/L 或 ESR≥50mm/lh 或 C 反应蛋白≥50mg/L;⑤疼痛部位的骨 X 线片发现骨溶解性损害或骨扫描发现摄入量增加。

确认有①和②条加上③④⑤中的任何 2 条可确诊为暴发性痤疮。

2.鉴别诊断　　本病需与下列疾病鉴别。

(1)聚合性痤疮:是痤疮中一种较重的类型。皮损主要分布于面部、背、臀部损害有黑头、丘疹、脓疱、脓疡和囊肿。病程呈慢性和进行性。通常无自觉症状和全身症状,对抗生素治疗效果比较理想,可以鉴别。

(2)坏死性痤疮(又名痘疮样痤疮或额部痤疮):皮损主要发生于额、颞和头皮前缘,为褐红色、成簇的毛囊周围丘疹或脓疱,常见中央有脐窝并坏死,愈合后遗留痘疮样瘢痕。患者主观灼热或瘙痒,无疼痛且不伴有全身性症状。

【治疗】

Karvonen 主张用泼尼松 40~60mg/d 治疗对本病有效,建议在急性炎症缓解后加服异 A 酸,对大的囊肿可手术切开排脓后,皮损内注入糖皮质激素可使损害消退。国内的治疗经验有采用甲硝唑、琥乙红霉素和异维 A 酸(泰尔丝)口服,局部应用 3% 硼酸溶液湿敷后,再用痤疮治疗仪照射面部,20d 后皮损痊愈。另有报道应用米诺环素、静脉滴注甲硝唑磷酸二钠共 10d 无效,改用阿奇霉素 250mg/d静脉滴注,口服异维 A 酸 10mg,3 次/日,及中药梅花点舌丹,外用庆大霉素稀释液湿敷,加服甲泼尼龙 8mg,3 次/日,1 周后面部、躯干、上肢皮损明显好转,关节肌肉疼痛逐渐缓解,甲泼尼龙减量,2 周后停用,以后仅口服异维 A 酸配合头孢呋辛、替硝唑等治疗 2 个月后皮损基本消退,停服抗生素,异维 A 酸减量为 10mg,2 次/日,服用 4 个月,皮疹全部消退,面部留有浅表瘢痕。

四、酒渣鼻

酒渣鼻又名玫瑰痤疮,俗称红鼻头,是以红斑、丘疹及毛细血管扩张为主的慢性炎性皮肤病,皮损多集中于颜面中心,以鼻尖及鼻两侧为著。中医文献称"赤鼻""糟鼻子"。男女均可发病,多见于青壮年,最常发生于 30~50 岁的女性,严重病例见于男性,但在 10~18 岁亦可见到,其少见类型可见于儿童期。

【病因及发病机制】

本病病因尚不明了,有些因素与其发病有关。①血管舒缩功能失调:精神因素、面部长期暴露于过热、过冷环境或日光暴露等,致使面部和鼻部血管扩张而发生红斑。②胃肠功能紊乱:传统上认为咖啡食品、茶和咖啡都含有咖啡因,咖啡因通过胃肠道吸收后面部可发红,乙醇也被公认为可致面部发红。经常便秘、慢性胃炎、胆道疾病亦可出现酒渣鼻。③感染因素:由于健康人亦可查到蠕形螨,所以蠕形螨只能成为酒渣鼻的诱发因素之一。最近,有研究报道酒渣鼻患者幽门螺杆菌的感染率较正常人高,幽门螺杆菌分泌毒素和抗体所产生的炎性介质可导致酒渣鼻的发生和发展。此外,牙齿、扁桃体、鼻窦等病灶感染等亦可出现酒渣鼻。④内分泌障碍、口服或外用糖皮质激素可诱发酒渣鼻。

【临床表现】

本病的皮损主要在鼻部和两颧、两颊,呈向面部中央分布,临床上分 3 期。

1.红斑期　初始为暂时性、阵发性鼻部或两颧部弥漫性红斑。常在进食辛辣食物或热饮、外界环境温度增高、遇冷或情感冲动时面部潮红、充血,以后逐渐转为持久性浅表毛细血管扩张,有时可见树枝状细小血管,毛囊口扩大、皮脂溢出等。自觉灼热,不痒或轻度瘙痒,此种红斑可持续数月至数年后,向第二期发展。

2.丘疹脓疱期　在红斑和毛细血管扩张的基础上出现粟粒到绿豆大小丘疹、结节和脓疱,自觉瘙痒或轻微胀痛、灼热感。此种皮疹此起彼伏,可持续数年或更久。丘疹脓疱期的玫瑰痤疮可分轻型和重型。轻型指在红斑型基础上伴有炎性丘疹或脓疱;重型的损害为深在型,表现为无痛性脓肿或囊肿性结节,与聚合性痤疮相似并发大脓肿,开放性窦道。眼睑常受累,造成眼睑炎、结膜炎,甚至角膜炎、虹膜炎和外层巩膜炎。

3.鼻赘期　由于鼻部长期充血,致使鼻部皮脂腺及结缔组织增生,皮脂腺异常增大,形成鼻部肥大,鼻尖部有大小不等的结节状隆起,称为鼻赘,此期仅见于极少数 40 岁以上的男性。

玫瑰痤疮的特殊类型为肉芽肿性玫瑰痤疮,这种类型的玫瑰痤疮不仅出现在面部蝶形区域,亦出现在下颌骨的侧面和口周,呈散在性丘疹和结节,组织学上表现为非干酪坏死性上皮细胞性肉芽肿,常发生在黑种人儿童,表现为口周、眼周和鼻周出现大量的簇状丘疹,本类型亦称为肉芽肿性口周皮炎,Williams 等以前称为FACE(加勒比黑种人儿童期面部疹)综合征,该类型常被误诊为结节病。

【诊断与鉴别诊断】

1.诊断　根据鼻部和面部中央部位发生红斑、毛细血管扩张、反复发作丘疹、脓疱及发病年龄、慢性病程等可做出诊断。

2.鉴别诊断

(1)寻常型痤疮:发病年龄多在青春期,皮损有黑头粉刺与白头粉刺,皮损不限于面部中央部,鼻部不发红,青春期后自然缓解等可资鉴别。

(2)激素依赖性皮炎:根据发病前有长期外用糖皮质激素史,皮损分布于整个面部,非中央性分布,皮损较稳定,无阵发性加重。

【治疗】

1.一般注意事项　日常忌饮酒和食用辛辣食物,避免过冷过热的刺激,纠正胃肠道功能障碍和内分泌失调,避免剧烈的情绪波动,避免长时间的日光照射。

2.治疗

(1)局部治疗:外用0.75%甲硝唑霜、1%克林霉素溶液、2%红霉素凝胶、2.5%过氧苯甲酰制剂,20%壬二酸乳膏、5%硫黄乳膏或复方替硝唑凝胶,1~2/d。由糖皮质激素诱发的酒渣鼻可外用他克莫司霜。

(2)对重型患者可酌情口服米诺环素50mg,1~2次/日,或多西环素0.1g,1~2次/日(8岁以下儿童忌用),或红霉素0.125g,4次/日或克拉霉素0.25g,2次/日,服用4周后减量,持续用药8周。对顽固性酒渣鼻可口服小剂量维A酸类药物。

(3)物理疗法:对红斑期、丘疹期及毛细血管扩张患者可采用强脉冲光子嫩肤治疗仪,或用KTP532nm激光治疗或闪光灯-原脉冲染料激光治疗。

(4)手术治疗:鼻赘期可应用外科划切法。

3.中药治疗

(1)内服法:①肺胃热盛型。用枇杷清肺饮加减。②热毒蕴肤型。用凉血四物汤加减。③气滞血瘀型。用通窍活血汤加减。

有关儿童的肉芽肿性口周皮炎一般主张外用药治疗,亦可采用强脉冲光、QuantumSR光子嫩肤仪、红外线激光仪治疗。

(2)外治法:①金黄散适量用清水少许调匀后,外用患处,2~3次/日,连续2~3d;②30%~50%百部酊外用于患处,3次/日;③百部30g,蛇床子、地榆各10g,75%乙醇100ml密封浸泡5~7d后,用棉签蘸药液外用患处;④蒲公英、野菊花、鱼腥草、淡竹叶各10g煎取浓汁,外涂患处,3次/日,每日用1剂,10d为1个疗程,连续1~2个疗程。

(3)针刺配合药物外用治疗:取穴:列缺、合谷、迎香、鼻通、印堂用平补平泻法,得气后留针30min起针,再配合大黄、地榆、蛇床子各10g,百部30g,用75%乙醇密封浸泡5~7d后,用棉签蘸药液直接涂于患处,3次/日,连用10d。

五、鼻红粒病

鼻红粒病为多发于儿童鼻部的局限性红斑及粒状小丘疹,伴局部多汗的少见的家族性疾病。本病病因目前尚不完全清楚。根据多数人有家族史和家系调查,考虑是一种遗传病,其遗传方式可能是常染色体显性遗传或隐性遗传。

【临床表现】

鼻红粒病是一种罕见的外分泌腺疾病,1901 年由 Jadassohn 首先报道,本病大多数见于儿童,初发年龄 6 个月至 10 岁。突出的首发症状为鼻部多汗,以后出现鼻尖部红斑,呈红色或紫红色,扪之局部发凉。红斑可局限于鼻部,亦可逐渐扩展到颊部、上唇、额部,红斑可持续存在,上有针尖到针头大小深红色丘疹,用玻片压之可完全消退。偶见小脓疱和小囊肿。患儿常合并有掌跖多汗和末梢循环不良,表现发绀或产生冻疮。无自觉症状或微痒。本病至青春期可自然消退,不留任何痕迹。

【诊断与鉴别诊断】

根据在儿童期发病、鼻部多汗、红斑上有深红色丘疹、玻片压诊可完全消退等可做出诊断。主要应与寻常痤疮鉴别,后者发病年龄为青春期,皮损分布在整个面部,皮损有黑头粉刺和白头粉刺,病理检查为毛囊皮脂腺的慢性炎症。此外还应与酒渣鼻鉴别,酒渣鼻发病年龄为青壮年,皮损分三期,红斑期和丘疹期可伴有毛细血管扩张,丘疹期的丘疹玻片压诊不消退等可资鉴别。

【治疗】

局部外用炉甘石洗剂或复方硫黄洗剂,丘疹明显可外用 5% 硫黄霜或 10% 鱼石脂软膏,亦可试用光子嫩肤治疗仪治疗或冷冻治疗。

六、汗腺疾病

(一)多汗症

皮肤汗液排泄量过多的病症称为多汗症。一般指局部出汗过多,亦有全身出汗过多。多汗分为生理性和病理性。生理性多汗是机体调节体温所必需,见于气温过高、穿衣盖被过多,恐惧惊吓、快速进食或剧烈运动后,机体通过出汗维持正常体温。病理性多汗是指病人在安静状态下(坐卧、睡眠时)或日常环境中,全身或某些部位出汗过多。中医学称为"汗症"。小儿时期由于生机蓬勃,代谢旺盛,活泼多动,出汗常比成人多(新生儿例外),尤其婴幼儿皮肤含水量较多,头额部汗腺较多,在入睡时常微微出汗属于正常现象。

【病因及发病机制】

1.病因

(1)精神因素:如恐惧、愤怒、紧张兴奋、精神压力等可使掌跖、头、面、颈部及腋窝等处发汗增多。

(2)食物因素:进食辛辣或热烫食物后,在咀嚼时可引起口周、鼻、面、颈及胸背部反射性出汗。

(3)药物因素:有多种药物可以作用于丘脑下部、脊髓、交感神经节而导致多汗,如胆碱酯酶抑制药、选择性 5-羟色胺再摄取抑制药、抗抑郁药等。局部注射乙酰胆碱、肾上腺素使小汗腺分泌增加。阿司匹林、胰岛素、毛果云香碱、弗西丁、吗啡、新斯的明等药物的不良反应可出现多汗,也可见于汞中毒及麻醉品戒断时。

(4)某些系统性疾病:内分泌功能失调、神经功能疾病、发热性疾病,可引起全身多汗。甲状腺功能亢进、糖尿病出汗多见于面颈部。小儿低钙、低血糖、休克早期均可引起多汗。⑤遗传因素:掌跖多汗家族史阳性较多见,也可发生在一些遗传综合征,如 Spanlang-Tappeiner 综合征、Schafer 综合征等。

2.发病机制　汗腺活动受交感神经控制,主要是胆碱能纤维。发病机制分神经性和非神经性。

(1)神经性:①由于神经损伤或由于感情冲动使神经冲动增加、乙酰胆碱分泌量增多而产生多汗。此外,先天性疾病、压力性多汗;下丘脑性疾病如传染病、神经系统疾病等;脊髓性疾病如横断损伤、轴突反射等。②汗腺神经敏感性增加,使它对于正常强度的神经性和非神经性刺激的出汗反应增强。

(2)非神经性:如温热、药物、血流、汗腺变化等。

【临床表现】

1.全身性多汗　主要表现为全身泛发性多汗。常由其他疾病或药物引起,如感染性高热、解热药、催吐药引起。婴幼儿常见于佝偻病,年长儿常见于结核病、风湿病。

2.局限性多汗　掌跖多汗最为常见,常初发于儿童或青春期,无明显性别差异,常有家族史。患者手足湿冷,由于汗液浸渍,易继发真菌感染。精神因素引起的多汗常见于掌跖、腋下、腹股沟、会阴部,腋部多汗常开始于青春期后。食物引起的味觉性多汗多见于额部、上唇、口周、鼻尖、胸部,儿童更多见。小儿头部多汗多见于佝偻病。

【预防和治疗】

1.预防　单纯的味觉性多汗应避免饮食辛辣和刺激性食物及饮料。精神因素所致的多汗应积极自我调节心态,避免精神紧张、情绪激动、愤怒、恐惧及焦虑等。

2.治疗

(1)一般治疗:积极治疗全身性疾病(如甲状腺功能亢进、糖尿病等),避免精神紧张、情绪激动。注意卫生,勤洗手足和衣袜,保持局部清洁。药物所致多汗通过降低药物剂量或选择其他药品替代可以减轻或消除多汗症状。

(2)内服药物治疗

①抗胆碱能药物。对乙酰胆碱分泌增多性多汗症有效。普鲁本辛 2mg/kg,分4 次口服;或山莨菪碱(654-2)5mg,3 次/日,小儿 1mg/(kg·d)。

②镇静药。对情绪性多汗有效,有溴剂、谷维素、氯丙嗪、苯巴比妥等。

(3)外用药物对症治疗:20%三氯化铝乙醇外用,每日 1 次。可阻塞小汗腺导管开口,使汗液分泌细胞萎缩,汗液分泌减少。乌洛托品粉外用或 10%乌洛托品水溶液、3%～5%甲醛溶液外涂,可治疗手足多汗症,5%鞣酸溶液、0.5%醋酸铝溶液均可选用。由于是对症治疗,所以应根据多汗的程度和对药物的反应决定使用次数,做到个体化用药。使用次数过多,会出现局部干燥、轻度皲裂或严重刺激现象。

(4)物理疗法

①离子导入疗法。对掌跖多汗有效。1 次/日,连续 12d,以后每周 1～2 次可维持疗效。

②浅层 X 线照射。适用于严重的青少年掌跖多汗症,且一般方法治疗无效者。剂量应精确计算,严格掌握,对汗腺的过度破坏可致局部永久性干裂。

(5)手术治疗:微创交感神经切除术仅适用于对一般方法抵抗的顽固的手多汗病人。上胸 2～3 交感神经切除术对头面和手掌多汗症有效,严重腋部多汗症可手术切除腋部汗腺活跃部位的皮肤。

(6)A 型肉毒杆菌毒素局部注射:A 型肉毒杆菌毒素是神经肌肉麻痹药,能选择性地作用于周围胆碱能神经末梢,抑制乙酰胆碱释放,从而停止汗腺的分泌,达到止汗目的。此法安全有效,但在 6～12 个月需要重复注射,仅用于局部治疗失败而又不考虑手术治疗的 14 岁以上的局部多汗症患者。该方法对味觉性发汗综合征亦有良好效果。文献报道中尚无标准的每点注射剂量及总剂量,通常根据碘淀粉试验测定出汗范围及严重程度,决定注射的点数及总剂量。

(7)心理治疗:生物反馈疗法和心理疏导亦可奏效。

(8)中医中药:中医学认为此病系脾胃湿热,蕴蒸肌肤或因先天禀赋不足,或阳气虚弱,腠理不固,津液外溢所致。在治疗上湿热郁蒸者治宜清热利湿,方用龙胆泻肝汤加减;因表虚不固而汗出者,治宜益气滋阴,敛汗固表,方用牡蛎散。中成药可用二妙丸、玉屏风散等。掌跖多汗、腋部多汗可用干葛洗方(干葛根 120g,明矾 15g)上药加水 2～2.5kg,煮沸 5～20min,候温后浸泡手足或外洗腋部。

对于小儿多汗(比较单纯的出汗)可酌情煎服以下单方:①桂圆 10 枚,浮小麦 15g;②葡萄干 10g,糯稻根 15g;③太子参 15g,大枣 10 枚;④黄芪 10g,大枣 10 枚。有报道用麦味地黄丸加减:沙参、麦冬、浮小麦各 5～10g,熟地黄 4～8g,五味子 3g,麻黄根 3～6g,甘草 3～6g 煎汤口服,5d 为 1 个疗程,治疗小儿单纯性多汗效果显著。

由气虚引起的小儿多汗,选用黄芪、党参、白术、茯苓、大枣、浮小麦、糯稻根、煅牡蛎,水煎,分 3 次送服,有一定效果。

由阴虚引起的小儿多汗宜用养阴清热的治法,选用生地黄、白芍、何首乌、麦冬、知母、黄柏、地骨皮,水煎,分 3 次服。低热明显者,服用清身饮冲剂也有一定效果。

(二)无汗症

无汗症又名少汗症,是指局限性或全身性无汗液分泌的现象。少汗或出汗减少是这类疾病的一部分。

【病因及发病机制】

1.全身性无汗　一般见于先天性因素及一些全身性疾病等。①先天性疾病:先天性外胚叶发育不良、鱼鳞病、Fabrys 病等。②全身性疾病:肿瘤如下丘脑肿瘤、多发性脊髓瘤、淋巴瘤、交感神经肿瘤等。内分泌疾病如尿崩症、糖尿病、甲状腺功能减退等。其他如慢性肾炎、干燥综合征等。③药物或中毒:大剂量应用抗胆碱能药物如阿托品、莨菪碱、巴比妥等;或铅、铝、砷、氟、吗啡中毒,地西泮急性中毒能引起汗腺坏死。

2.局限性无汗　通常是继发性的或症状性的,常见于一些皮肤病及神经系统疾病的患者。皮肤病如麻风、淀粉样变、硬皮病、放射性皮炎、银屑病、天疱疮、皮肤萎缩、维生素 A 缺乏症等。神经系统疾病如脊髓空洞症、小儿麻痹症、癔症、横贯性脊髓伤、周围神经疾病等。

【临床表现】

局限性无汗症除局部无汗干燥外,无其他表现。全身性无汗症患者易突然高热、极易疲劳。在夏季,婴儿无汗或少汗可使体温升高,患者因体温调节功能缺陷,不耐炎热或剧烈运动而引起周围血液循环衰竭,虚脱甚至死亡。先天性疾病引起者可合并其他先天发育不全或异常(如皮脂腺、毛发、指甲等异常)。

【治疗】

1.先天性的或遗传因素引起的全身性无汗症目前尚无有效治疗方法;对系统疾病所致的全身性无汗症积极治疗引起无汗症的原发病。局限性无汗症引起的皮肤干燥等可局部外用保湿剂及润肤剂。

2.口服或注射毛果芸香碱、甲状腺素片或维生素 A,可刺激汗液分泌。有报道用麻黄汤去杏仁加紫苏叶治疗,取得了满意的疗效。

3.全身无汗症患者应避免炎热及剧烈活动。局部无汗症引起的皮肤干燥粗糙,可外用润滑剂、维生素 E 软膏以保护皮肤。

(三)臭汗症

臭汗症指汗腺分泌液有特殊臭味或汗液被细菌分解而放出臭味的病症。主要发生在腋窝,与顶泌汗腺分泌有关,中医称"腋臭""体气""体臭"。足跖臭汗症是因细菌作用于被汗液浸软的角质层所致。

【病因及发病机制】

臭汗症常与多汗症伴发,分为小汗腺臭汗症和顶泌汗腺臭汗症。

1.小汗腺臭汗症　多由细菌分解汗液和皮肤表面污物所引起,多伴发多汗症;亦与进食有异味的食物(如大蒜、洋葱)、药物有关。

2.顶泌汗腺臭汗症　与遗传因素有关,常有家族史为常染色体显性遗传。系某些细菌分解汗液中的有机物质 E-3-甲基-2-己烯酸(E-3m^{2}H)的分泌密切相关,载脂蛋白 D(APOD)与 Apod 基因及其调控因素的差异可能是腋臭发生的重要原因。

【临床表现】

本病多见于多汗、汗液不易蒸发或顶泌汗腺所在的部位,如腋窝、腹股沟、足部、肛周、外阴部、脐部等处。腋部臭汗症又称腋臭,俗称"狐臭"。临床常见,多见于青春期,15～16 岁开始出现出汗后伴有特殊臭味,同时伴有色汗,夏季加重。女性多见,在小儿不明显,老年减轻,常有家族史。足部臭汗症为小汗腺臭汗症,多汗为主要相关因素,可有家族遗传史,男女均可患病,尤以夏季不勤洗脚时明显,有刺鼻臭味。

【治疗】

1.一般治疗　注意皮肤清洁卫生,勤洗浴和更衣,保持皮肤干燥,穿通气及吸汗性能好的鞋袜和内衣,忌吃辛辣等刺激性较强食物,可减轻臭味。

2.局部治疗　是指应用各种具有抑菌、收敛、止汗、防腐、防臭等作用的药物涂搽于患处,从而达到消除臭味的治疗方法,其优点是简单易行,无创伤及痛苦,缺点是只对轻者有效,且易复发。①抗菌皂和市售除臭剂有一定的疗效;②外用5％硝酸银溶液、3％～5％福尔马林液或莫匹罗星软膏、夫西地酸软膏,0.5％～1％新霉素乳剂或溶液5～7d一次,可消除腋窝臭味;③足跖臭汗症是由于细菌作用于汗液浸软的角质层引起,常见凹点状角质剥脱。可用抗菌肥皂清洗足,并用抗菌药如克林霉素、1∶5000高锰酸钾溶液浸泡足部,可抑制细菌生长并消除臭味。

3.注射疗法　可用于治疗腋臭。用明矾液、无水乙醇、消痔灵液等注射至双侧腋窝皮下,使周围组织产生无菌性炎症而发生粘连,破坏腺体或阻断其排除途径而达到治疗目的。优点是操作简单、治疗时间短,但要掌握药物的用量,过多或过少均会出现不良后果。

近年应用肉毒杆菌A毒素局部封闭治疗,用法为用容积比6∶3∶1的无水乙醇、2％的普鲁卡因、1％利多卡因混合溶液做腋窝局部皮下注射每侧10ml,以破坏汗腺,达到治愈。

4.物理疗法　用冷冻、激光、电凝等方法,通过产生冷效应或热效应破坏顶泌汗腺,从而阻断分泌达到治疗目的。操作简单,损伤小,但操作要求高,有时会复发,有的会遗留瘢痕。

(1)液氮冷冻:局部消毒后,用冷冻头做接触冷冻。应掌握好冷冻时间及深度。

(2)高频电疗法:剃净局部毛发,常规消毒、麻醉,将电流调到中等强度,按毛孔走向将针刺入毛囊2～3mm,烧灼3～4s,术后消毒包扎。亦可用微波凝固术。

(3)CO_2激光:术前剃毛、消毒、局部麻醉,用CO_2激光治疗仪,对准毛孔垂直逐点进行点射烧灼治疗,每点烧灼1～2s,术后用消毒敷料包扎,2～3d换一次药。

5.手术疗法　主要用于腋臭治疗,手术方法很多,如微创术皮下汗腺层吸引搔刮术、大汗腺清除术或腋臭"Z"形皮瓣术等,目前采用腋窝小切口直视下顶泌汗腺清除术,是目前普遍得到认可的一种腋臭根治手术。

6.中医治疗　中医学认为本病系先天湿郁,阳气虚者宜益气固表,用玉屏风散加味,并浮小麦煎水代茶。腋臭散(密陀僧240g,枯矾60g)外用,3～5次/日。

(四)色汗症

色汗症指分泌的汗液呈某种颜色的病症。本病少见,可间断或持续发生,其发生的确切机制尚不十分清楚,目前认为可能是顶泌汗腺的功能紊乱,分泌大量脂褐素所致;也可能由产生色素的细菌引起,可发生于任何年龄。

顶泌汗腺色汗症为极少见的顶泌汗腺功能紊乱,顶泌汗腺分泌的汗液呈某种颜色,通常局限于面部及腋窝。一般在青春期随顶泌汗腺活动开始发生。可为黄、蓝、青、紫、棕及黑色。腋窝黄色汗可合并腋臭。

小汗腺色汗症是由皮肤表面的染料、色素或金属使无色的汗液着色所致。也可由药物引起,如注射亚甲蓝可使汗液呈青色,碘化物可使汗液呈淡红色,内服氯法齐明可使汗液呈红色。腋窝或内衣染褐色见于褐黄病。有报道新生儿用红色棉布作尿布引起红色色汗症,去除诱因后色汗消失。

本病尚无特效疗法。主要应寻找病因,去除病因后可好转。如合并腋臭者,有报道外用西施兰夏露有效。

(五)化脓性汗腺炎

化脓性汗腺症又称反向性痤疮,是一种特殊的发生于大汗腺的慢性化脓性炎症,好发于顶浆分泌腺聚集分布处,是由于毛囊上皮细胞存在某种缺陷而引起毛囊口阻塞,继发腺体炎症和细菌感染。1956 年,Pillsbury 等将同时具有聚合性痤疮、化脓性汗腺炎、穿掘性脓肿性头部毛囊周围炎称为毛囊闭锁三联征,并提出上述几种疾病与寻常痤疮发病过程相同,包括毛囊角化过度、毛囊漏斗部扩张导致破裂以及继发细菌感染。1975 年,藏毛窦作为第四种毛囊闭锁症而加入,从此又称毛囊闭锁四联征。原发性毛囊闭锁时是无菌的,而汗腺的损害是受累于毛囊而非原发。1989 年,Plewig 和 Steger 提出毛囊上皮异常是上述疾病的共同特点,但发病部位等临床特点又与寻常痤疮不同,提出应该用"反常性痤疮"来代替以往"化脓性汗腺炎、毛囊闭锁三联征"等几种病名。

【病因及发病机制】

该病有家族聚集性,根据文献杂志上报道反常性痤疮致病基因为 γ-分泌酶,它是由四个亚单位组成的膜内蛋白水解酶,主要参与 β-淀粉样蛋白前体(APP)和 Notch 等重要跨膜蛋白的切割和水解过程。他在 6 个家系中发现,1 个家族中出现了 PSEN-1(编码 γ-分泌酶的催化亚单位早老素-1)基因的移码突变,2 个家族中出现了 PSENEN(编码 γ-分泌酶的辅因子早老素增强子-2,PEN-2)基因的移码突变,3 个家族中分别出现了 NCSTN(编码 γ-分泌酶的辅因子)基因的无义、移码和剪接突变。早老素为该酶的催化亚单位。任何一个亚单位的表达水平降低都会导致酶复合体形成障碍。γ-分泌酶是导致阿尔茨海默病(俗称老年痴呆症)的关键因素之一,7 分泌酶亚单位三个基因突变也是引发家族性反常性痤疮的"元凶"。γ-分泌酶缺失会引发毛囊过度角化相符合。小鼠皮肤 γ-分泌酶灭活后,会影响 Notchl 信号通路,从而引起与反常性痤疮患者病变皮肤相似的组织病理改变。

【临床表现】

本病多于青春期或青春期后不久发生,发病人群主要为青壮年,男女均可受累,女性患者绝经期后病情明显减轻,甚至完全消退。与寻常痤疮不同,反向性痤疮主要发生于腋窝、腹股沟、臀沟和头皮等毛囊皮脂腺较丰富的部位,这些部位还有大量的大汗腺。女性患者乳晕部分亦可受累。

临床表现上,早期以簇集的黑头粉刺为特征,之后窦道、脓肿及瘢痕不断发生,很难自然缓解,长期迁延不愈。窦道是反常性痤疮持久的表现,它使得炎症范围不断扩大。局部结构破坏形成复杂的瘘管,从而更易产生炎症,形成恶性循环。新皮损不断发生、发展,故在同一患者可见多种皮损同时存在。

慢性炎症引起的局部瘢痕形成、皮肤挛缩是最常见的并发症,几乎可见于所有患者;局部慢性淋巴水肿也较常见;少见并发症有外生殖器、尿道及肛管的窦道和瘘管形成;另外,皮肤鳞状细胞癌也是少见且严重的并发症。

【诊断与鉴别诊断】

因三种独立的皮肤病出现于同一患者,故易于诊断。反向性痤疮须与多发性疖与痈、增殖性脓皮病、放线菌病、皮肤结核、腹股沟淋巴肉芽肿等鉴别。根据病史、皮损形态及相关检查,与上述疾病鉴别并不困难。

【治疗】

反向性痤疮目前尚无统一的标准治疗方案。早期、及时和正确的诊断与治疗可使该病得到有效的控制,阻止病情发展,减少囊肿、脓肿及窦道的形成。

局部可给予消毒剂、抗生素和糖皮质激素外用,通常疗效轻微。口服药物须长期治疗。根治性切除术被认为是治疗本病的首选方法,手术前须口服药物控制炎症。广泛切除皮损是主要的治疗方法,还须长期服用抗生素类、维A酸类及抗雄激素类药物,但停药后皮损易复发。

反向性痤疮由于长期迁延不愈,严重影响患者的身心健康,早期诊断和及时有效的综合治疗对改善患者的生活质量非常重要。

1.一般治疗　包括减肥(有伴有体重超重者)、避免摩擦和在潮湿环境中滞留。对早期出现簇集丘疹结节应及时应用莫匹罗星软膏或夫西地酸乳膏,减少金葡菌的定植从而减少继发感染。早期应尽量避免切开引流,防止产生窦道。

2.外科治疗　已形成波动性的脓肿或窦道时可进行手术治疗。

手术方法有4种:切开引流法、外置伤口换药术、病灶的局限性切除术和广泛的根治性切除术。后者治疗效果好,复发率低。而手术前后可应用抗生素及维A酸类药物控制炎症,对于顺利实施手术有重要意义。

3.系统药物治疗

(1)异维 A 酸类药物:本类药物可以通过抑制毛囊角化及皮脂分泌、减轻毛囊闭锁以及局部抗感染作用,有益于遏制病情发展。

(2)抗生素:本病急性期抗生素类药物可以减轻炎症、减少脓性分泌物及缓解疼痛等。米诺环素口服治疗本病效果较好。另外,可视情况联合应用对厌氧菌疗效较好的甲硝唑或替硝唑。

(3)糖皮质激素:应用于早期皮损炎症反应明显时,可口服泼尼松 15～30mg/d,1～2 周,须同时使用敏感抗生素,有助于炎症的消退和减轻组织破坏。

(4)口服避孕药和抗雄激素药物:基于该病可能与雄激素有关,对于抗生素及维 A 酸类药物反应不佳的患者可以应用。由于可能的药物不良反应,这一类治疗仍然存在争议。

(5)其他药物:氨苯砜治疗该病有效,尤其是对其他系统治疗耐药的患者及育龄期妇女等不能用维 A 酸类药物的患者,氨苯砜是较好的选择。另有报道英夫利昔单抗、TNF-α 拮抗药、依那西普成功地用于该病的治疗。但这几种药物的疗效及安全性尚需大样本的临床药物试验进一步验证。

4.局部治疗

(1)外用抗生素:可根据细菌培养及药敏试验结果选择外用抗生素制剂,用于皮损急性期或用于预防新皮损出现。

(2)局部注射:可选择性地用于皮损深在、外用制剂难以奏效的结节、脓肿或窦道等。

总之,反向性痤疮由于长期迁延不愈,严重影响患者的身心健康,早期诊断和及时有效的综合治疗对改善患者的生活质量非常重要。

第九节　性传播疾病

一、梅毒

梅毒是一种由梅毒螺旋体引起的慢性全身感染性的性传播疾病,可以侵犯人体所有的组织和器官,产生多种多样的症状和体征。梅毒螺旋体由母体经胎盘血行感染胎儿称为先天性梅毒;从出生后一直到 18 岁被感染梅毒者称为儿童或小儿获得性梅毒。

【病原微生物】

病原体为梅毒螺旋体,是一种小而纤细的螺旋状微生物,因其本身透明不易染色,故又称苍白螺旋体。用暗视野显微镜可以观察到梅毒螺旋体及其三种运动方式,即旋转式、伸缩式、蛇行式。

梅毒螺旋体系厌氧微生物,离开人体不易生存,且只感染人类,因而人是梅毒螺旋体的唯一传染源。

【传染途径】

1.直接性接触传染　性行为是梅毒的主要传播途径,其中绝大多数为生殖器接触传染。一般认为,梅毒螺旋体自皮肤、黏膜破损处侵入而感染,但正常而无破损的黏膜并不能阻止梅毒螺旋体的侵入。

2.胎传　梅毒螺旋体可经患梅毒孕妇的血液通过胎盘感染胎儿,一般发生在妊娠18周以后,可导致流产、早产、死胎或分娩出先天梅毒儿。虽然晚期梅毒经性接触的传染性很小,但晚期梅毒患者妊娠仍可传染胎儿,引起宫内感染。

3.输血和职业暴露　误将早期梅毒病人的血液输入可导致受血者感染,亦可因某些职业如助产士、医务人员、检验人员等,在检查、治疗或处置梅毒病人或其标本过程中,不慎污染和损伤自身皮肤或黏膜而感染。

4.间接接触感染　可通过接吻、哺乳或接触带有活螺旋体病人污染的日常用品,如衣被、杯子、毛巾、剃刀、烟嘴、餐具、手帕、医疗器械等间接传染,但极为少见。

婴幼儿获得性梅毒传染途径主要为:①患有二期梅毒的保姆、亲属等咀嚼食物喂给婴幼儿;②患口唇硬下疳者亲吻婴幼儿所致;③产褥期母亲阴部或宫颈有硬下疳或扁平湿疣,新生儿通过产道被感染;④输入梅毒患者的血液;⑤间接传染。此外,性虐待也常是儿童梅毒患病的原因之一。

青少年梅毒的传染途径主要由性交传染,包括同性恋,偶可经输血感染。

【临床表现】

临床上根据病情进展,将先天梅毒分为早期先天梅毒和晚期先天梅毒两种。

1.早期先天梅毒

(1)发病年龄:发病为2岁以内的婴幼儿。

(2)发病部位:全身皮肤黏膜及内脏系统均可受累。

(3)全身症状:患儿常为早产儿,发育及营养不良,可伴有贫血、血小板减少、肝脾大及虫蚀状脱发等。

(4)皮肤黏膜损害:损害与后天梅毒Ⅱ期相似,不发生一期梅毒损害。可有流涕、鼻塞等梅毒性鼻炎表现,常导致吮乳困难。皮肤损害形态多样,可为淡红色至暗红色斑疹、丘疹、斑丘疹、鳞屑性红斑、蛎壳样疹、多形红斑样疹等损害,身体虚弱者可见毛囊疹、脓疱疹等,但同一个体在同一时期皮疹形态基本一致。皮疹分布广泛且对称,尤多见于掌跖部,表现为红斑或鳞屑性红斑,尤以铜红色斑、领口状脱屑较具特征性。口周、肛周等腔口周围可见放射状皲裂,愈后形成放射状瘢痕,肛周、外阴常发生扁平湿疣,口腔可见黏膜斑。患儿可伴有全身浅表淋巴结肿大。

先天梅毒患儿不发生外阴及肛周硬下疳等一期梅毒损害。

(5)骨损害:主要为骨软骨炎、骨膜炎、骨髓炎等,患肢疼痛而活动受限,易造成假性瘫痪。尚可见到梅毒性指炎、甲沟炎及甲床炎等。

2.晚期先天梅毒　是由于早期先天梅毒未经治疗或治疗不彻底导致病情发展所致,持续时间较长,可长达数年之久。其中累及皮肤、黏膜和骨骼而不危及生命者,称良性晚期梅毒;除皮肤、黏膜和骨骼受损外,心血管及中枢神经系统等也同时受累,并可危及生命者,称恶性晚期梅毒。近年由于梅毒的早期诊断、及时彻底的治疗,晚期先天梅毒已很少见。

(1)发病年龄:发病多在幼儿期。

(2)发病部位:全身皮肤黏膜及内脏系统均可受累,但主要损害神经、眼睛、软骨、骨骼、牙齿等。

(3)典型损害:主要有梅毒性树胶肿、结节性梅毒疹、近关节结节和硬化性损害4种类型。

①梅毒性树胶肿。为晚期先天性梅毒最为常见的损害,约61%患者的晚期先天梅毒损害为树胶肿,组织破坏性极强。损害初为深在性皮下质硬无痛的结节或包块,与组织无明显粘连,多发或单发,多见于小腿,外伤可为其诱因。此后结节逐渐增大,中央软化,可扪及波动,表面皮肤由正常转为暗红色、紫红色或紫褐色,以后穿破皮肤形成窦道,溢出少量淡黄色黏稠的脓性胶状物,故有树胶肿之称,并有特殊的恶臭味。

窦道周围组织继续溃烂,形成边缘整齐锐利并呈穿凿样堤状隆起、基底凹凸不平、表面有黏稠胶冻样物质和坏死组织的圆形或卵圆形深在性溃疡,周围暗褐色浸润,质坚硬,多经数月至2年自愈,留有萎缩性瘢痕。梅毒树胶肿既可向上穿破皮肤,亦可向下侵犯深部组织,如女阴树胶肿,可穿透阴道壁形成膀胱阴道瘘、直肠阴道瘘或引起阴道狭窄,并造成骨质损害。

②结节性梅毒疹。为晚期先天性梅毒较为常见的损害,可发生于全身各处,但以头皮、肩胛、背及四肢伸侧多见,分布不对称。损害初为粟粒大皮下小结节,逐渐增大成质硬、绿豆至豌豆大结节,常簇集或呈环形排列,互不融合,表面皮肤呈暗红

色,无压痛。结节经过一段时间逐渐软化吸收,留有萎缩性瘢痕及色素沉着,但其周边不断有新发结节,形成花环状或匐行状。

③近关节结节。亦称梅毒性纤维瘤,为一种生长缓慢的无痛性皮下结节,发生率约占三期梅毒损害的0.3%,外伤、局部刺激或压迫可为其诱发因素,好发于肘、膝、髋等易受摩擦的关节处,一般对称性分布。损害为圆形或卵圆形、豌豆至核桃大、质硬结节,既可3~5个结节簇集,亦可单发,与周围组织粘连不能推动,既不软化也不破溃,表面皮肤正常,经驱梅治疗可使其缩小或消退。结节中可查到梅毒螺旋体,动物接种较易成功。

④硬化性损害。为一种硬化性树胶肿样损害,初为紫红色斑,逐渐扩大并向深部组织浸润,形成与皮面相平的质硬斑块,表面有少量鳞屑或色素沉着,极少溃烂,无压痛,好发于掌跖部,自行消退后表皮轻度萎缩,不留瘢痕。

晚期先天梅毒的舌部损害主要表现为浅表性舌炎、间质性舌炎和舌树胶肿。鼻腔损害多为树胶肿,好发于鼻中隔,溃疡表面可有血性分泌物,可破坏骨质造成鼻中隔穿孔,亦可侵及硬腭和软腭造成穿孔,近卫淋巴结多不肿大。晚期累及心血管系统,引起主动脉炎、主动脉瓣关闭不全或动脉瘤形成;中枢神经系统受累,引起脑膜炎、脑膜树胶肿、脊髓痨、脑动脉血管炎等,是导致患者死亡的主要原因。

晚期先天梅毒还常引起间质性角膜炎、神经性耳聋、胫骨骨膜炎、骨树胶肿以及马鞍鼻、口周放射状裂纹及桑椹状齿等,具有特征性。

3.儿童获得性梅毒　以往指凡是在出生后一直到13岁以前这段时间内被感染上梅毒者,属儿童获得性梅毒。随着儿童年龄分期的扩大,现将青少年(18岁以下)梅毒也列入儿科范畴。儿童获得性梅毒少见,较先天性梅毒发生率低。

(1)发病年龄:从出生至18岁。

(2)发病部位:主要累及皮肤黏膜,而神经、眼睛、软骨、骨骼、牙齿等损害较先天性梅毒少见。

(3)典型损害:除少数新生儿通过产道时头或肩部擦伤处发生硬下疳外,一般以二期梅毒疹表现为主要症状,呈全身弥漫性大小不等的红斑、斑丘疹或玫瑰糠疹样疹,掌跖可出现散在的粟粒至黄豆大斑丘疹,表面附有细薄鳞屑。外阴、肛门可出现湿丘疹(扁平湿疣)、口腔黏膜糜烂或出现白斑。以硬下疳为初起症状者较为少见,且易被忽视,有时可与二期梅毒疹并存。腹股沟、腋窝、肘部可出现淋巴结肿大,通常如花生米大,质硬、无压痛,不与皮肤粘连。

【实验室检查】

1.暗视野检查　取患者皮肤或黏膜损害处分泌物在暗视野显微镜下查苍白螺

旋体,此方法是诊断早期梅毒快速而可靠的方法。

2.梅毒血清学检查　应用不同抗原检测血清中是否存在非特异性抗体及梅毒螺旋体特异性抗体。

(1)非特异性抗体:其敏感性高,但可能出现假阳性,常用于普查或筛查,目前常用的有性病研究实验室玻片试验(简称 VDRL)、快速血浆反应素环状卡片试验(简称 RPR)。本试验亦适用于疗效观察,

判定复发及再感染的监测。

(2)特异性抗体:其敏感性及特异性均较高,对诊断意义大。目前常用荧光螺旋体抗体吸收试验(简称 FTA-ABS)、梅毒螺旋体血球凝集试验(简称 TPHA)。对于先天性梅毒 19S-IgM-FTA-ABS 试验阳性有诊断意义。

(3)脑脊液检查:对神经梅毒,尤其对于无症状性神经梅毒的诊断、治疗及预后判断意义较大。淋巴细胞$\geqslant 10\times 10^6$/L、蛋白含量$>$50mg/dl 及 VDRL 试验阳性有诊断价值。

(4)组织病理:各期梅毒损害的组织病理学表现基本相同,主要表现为小动脉及毛细血管内膜炎及血管周围炎,血管内皮细胞肿胀和增生,最后血管阻塞,血管周围大量浆细胞、淋巴细胞和单核细胞浸润。晚期梅毒损害可表现为肉芽组织增生,可伴有干酪样坏死。

【诊断标准】

1.患儿父母有可疑感染史或婚外性生活史。

2.皮疹为多形态,包括斑疹、丘疹、鳞屑性皮疹及脓疱疹,对称性分布且泛发全身;掌跖暗红斑及脱屑性斑丘疹,外阴及肛周多为湿丘疹及扁平湿疣,无痛可有瘙痒,头部可有虫蚀样脱发等。

3.口腔可有黏膜斑。

4.骨软骨炎、骨髓炎及骨膜炎多见,可有假性瘫痪表现。

5.有梅毒性鼻炎及喉炎表现。

6.肝、脾、淋巴结肿大,伴有贫血、血小板降低、蛋白尿、低蛋白血症等。

7.神经系统受累可有梅毒性脑膜炎表现。

8.辅助检查

(1)暗视野显微镜查见梅毒螺旋体。

(2)梅毒血清学试验阳性如 RPR、VDRL 为筛查试验,FTA-ABS、TPHA 为确诊试验。

(3)神经梅毒时脑脊液 VDRL 阳性,WBC$>$10/mm^3,蛋白含量$>$50mg/dl。

（4）应做全血细胞分析，拍骨 X 线平片、X 线胸片，查肝功能，做腹部 B 超、眼底及视力检查、电测听等。

【鉴别诊断】

1.**先天性梅毒**　婴幼儿梅毒的诊断依靠病史、本征及梅毒血清学检查等可做出诊断，须与以下疾病进行鉴别。

（1）新生儿狼疮：新生儿期发病，主要临床表现为水肿性红斑，多成环形。皮损轻度浸润感，部分上有少量鳞屑。以头面部、躯干多见。梅毒血清学检查阴性，患儿及其母抗 ENA 抗体（Ro/SSA、La/SSB）或 ANA 阳性。皮损病理呈典型的狼疮界面皮炎特征。

（2）婴儿肢端脓皮病：好发于 2～10 个月的婴儿，皮疹初发为针帽大红色丘疹，在 24h 内形成脓疱，孤立或簇集于掌跖部，亦可发生于手足背、腕、踝部，常反复发作，2 岁以后自然缓解；病理组织可见界限清楚的表皮内脓疱，其内充满中性粒细胞。

（3）银屑病：婴幼儿银屑病主要表现为红斑、鳞屑，尿布银屑病皮损主要位于臀部，反向银屑病皮损主要位于双侧腋下、腹股沟、外阴。无领口状脱屑。血清学及病理学检查有助于与先天性梅毒鉴别。

2.**儿童获得性梅毒**　主要依据病史、体格检查和梅毒血清学检查等诊断。应与以下疾病进行鉴别。

（1）玫瑰糠疹：该病春秋季多发，多见于 10～35 岁。60%～70%病人首先在颈腰部、躯干等处出现，1～2 周后，躯干、四肢近端发生散在的椭圆形淡红色斑，与肋间隙排列一致，无自觉症状，一般在 2～3 周停止发展，皮疹经 6～8 周自行消退。与梅毒疹不同之处是掌跖及面部一般不发生皮疹。

（2）发疹型药疹：主要与玫瑰糠疹型药疹和麻疹样药疹进行鉴别。药疹发疹前有用药史，致敏药物多为青霉素、磺胺及解热镇痛药。皮疹多发且对称分布，伴有瘙痒，停服致敏药及经过糖皮质激素治疗后，可在一周内消退。

【治疗】

1.**一般治疗**　梅毒是一种对身体危害性较大的慢性全身性传染病，仍是目前重点防治的性传播性疾病之一，应引起临床高度重视。

（1）早期诊断，及时治疗：梅毒一经确诊，应立即进行驱梅治疗，因早期梅毒对组织损伤较轻，及时治疗能使受损组织得以尽快修复，避免后遗症的发生。

（2）合理用药，规范疗程：正确合理选择驱梅药物是梅毒治疗取得最好疗效的前提。目前梅毒螺旋体对青霉素仍十分敏感，可作为驱梅首选药物，对青霉素过敏者可选用红霉素或四环素。一般经正规治疗的早期梅毒约 90% 可以根治。

（3）考评疗效，追踪观察。驱梅后的疗效考评，为应单纯以皮肤、黏膜损害是否消退作为疗效判定的依据，而应结合临床其他症状的改善情况以及血清反应素试验的结果等综合分析后进行客观判定；而且对痊愈的患者应定期进行临床和血清学复查，以便发现梅毒复发迹象，及时进行复治。

（4）孕妇早检，母婴同治：先天梅毒主要通过脐血感染，妊娠期间的孕妇、分娩后的母亲和孩子应进行梅毒血清学检测，一旦确诊，即应及时进行规范治疗，防止延误治疗对患儿造成永久性身体伤害。

此外，医务人员在治疗操作中预防刺破手指造成感染，在接触患儿皮损时戴手套进行防护。

2.全身治疗

（1）对于早期胎传梅毒，患儿如有脑脊液异常者，采用水剂青霉素 G，一日 10 万～15 万 U/kg，出生后 7d 以内的新生儿一次 5 万 U/kg，静脉给药，每 12 小时 1 次；出生 7d 以后的新生儿每 8 小时 1 次，直至总疗程 10～14d。大于 4 周的婴儿，如脑脊液异常者 5 万 U/kg/次，每 4 小时一次；如脑脊液正常，采用苄星青霉素 G，5 万 U/kg，1 次分两侧臀肌内注射，每周 1 次，连续 3 次。如无条件检查脑脊液者，可按脑脊液异常者治疗。对于晚期胎传梅毒，推荐采用普鲁卡因青霉素 G，一日 5 万 U/kg，肌内注射，连续 10d 为 1 个疗程。较大儿童的青霉素用量不应超过成人同期患者的治疗量。对青霉素过敏者，可用红霉素治疗，一日 7.5～12.5mg/kg，分 4 次口服，连服 30d。8 岁以下的儿童禁用四环素。

（2）晚期梅毒：包括三期皮肤、黏膜、骨骼梅毒，晚期潜伏或不能确定病期的潜伏梅毒及二期复发梅毒。首选普鲁卡因青霉素 G，5 万 U/（kg·d），肌内注射，连续 20d；或水剂青霉素每日 20 万～30 万 U/kg，从每次 5 万 U/kg，静脉给药或肌内注射，每 4～6 小时 1 次，连续 10～14 天。

（3）吉海反应：指在首次注射抗梅毒螺旋体药物后出现的治疗反应，通常在用药后 12～24h 发生，主要表现为全身不适、出现流感样症状、发热、梅毒皮损加重、内脏及神经梅毒症状加重等。一般轻症患者卧床休息即可，重症者除卧床休息外，可给予糖皮质激素、维生素 C 以及解热镇痛药或镇静药，出现生命体征危象者应进行抢救。

预防吉-海反应的发生，除驱梅药物应首选普鲁卡因青霉素 G、水剂青霉素从小剂量开始、逐渐增加用药量外，也可在驱梅治疗前 1 日应用糖皮质激素。

（4）判愈和复发标准：梅毒判愈标准包括症状学、血清学和生物学三个方面，如早期梅毒治愈标准为受损脏器的活动性病变消退、脏器功能恢复、梅毒螺旋体检查阴性、血清反应素试验阴性;二期梅毒治愈标准为受损脏器的活动性病变消退、脏器功能基本恢复、梅毒螺旋体检查阴性(包括脑脊液)、血清反应素试验阴性或滴度显著下降(若复治后仍不转阴,可判定为血清固定或血清抵抗)。

(5)复发是指治愈的梅毒患者无再次感染的情况下,出现梅毒的临床症状和体征和(或)出现梅毒血清学阳性反应。分为血清复发(无临床症状,但血清反应素由阴性转为阳性,或滴度升高 2 个倍比稀释度)和临床复发(出现梅毒的临床症状和体征)。

(6)血清固定或血清抵抗:前者是指驱梅治疗后临床症状消退,除外神经梅毒,但早期梅毒 6～12 个月、晚期梅毒 1～1.5 年后血清反应素试验仍不转阴者;后者是指梅毒患者经治疗后临床症状消退,但早期梅毒 1 年、晚期梅毒 2 年后血清反应素试验仍不转阴者。

再感染与重复感染:前者是指梅毒彻底治愈后再次感染梅毒螺旋体;后者是指梅毒未愈再次感染梅毒螺旋体。

(7)疗效观察与复治:是指在梅毒治愈后的一段时期内,应对患者进行疗效观察,有复发迹象者及时进行复治。

早期梅毒在充分驱梅治疗后应观察 2～3 年,治疗后第 1 年内每 3 个月复查 1 次,包括临床体检和进行血清反应素试验,以后每 6 个月复查 1 次。必要时对血清固定而无临床症状复发者进行脑脊液检查,以排除无症状性神经梅毒。

晚期梅毒在充分驱梅治疗后若血清固定,须观察 3 年或更久,治疗后第 1 年内每 3 个月复查 1 次,包括临床体检和血清反应素试验,以后每 6 个月复查 1 次。心血管梅毒及神经梅毒的患者应由专科医生观察终身。

3.局部治疗　一般经驱梅治疗后皮损很快消退,不需要特殊外用药治疗;硬下疳或扁平湿疣表面分泌物较多者,可用 0.5% 聚维酮碘溶液、苯扎氯铵溶液等冲洗湿敷后,外涂 2% 莫匹罗星软膏、夫西地酸乳膏等,每日 2 次,预防继发感染。

【预防】

1.家庭中若有梅毒患者,必须根治。一期、二期梅毒患者不能护理或亲密接触婴幼儿。

2.已知孕妇患梅毒,出生儿正常,产褥期最好不给婴儿哺乳,改为牛奶喂养,由健康人护理。

3.凡保姆和其他家庭成员欲护理新生儿时,都应做梅毒血清试验,注意口腔卫生,禁止咀嚼食物喂给婴幼儿。

4.因外伤和其他疾病需要输血治疗的儿童,须经过正规严格的供血者的梅毒血清试验,并检测 HIV 抗体,检测阴性才能输血。

5.加强中、小学学校学生卫生教育和青春期性知识教育。

二、淋病

淋病由淋病奈瑟菌(简称淋球菌)感染引起。主要表现为泌尿生殖系统的化脓性感染,也包括眼、咽、直肠淋球菌感染和播散性淋球菌感染。淋病潜伏期短,传染性强,可导致多种合并症、后遗症。

【病原微生物】

病原菌为奈瑟淋球菌,是一种革兰阴性双球菌,呈卵圆形或肾形,成对排列,直径 $0.6 \sim 0.8 \mu m$,常位于多形核白细胞的胞质内,慢性期则在细胞外。淋球菌的适宜生长条件为温度 $35 \sim 36 ℃$、$pH7.2 \sim 7.5$、含 $2.5 \% \sim 5 \% CO_2$ 的环境。淋球菌离开人体后不易生存,对理化因子的抵抗力较弱,$42 ℃$ 存活 15min,$52 ℃$ 只存活 5min,$60 ℃ 1min$ 内死亡;在完全干燥的环境中 $1 \sim 2h$ 即死亡,附着在衣裤和卧具上的淋球菌最多只能生存 24h,一般消毒剂易将其杀死。

此外,人类对淋球菌不产生免疫性,所有人易感且可反复感染,可在世界各地广泛流行,发病率居高不下,尤其是淋球菌的质粒或染色体可介导对一种或多种抗生素产生耐药,治疗前景堪忧,应引起高度重视。

【传染途径】

人是淋球菌的唯一自然宿主,该菌通常寄居于黏膜表面的柱状上皮细胞内,主要通过性接触传播,儿童多因接触含淋球菌的分泌物或被污染的用具(如污染的衣裤、被褥、寝具、毛巾、浴盆、马桶圈和手套等)而被传染。主要传染源来自父母,约占80.69％。患儿男女比例约为 1：5,提示女童更易被感染,这可能与女童生殖器的解剖特点有关,少数因受性虐待而感染。此外,患淋病的妊娠妇女可经羊膜腔和产道感染胎儿或新生儿。

【发病机制】

1.淋球菌首先侵入前尿道或宫颈黏膜,借助于菌毛与柱状上皮粘连。

2.淋球菌被柱状上皮细胞吞饮,进入细胞内大量繁殖,导致细胞损伤溶解,然后移至黏膜下层,淋球菌内毒素及淋菌表面外膜的脂多糖与补体结合产生一种化学毒素,诱导中性粒细胞聚集和吞噬,引起急性炎症反应,导致局部充血、水肿、糜烂、黏膜脱落,形成典型的尿道脓性分泌物,引起疼痛。若治疗不及时,淋球菌进入尿道腺体和隐窝成为慢性淋病。

【临床表现】

本病潜伏期一般为1～10d,平均3～5d,临床上有5%～20%男性、约60%的女性患儿无明显临床症状。

1.发病年龄　儿童淋病主要包括新生儿、幼儿及较大儿童的淋球菌感染,女性患儿较男性多见。

2.发病部位　新生儿经产道主要感染头皮、肛门、生殖器、结膜和鼻咽等部位;幼儿及儿童主要感染外生殖器、肛门、直肠等部位。

3.典型损害

(1)新生儿淋病

①新生儿淋球菌性结膜炎。一般在出生后4d内出现症状,表现为球结膜水肿、充血、有脓性分泌物,病情发展出现角膜黯淡失去光泽、浑浊呈蒸气状,甚至形成溃疡、虹膜睫状体炎,严重者可造成失明。

②新生儿其他淋球菌感染。包括菌血症、关节炎、头皮肿胀,肛门、生殖器和鼻咽等部位感染。肛门直肠炎轻症者仅有轻微瘙痒、烧灼感,重者可出现里急后重感,常有黏液样或脓性分泌物排出,偶见出血和疼痛不适;少数患者可无表现。淋菌性咽炎主要由口腔和生殖器接触所致,表现为急性咽炎或急性扁桃体炎,偶伴发热和颈淋巴结肿大,有咽干、咽部不适、咽痛、吞咽痛等症状。

(2)幼女淋病表现为急性外阴炎和阴道炎,可出现阴道、尿道、会阴部红肿、糜烂和多发性浅溃疡,阴道有脓性分泌物溢出,自觉疼痛,排尿困难,偶可累及肛门及直肠,出现里急后重等症状。

(3)由于含有淋球菌的分泌物污染皮肤,也可引起淋菌性皮炎,以外阴部多见。表现为多发性浅溃疡,圆形或卵圆形,淡红色,周围红润,有脓性分泌物。此外,偶可并发淋菌性败血症、脑膜炎、心内膜炎或心包炎等。

4.自觉症状　急性淋菌性尿道炎常有不同程度尿频、尿急、瘙痒和灼痛感;淋球菌性盆腔炎常有下腹坠胀和疼痛;淋菌性肛门直肠炎可出现里急后重等症状。少数急性淋球菌感染者可出现发热、恶心、呕吐、周身不适等全身症状。新生儿经产道感染偶可发生败血症。

5.病程　依淋球菌感染部位不同而病程各异,一般急性淋菌性尿道炎10～14d症状自行缓解,但淋球菌可沿尿道上行和向周围组织扩散,引起膀胱炎、前列腺炎、附件炎、盆腔炎、直肠炎等,并可成为慢性和长期带菌者。

【实验室检查】

1.涂片染色镜检查　取患处分泌物直接涂片,固定后进行革兰染色、亚甲蓝染色或 Pappenhein Saathof 染色镜检,革兰染色淋球菌呈红色,亚甲蓝染色淋球菌呈蓝色,Pappenhein Saathof 染色淋球菌呈深蓝色,菌体位于中性粒细胞胞质中。一般男性尿道分泌物淋球菌检出率为 95%～99%,而女性分泌物淋球菌检出率仅为 50%左右,故该法对男性急性淋菌性尿道炎具有初步诊断意义,而不适宜用此法诊断女性淋病。女性淋病须进行淋球菌培养方能确诊。

2.细菌培养　取外生殖器分泌物、脓疱疱液,24～48h 观察结果,阳性者培养基可见直径 0.5～1mm 的凸起、湿润、光滑、半透明或灰色的圆形或花瓣形淋球菌菌落,涂片镜检可查到淋病双球菌。淋球菌阳性者可进行药敏试验。

3.生化试验　将培养的菌落取材做氧化酶试验或糖发酵试验,进行淋球菌菌种鉴定。

4.免疫学检查　包括直接荧光抗体检查、固相免疫酶试验和协同凝集试验等,均有较强的特异性。

5.分子生物学检查　包括核酸探针检测法和核酸扩增检测法,后者包括聚合酶链反应和连接酶链反应,特异性和敏感性均较高。

【诊断与鉴别诊断】

临床根据患儿典型症状、分泌物查到淋球菌以及周围密切接触人中有淋球菌感染者可明确诊断。须与以下疾病进行鉴别。

1.非淋菌性尿道炎　常由衣原体、支原体、滴虫等感染引起,临床表现类似于淋病但症状较轻;淋球菌检查阴性;直接涂片镜检多形核白细胞数＞5 个,可明确诊断。临床上两者感染常并存,应引起重视,避免遗漏。

2.念珠菌性阴道炎　表现为女阴、阴道瘙痒,分泌物增多,呈水样或乳酪样;镜检可见念珠菌孢子或菌丝等,容易与淋球菌感染进行鉴别。

【治疗】

1.治疗原则　早期诊断,早期治疗;及时、足量、规则用药;根据不同病情采用不同的治疗方案;及时查治传染源;注意同时有无衣原体、支原体和其他 STD 病原体感染。

2.一般治疗　急性期患者应卧床休息,禁止剧烈活动,避免食用刺激性食品;注意患处卫生,可用 1:8000 高锰酸钾溶液清洗消毒;污染的衣裤应进行灭菌处理,防止带菌的手污染眼睛。

3.全身治疗

(1)淋菌性尿道炎、直肠炎、咽炎等用头孢曲松 25～50mg/kg,肌内注射,单次给药最大不超过成人剂量;或大观霉素 40mg/kg,一次肌内注射;阿奇霉素 0.5～1g,顿服,一次即可。体重大于 45kg 的患儿按成人方案及用量进行治疗。

经以上治疗,临床症状不消失,应考虑合并非淋菌性尿道炎,8 岁以上儿童可改用四环素类(美满霉素)2～4mg/kg,年幼患儿用罗红霉素 25～50mg/kg 或阿奇霉素 0.25～0.5g 或 10mg/(kg·d)顿服等进行治疗。

(2)新生儿淋球性眼炎:头孢曲松 25～50mg/(kg·d)(单剂不超过 125mg)静脉注射或肌内注射,连续 7d,或大观霉素 40mg/(kg·d)肌内注射,连续 7d。同时用盐水冲洗双眼,每 1 小时冲洗 1 次,然后用 0.5％红霉素或 1％硝酸银液滴眼。

(3)播散性淋病:头孢三嗪 25～50mg/kg,12h 静脉注射 1 次,连续 7d,或头孢噻肟 25mg/kg 静脉注射,每 8 小时 1 次,连续 7d。

(4)淋菌性脑炎:头孢三嗪 25～50mg/kg 静脉滴注,每 12 小时 1 次,疗程 2 周;淋菌性心内膜炎疗程至少 4 周。

4.局部治疗　新生儿淋球性眼炎可先用生理盐水冲洗后,点涂 0.5％红霉素眼膏或 1％硝酸银滴眼液,每日 3～5 次。淋菌性咽炎可选用复方氯己定溶液、多贝尔漱口液等溶液含漱,每日 5 次。

外阴和肛周分泌物较多者,可用 0.5％聚维酮碘溶液、1∶5000 高锰酸钾溶液、苯扎氯铵溶液冲洗湿敷后,外涂 2％莫匹罗星软膏、夫西地酸乳膏等,每日 2 次。

5.中医治疗　可选用蛇床子、苦参、黄柏各 9～30g,白芷 9～20g,明矾 3～5g;或鲜车前草、马齿苋、酢浆草适量,水煎淋洗外阴,每日 3 次,10d 为 1 个疗程。

【痊愈标准】

治疗结束 2 周内无再次感染情况下(①症状、体征全部消失;②在治疗结束后 4～7d 做淋球菌复查阴性者),即为痊愈。

【预防】

减少儿童淋病的发病率,根本措施是加强控制成人性病发生率,切断传播途径。详细询问病史,了解其家庭成员和与患儿密切接触者的情况以及其周围社会环境等,确定传染源后同时治疗和随访。当儿童出现尿频、尿急、尿痛并有异常分泌物时,家长应及时去医院就诊。

被淋病患者污染的物品包括被褥、衣服等生活日常用品应及时消毒处理。1％硝酸银滴眼可预防新生儿眼病的发生。强化健康观念,提倡淋浴,日常经常用肥皂水清洗阴部,并加强手部卫生。

三、衣原体感染性尿道炎

衣原体感染性尿道炎(NGU)是指临床上有尿道炎表现,而分泌物涂片和培养查不到淋球菌的一种泌尿生殖系统感染性疾病。中医属淋症和淋浊的范畴。主要由沙眼衣原体或解脲支原体感染所致,少数也可由阴道毛滴虫、白念珠菌和单纯疱疹病毒等引起。

【病原微生物】

40%～50%由沙眼衣原体(CT)引起。衣原体为介于细菌与病毒之间的细胞内寄生微生物,不耐热,在室温中迅速丧失传染性,50℃30min 即可将其杀死。

30%～40%衣原体感染性尿道炎为支原体感染,可致病的主要有解脲支原体、人型支原体和生殖支原体,且 30%的衣原体感染性尿道炎由解脲支原体所引起,常寄生于人的尿道上皮,具有将尿素分解为氨的特性。

10%～20%衣原体感染性尿道炎可由其他病原体引起,如滴虫、白念珠菌、疱疹病毒、大肠埃希菌、链球菌、金黄色葡萄球菌、人乳头瘤病毒、酵母菌、厌氧革兰阴性杆菌等。

【临床表现】

1.传播途径　新生儿衣原体感染性尿道炎主要由产道感染,儿童多被病原体污染的衣裤、被褥、便盆、澡巾等间接感染所致。

2.好发年龄　主要见于新生儿和女性幼儿,男童极为少见。

3.好发部位　主要发生于尿道和新生儿眼睛。新生儿可经产道感染引起衣原体或解脲支原体肺炎。

4.典型损害　潜伏期1～3周。男性表现为尿道炎,尿道常有不等量浆液性或黏液脓性稀薄分泌物,用棉签蘸取分泌物可有拉丝现象,晨起后可有尿道口糊口现象,内裤可有污秽淡黄色分泌物。女性表现为尿道炎和(或)宫颈炎,尿道口轻微红肿,有少量分泌物,宫颈红肿、糜烂及少量黏液脓性分泌物,白带增多,但多数女性患者症状轻微。女童患病后常有尿道口充血、红肿、尿频、尿急、尿痛及不等量黄色黏液脓性分泌物等。

患有衣原体感染性尿道炎的产妇,可使 35%～50%的新生儿经产道发生眼部感染,常在出生后1～2周眼部出现黏液脓性分泌物,约 2/3 患者单侧发生。若治疗不及时转为慢性衣原体感染性眼结膜炎或反复发作导致角膜和结膜瘢痕的形成,严重者可失明。此外也可发生直肠炎、虹膜炎、强直性脊柱炎等。此外,新生儿尚可经产道感染引起衣原体或解脲支原体性肺炎。

未经治疗的衣原体感染性尿道炎可继发附睾炎(多为急性.单侧发生,常与尿道炎并发)、前列腺炎、尿道狭窄、Reiter 综合征(多见于 HLA-B27 抗原阳性者,表现为尿道炎、结膜炎和关节炎)以及直肠炎、虹膜炎、强直性脊柱炎、输卵管炎等。10%～20%患者合并淋球菌感染。

5.自觉症状   男性常有尿道不适、刺痛、瘙痒和轻微尿痛;女性可有排尿灼痛、尿频和外阴瘙痒,但程度轻微。

6.病程   急性期症状经 1～2 周可自行缓解,部分可发展成慢性非淋菌性尿道炎。

【实验室检查】

取尿道或宫颈分泌物,淋球菌直接涂片和培养均为阴性。尿道分泌物涂片在 1000 倍显微镜下查见多形核白细胞≥5 个视野,可作为初步诊断依据。有条件者应用酶联免疫或荧光技术直接检测标本中的病原体抗原,或进行解脲支原体培养和血清学鉴定。

【诊断】

1.临床诊断   有不洁接触史,尿道、阴道分泌物及排尿灼痛,取尿道、宫颈分泌物涂片和培养检查淋球菌阴性,尿道分泌物涂片在 1000 倍显微镜下查见多形核白细胞>5 个,可初步诊断为非淋菌性尿道炎。

2.实验室诊断   NGU 的确诊须依靠实验室检查。①沙眼生物变种检查方法是将患者的标本用放线菌酮处理的 McCoy 细胞做组织培养,近年已使用酶联免疫或荧光技术直接检测标本中的病原体抗原;②解脲支原体培养和血清学鉴定。

【鉴别诊断】

本病感染初期常无临床症状,出现典型症状后不经实验室检查,尤其是女性患者不易与滴虫性阴道炎和尿道炎、念珠菌性阴道炎、细菌性阴道炎、非特异性阴道炎等区别,但经过病原微生物的检测即可甄别。

由于支原体在无症状人群中的分离很高,在人类泌尿生殖道中处于共生状态,因此对支原体感染的诊断应根据接触史、典型的临床表现及支原体培养等结果作出综合判断,宜慎重。

【治疗】

1.一般治疗   患病后及时诊治,避免传播,避免加重尿道刺激症状。本病主要致病的病原体为衣原体和支原体,生命周期较长,治疗除选择高效、足量药物外,还应有足够的疗程,并避免药物间断和过早停药。定期随访,对被病原体污染的衣物及时清洗消毒。

2.全身治疗

(1)新生儿尿道炎和(或)眼结膜炎:可给予红霉素糖浆 50mg/(kg·d),分 4 次服用,连续 2 周,症状消失后再连续应用 1～2 周。

(2)儿童衣原体和(或)支原体性尿道炎:可给予红霉素 50mg/(kg·d),分 4 次服用,连续 7～14d;或克林霉素 10～20mg/(kg·d)(最大量不超过 2.4g),分 3 次服用,连续 7d。

8 岁以上儿童尚可选用多西环素或米诺环素 4.4mg/(kg·d)(最大量不超过0.2g),分 2 次服用,连续 7～14d。

3.局部治疗　新生儿眼炎可点涂 0.5％红霉素眼膏或 1％四环素眼膏,每日 4 次。外阴和肛周分泌物较多者,可先用 0.5％聚维酮碘溶液、苯扎氯铵溶液冲洗后,外涂 2％莫匹罗星软膏、夫西地酸乳膏等,2 次/天。

4.中医治疗　尿道口红肿,可点涂生地榆油,每日 4 次。外阴瘙痒且分泌物较多者,药用蛇床子、白鲜皮、鱼腥草、苦参、黄柏、川椒、贯众、百部各 15～30g,布包水煎汁,熏洗坐浴.每日 1～2 次。

四、尖锐湿疣

尖锐湿疣(CA)又称生殖器疣、性病疣,中医称臊瘊,是一种人乳头瘤病毒(HPV)感染引起的疣状增殖性性传播疾病,也是全球范围内最常见的性传播疾病之一,国外发病率占性病的第二位,且仍有不断增加趋势,特别是在西方国家中,由于存在家庭暴力、对儿童性虐待等以及随着成年人尖锐湿疣发病数的上升,儿童尖锐湿疣发病人数也呈快速增长趋势。

【病原微生物】

人乳头瘤病毒(HPV)是一种 DNA 病毒,人是唯一宿主。该病毒目前采用分子生物学技术将 HPV 分为 100 多种亚型,引起尖锐湿疣的病毒主要是 HPV-6、HPV-11、HPV-16、HPV-18 等型。HPV 主要感染上皮组织,近来大量文献及基础与临床研究已充分肯定 HPV 在肛门生殖器癌发生中的作用,如 HPV-16、HPV-18、HPV-45、HPV-56 型为最常见的致宫颈癌高危型,有 10％～15％可导致癌变。

本病的发病和病程与机体免疫力相关,免疫功能缺陷或低下者易患而难治。

【临床表现】

1.传播途径　儿童感染 HPV 的途径可能有:①性虐待;②经产道传染;③与成人感染者密切接触感染;④自身接触感染。本病潜伏期一般为 1~8 个月,平均 3 个月。

2.好发年龄　儿童尖锐湿疣高发年龄为 2~5 岁。有报道在 47 例儿童尖锐湿疣中有 23 例发病年龄在 2~5 岁,占 48.9%,几乎是其他年龄儿童尖锐湿疣发病的 50%。发病可能由年龄小、皮肤稚嫩且易受到磨损,而尖锐湿疣在皮肤黏膜外伤、破损时更容易侵入所致;此外,儿童尤以 5 岁以前的婴幼儿免疫功能尚不健全,机体对 HPV 易感性增高,从而导致尖锐湿疣发病率增高。Gibson 等报道在 HIV 阳性、免疫功能受抑制的儿童中发生尖锐湿疣的概率比正常儿童高。

从性别方面来看,在儿童尖锐湿疣患者中女性多于男性,有文献报道女男之比为 3:2。从国内所报道的病例中也为女童发病多于男童。

3.好发部位　好发于男女外生殖器和肛周,其中男性患者以冠状沟、包皮系带最为多见,少数亦可发生于阴茎皮肤、包皮、龟头、尿道口、肛门、阴囊和腹股沟等处;女性患者以大小阴唇、后联合最为常见,亦可见于阴道口、尿道口、宫颈口、肛周、阴阜等处。

国外报道男性儿童尖锐湿疣发病部位以肛周最为常见,且儿童乳头瘤病毒感染还可见于咽喉部及口腔等部位,称喉乳头状瘤。喉乳头状瘤主要发生在声带、声门、喉室等处。

4.典型损害　HPV 通过皮肤、黏膜轻微破损处的间隙进入基底层细胞,并在细胞内大量复制,而且由于病毒的刺激导致表皮棘层和颗粒层增厚,一般 HPV 感染 2 周至 8 个月,平均 3 个月,出现受感染部位颗粒状、乳头瘤状增生物。潜伏期差异较大,与机体的免疫功能尤其细胞免疫功能有关,如机体免疫功能低下则潜伏期短、细胞增殖迅速,并可引起疣体癌变;而免疫力较高者则呈 HPV 隐伏状态而不出现疣状损害,称隐性或亚临床 HPV 感染。

儿童尖锐湿疣损害特征与成年人相同。初为感染部位小而柔软的淡红色丘疹或丝状物,以后逐渐增大、数目增多,散在分布或相互融合成大小不等、表面凹凸不平的乳头状、菜花状、鸡冠状或斑块状赘生物,较大损害可有蒂。其形状依发生部位不同而各异,如干燥且温度较低部位的损害常较小且扁平,类似扁平疣;温度较高且潮湿处的损害常呈细丝状或乳头状,颜色灰白或呈污秽褐色,有时多个较小的损害相互融合成较大的肿块,其间常有脓性分泌物,易继发细菌感染而糜烂,有恶臭。

HPV 亚临床感染既可单独发生,也可与可见的尖锐湿疣同时并存,用 3‰～5‰醋酸溶液湿敷,虽可使受感染处发白及确定受感染范围,但对亚临床感染的诊断价值有限。临床将既无尖锐湿疣损害,也无肉眼可见亚临床感染的表现(醋酸白试验阴性),但外阴皮屑或阴道拭子进行 DNA 检测可查到 HPV 者,称为 HPV 携带者。有学者将亚临床感染和 HPV 携带称为冰山现象,即感染 HPV 后只有小部分人出现尖锐湿疣损害,而绝大多数为 HPV 携带者或处于亚临床感染状态,是 HPV 传播的重要传染源。

5.自觉症状　一般无自觉症状,晚期因疣体增大或继发细菌感染,局部可有不适感或瘙痒、灼痛感。严重的喉乳头状瘤可出现呼吸困难、声嘶等症状。

6.病程　少数 HPV 亚临床感染和可见的疣体可自行消退,但 HPV 亚临床感染的存在和病毒的活动也与本病复发有关。巨大尖锐湿疣和时间较长的疣体偶可恶变。

【实验室检查】

1.醋酸白试验　用 3‰～5‰的醋酸溶液外涂或湿敷患处 2～5min,则可使人乳头瘤病毒感染处组织稍微隆起且变白,称为醋酸白试验阳性。但应排除慢性炎症致上皮增厚所引起的假阳性反应,一般假阳性表现为发白区域界限不清或形状不规则。

2.分子生物学检查　主要有特异性较高的核酸杂交检测法和特异性与敏感性均较强的核酸扩增检测法(包括 PCR)。

【组织病理】

病损处表皮角化过度和角化不全,并呈乳头瘤样增生,棘层肥厚,表皮突增粗延长,甚至呈不规则向下延伸。真皮血管扩张、周围有中等量炎症细胞浸润、增厚的表皮上部出现空泡化细胞具有诊断意义。

空泡化细胞分布于棘层中上部,并且聚集形成透明区,少数散在分布。空泡化细胞体积不一,常较正常细胞大,但细胞与细胞核直径比正常。细胞核呈卵圆形、多边形或不规则形,可见双核,一般胞核靠近一侧边缘,核周围有明显的空晕,细胞质空虚呈气球状。

【诊断和鉴别诊断】

本病主要根据病史、典型临床表现和实验室检查结果(醋酸白试验、组织病理学检查,有条件可做分子生物学检测)进行诊断。PCR可鉴别病毒的型别,对本病诊断和预后有一定价值和意义。

本病须和假性湿疣、阴茎珍珠疹、扁平湿疣、鲍温样丘疹病、生殖器鳞状细胞癌和皮脂腺异位症等疾病进行鉴别。

【治疗】

1.一般治疗　尖锐湿疣是一种顽固且易复发的性传播疾病.由于HPV培养尚未获得成功以及尚无有效抑制和杀灭HPV的药物等,故早期治疗、预防传播对防止复发、降低发病率尤为重要。

本病治疗方法较多,临床应根据患者病情、病程以及疣体发生部位、数量、大小和以往治疗等情况,采取综合方法施治,并定期复查。同时对患儿进行HIV、衣原体或其他性传播疾病病原体的检测,对HPV携带和亚临床感染者,应进行不少于9个月的医学监测。

2.全身治疗　适用于顽固难治、反复发作和年龄较大的儿童患者。

3.局部治疗

(1)33.3%～50%三氯醋酸溶液:用细棉签蘸少量药液涂于疣体表面,每日1次,共1次或2次,涂药时注意保护疣体周围正常皮肤和黏膜。适用于年龄较大儿童。

(2)5%5-氟脲嘧啶软膏:用棉签将药膏均匀涂于疣体表面,用塑料薄膜覆盖封包,勿使药膏接触正常皮肤和黏膜,每日1次或2次,7d为1个疗程。较小患儿应在家长看护下进行。

(3)鬼臼毒素:0.5%鬼臼毒素凝胶治疗17例患儿CA的回顾性研究发现,15例肛门生殖器疣清除,1例改善,1例因疼痛停药,17例患儿年龄1～5岁,表明鬼臼毒素用于儿童是安全有效的。最常见不良反应是皮肤烧灼。

(4)酞丁安:常选用1%酞丁安乳剂或3%酞丁安软膏,厚涂患处后用纱布包扎,每日2次,4周为1个疗程。

(5)西多福韦:抗病毒药物,外用1%～3%西多福韦软膏,每日1～2次,使用1～2周有较好的疗效。对儿童顽固性疣,隔日1次至每日1次,持续3～16周,25%疣可完全清除,33%疣部分清除。常见不良反应为局部刺激还应注意潜在的肾毒性。一般推荐用于顽固疣或免疫抑制的患者常规治疗失败后.

(6)5%咪喹莫特:耐药或反复发作的病例可采取5%咪喹莫特外用,每周2～3次,睡前使用,6～10h后洗掉,可用药16周,局部可出现轻中度刺激症状。

(7)干扰素:病灶处可涂搽基因工程干扰素 α-2a 软膏(10 万 U/5g)、基因工程干扰素 α-1b 软膏(25 万 U/5g)、基因工程干扰素 α-2b 软膏(100 万 U/5g)或基因工程干扰素 α-2b 喷雾剂(100 万 U/10ml),每日 3 次。干扰素局部和病灶内注射治疗难治性疣,疗效不确定,不推荐一线治疗,尚未在儿童中进行过临床试验。

4.物理疗法　可选用液氮冷冻、CO_2 激光、电刀切除、电灼、微波、电干燥、钝性刮除以及光动力学等方法祛除疣体,临床可根据疣体大小、范围、部位等,几种方法联合应用,注意治疗深度、范围等,否则易复发和形成瘢痕。外科手术疗法只适用于疣体较大的病例。

第十节　毛发疾病

一、毛增多症

毛增多症是指人体表任何部位的毛发在数量上过度生长,该术语要与多毛症相区别。多毛症仅指女性患者的终毛以"男性模式"过度生长,多是由于雄激素分泌过多或者终末器官对雄激素的敏感性过高导致的。

【病因及发病机制】

毛增多症病因复杂,一般分为先天性和获得性两种。先天性毛增多症常与遗传和种族有关,而获得性毛增多症常与机体的内分泌功能紊乱有关。

【临床表现】

1.泛发性先天性毛增多症　本类型较罕见,有多种少见的遗传病伴有泛发性毛增多症的表现,其中遗传性牙龈纤维瘤病多毛症表现为患儿出生时胎毛很多,以后逐渐增多增长,可达 2～10cm,头发和体毛一样,但其直径和质地达不到成人毛发的程度,犹如丝绒样,至学龄前期除掌跖外布满全身,睫毛变长,眉毛变浓,两侧的眉毛可以连接在一起,并可伴有牙齿异常及牙龈纤维瘤病,这种多毛症称为"狗脸形",以往曾被称为"狗面儿童""狼人"和"匐狗"。另一种类型称为"猴脸形",一般出生时即有多毛,常死于婴儿期,幸存者可出现明显的"猴脸",表现为宽而扁平的鼻子、厚而下垂的口唇、凸额。还有一些患儿出生时毛发正常,数年后胎毛才布满全身,以后永久存在,常伴有牙齿发育异常,外耳畸形,但身体和智力发育正常,内分泌和生殖功能也正常。

泛发性先天性多毛症除了遗传因素外,也可以是因孕母服药引起,如妊娠期间服用乙内酰脲、乙醇和米诺地尔等,导致胎儿毛增多症和多种先天性缺陷。

2.局限性先天性毛增多症

(1)肘部毛增多症:又称多毛肘综合征,患者出生时即有肘部多毛,并逐渐增多,毛发可长达10cm,以后变得更粗,青春期开始退化,可呈家族性发病,也可散发,有些病例可出现身材矮小或发育异常。

(2)痣样毛增多症:较常见,是局限性先天性毛增多症的一种,患儿表现为出生即已发病或幼年发病,往往在色素痣的表面有硬毛或颜色改变的毛发,其长度、直径和颜色与其生长的部位和患者的年龄不相称。局限性多毛界限分明,范围与色素痣范围可一致,也可不一致。除常合并色素痣外,也可合并其他痣样损害或单独存在。毛痣、色素性毛表皮痣(Becker痣)、骶尾部毛痣是三种特殊类型的痣样毛增多症。可伴有先天性畸形或无其他身体畸形或异常。一般为遗传性,出生即有,也可到14~15岁才发病,多毛程度不一,以前额、手背、背部尤为旺盛,眉毛、胡须在儿童期即可浓密。

(3)耳廓毛增多症:为常染色体显性遗传,多见于男性,表现为在耳廓长出长毛,无其他身体异常。

(4)中节指骨毛增多症:为常染色体显性遗传,表现为示指、中指、环指、小指中节指骨出现多毛。

3.获得性毳毛增多症　又称后天性胎毛过多,多始于青春期,常见于壮年和老年人,起病突然,一般先在面部长出丝绒状细长而柔软的胎儿毛发样毳毛,继续生长可布满全身(掌跖除外),胎毛总长度可超过10cm。本病常合并多种内脏恶性肿瘤,如支气管癌、肺癌、结肠癌、直肠癌、胆囊癌、子宫癌、乳腺癌等,也可伴发一些其他较严重的疾病,如皮肌炎、营养不良型大疱性表皮松解症、卟啉病等。

4.后天性局部毛增多症　又称获得性局限性毛增多症,多表现为在慢性皮炎或受慢性刺激的局部出现局限性毛发变黑、变粗、变长、变密,常伴有色素沉着,局部激发因素去除后多毛现象可消失。

5.医源性毛增多症　表现为患者在长期应用某些药物(如睾酮、糖皮质激素、青霉胺等),一般在用药6个月至1年后开始出现多毛,但有些药物(如苯妥英钠)可以在用药后2~3个月即开始出现多毛。此种毛发比胎毛粗,但比终毛细,可长达3cm,停药后6个月至1年可逐渐消失,但也有些药物(如苯妥英钠)引起的多毛可永久存在。

【治疗】

1.一般治疗　去除可能的诱因,如停用有关药物、切除肿瘤、消除炎症、避免局部刺激等。儿童和青少年主要采用长脉冲紫翠宝石激光治疗,可取得满意的疗效。

2.中医治疗　可试用滋阴补肾、清降虚火法。

二、无毛症

无毛症是一种少见的毛发疾病,为常染色体隐性遗传病,无毛基因缺陷所致。

【临床表现】

表现为出生后毛发迅速脱落,极少数出生时即无头发、眉毛、睫毛和体毛等生长,儿童期于头皮、颊部、前臂、肘部、大腿和膝部等部位出现泛发性的丘疹性损害,牙齿、甲和汗腺发育正常,生长发育也无异常,称为伴丘疹性损害的无毛症。

【组织病理】

组织病理检查结果示:真皮有由外毛根鞘组成的囊腔状结构,腔内有嗜伊红色的无定型物质;另有由异物巨细胞及毳毛横断面和斜切面组成的团块状结构;有未成熟的毛乳头样结构;未见正常及成熟的毛囊结构;汗腺结构正常。

【治疗】

本病目前尚无有效治疗方法。

三、少毛症

少毛症为先天性少毛症和后天性少毛症。

【临床表现】

先天性少毛症较少见,常伴有甲、齿的发育不良等其他遗传缺陷。出生时毛发正常,6个月左右毛发出现脱落,头发纤细、粗糙、干枯、质脆,眉毛、睫毛、毳毛缺乏或稀疏,也可正常。部分患者到青春期可逐渐恢复正常或好转。

不同类型的先天性少毛症其临床表现各异。

以常染色体隐性遗传的先天性少毛症临床症状严重。常表现为头发及体毛全部缺失,症状在出生时即出现。其中先天性普秃表现为出生时即出现头发和(或)体毛稀少甚至缺如。不伴有指甲、出汗及智力的异常;伴丘疹样损害的毛发缺失除上述症状外还可于全身出现毛囊性小丘疹及充满角质物的囊肿。

以常染色体显性方式遗传的先天性少毛症临床症状相对较轻。头发及体毛的异常常逐渐出现。其中 MariUnna 遗传性少毛症表现为逐渐出现的毛发部分或全部脱落，剩余头发粗糙、干燥、质脆、卷曲，呈营养不良状发，不伴有智力、指甲及出汗功能异常。身体发育正常；遗传性单纯少毛症（HHS）与 MariUnna 型遗传性少毛症（MUHH）的区别在于剩余头发无卷曲现象；头皮的单纯少毛症与 HHS 的区别在于前者仅累及头皮，不累及眉毛、睫毛及体毛。

【治疗】

先天性少毛症无有效治疗方法，后天性少毛症须治疗原发疾病。

四、斑秃

斑秃是一种以局限性斑片状脱发为特点的器官特异性自身免疫性疾病，容易复发，任何有毛部位均可受累。多见于成人，但儿童也不少见。

【病因及发病机制】

斑秃病因尚不完全明了，可能与以下因素有关。

1.自身免疫因素　多数学者认为本病是由细胞介导、基因调控的自身免疫疾病。在脱发之前及脱发早期在毛囊周围可以见到淋巴细胞浸润。

2.遗传因素　有统计发现 10%～25% 斑秃患者有家族史。

3.神经精神因素　临床发现多数斑秃患者在发病前存在神经精神异常，如工作或学习压力增大，精神不愉快，较小的患儿可能与受惊吓有关等。

中医学认为肝藏血，肾藏精，肝肾精血同源，血乃精血化生，发为血之余，精血充足则毛发盛泽，肝肾虚亏则阴血不足。阴虚风盛，发失所养，可导致脱发，严重患者可同时伴有头晕、失眠等症状。若与情感所伤有关，常引起肝气郁结，血瘀阻络，导致毛发脱落。

【临床表现】

本病可发生于任何年龄，以青年人为主，儿童斑秃以学龄儿童居多，男女发病率无明显差别。发病前，多数患者头皮无明显自觉症状，往往无意中发现或被他人发现。少数患者患处有麻木、轻痒或刺痛感。

初起多数表现为头皮突然发现 1～2 个圆形或椭圆形脱发区，边界清楚，直径 1～10cm，皮损区皮肤光滑，无炎症反应。根据病期可分为进展期、静止期和恢复期。

进展期:脱发斑面积逐渐扩大,边缘头发松动易拔出,拉发试验阳性。拔下的头发在显微镜下观察可见毛干近毛根处萎缩变细,呈上粗下细的"惊叹号"样。若脱发持续发展,数目增多,可互相融合成面积较大的不规则形秃发斑。若全部头发脱落称为全秃。严重者眉毛、睫毛、阴毛、腋毛和全身毳毛均可脱落,称之为普秃。

静止期:脱发停止发展,皮损边缘头发坚固,不易拔出。秃发斑可维持现状或进入恢复期。

恢复期:秃发斑开始恢复,新长出的是细软、色浅的毳毛,以后逐渐变粗变黑恢复正常。一般绝大多数秃发斑可完全恢复正常,但脱发持续时间较长的患者,复发率高,较难完全恢复,尤其是发际边缘如枕部的毛发较难再生。初发于儿童者较易复发,全秃者较难恢复。

患有特应性皮炎、扁平苔藓、系统性红斑狼疮、甲状腺炎、重症肌无力和白癜风等的患儿,斑秃的发病率较正常人高。

【组织病理】

在进展期真皮浅层、毛囊周围、毛囊内可见数量不等的淋巴细胞浸润,呈"蜂拥"样外观。多数毛囊呈退行性变,上迁至真皮上部。静止期毛囊营养不良和毳毛样变,恢复期毛囊逐渐恢复正常,炎症细胞数量减少。

【皮肤镜表现】

进展期患者活动性脱发区域有黄点征、黑点征、断发、感叹号发和毳毛增多,其中感叹号发是斑秃患者具有特异性的皮肤镜征象。

【诊断】

根据突然发生的斑片状圆形或椭圆形脱发区、秃发区头皮正常等可确诊。

【治疗】

1.全身治疗

(1)轻症病人仅有单发性斑片,口服复方甘草酸苷片剂、胱胺酸片、维生素 E、维生素 B_1、维生素 B_6、谷维素等。对进展期、病程短的患者可应用泼尼松口服。儿童尽量不使用激素。青少年严重脱发口服糖皮质激素治疗,虽可使毛发暂时再生,但停药后常又复发,且长期应用有较多严重不良反应,可能影响生长发育,因此要慎用。

(2)锌:锌对上皮组织的正常修复、成纤维细胞的增生和胶原的合成均有重要作用。

(3)其他:左旋咪唑、胸腺肽、胎盘组织液、转移因子口服液或注射液及薄芝注射液也有一定疗效。

2.局部治疗

(1)青少年可局部外用或封包使用强效激素类药膏,局部消炎后毛发可生长,或短期局部皮内或皮下注射糖皮质激素,但长期应用应注意其不良反应。

(2)外用药物:原则为刺激皮肤充血,改善局部血液循环,促进毛发生长如外用2%米诺地尔、地蒽酚、他扎罗汀、壬戊酸等。生长期脱发见于应用抗代谢药物或头部放射治疗的患儿。

3.物理疗法

(1)308nm准分子激光:应用308nm准分子激光可诱导 T 细胞的凋亡,抑制细胞因子的产生,抑制 Langenhans 细胞抗原提呈的作用。

(2)梅花针或七星针局部敲打,也可采用针灸疗法。局部按摩、音频电疗、共鸣火花等,均可适当选用。

4.中药治疗　根据患者症状体征辨证论治。同时外用中药,增加局部血液循环,加强毛囊营养,刺激毛囊由休止期进入生长期。

5.心理治疗　去除病因,避免恶性刺激,减轻精神压力。精神紧张、焦虑、失眠或受惊吓的患儿除给予镇静药外,还应积极进行心理治疗,包括心理疏导、暗示疗法、放松疗法等。

五、假性斑秃

假性斑秃又名萎缩性秃发,是一种头皮出现类似于斑秃的损害,但患处皮肤萎缩为永久性秃发的疾病。

【病因及发病机制】

本病病因不清。

【临床表现】

临床少见。男女均可发病。起病隐匿,无自觉症状,个别患者在进展期可伴轻度瘙痒。开始在头皮出现1~2处圆形、椭圆形或不规则形秃发斑。秃发区头皮表面萎缩,略显凹陷,皮肤光滑发亮如薄纸,呈白色或有蜡样光泽,皮损边缘可微红,无丘疹、脓疱、痂皮和断发,炎症表现不明显。秃发区境界清楚,边缘头发不松动。随着病情发展,皮损的面积及数量可逐渐扩大和增多,散在分布,亦可互相融合成面积较大的不规则形斑片,有人描述为"雪地上的脚印"。病情进展缓慢,经过数月或数年皮损可停止发展,因此很少造成完全秃发。已经秃发的部位不能再长出毛发,而形成永久性秃发。少数患者可伴有甲营养不良。

【诊断】

诊断标准:①不规则形脱发斑;②患处头皮中等萎缩;③晚期有毛囊周围红斑;④男性患病多于女性;⑤病情进展缓慢,病程不少于2年。

【治疗】

治疗目的为控制病情,原有脱发区域毛发已无法再生。

六、生长期脱发

生长期脱发是中毒性和生理性脱发的一种类型,指正处于生长期的毛发脱落。

【病因及发病机制】

处于生长期的毛发在受到多种物理性和化学性因素刺激时,在较短时间内会大量脱落。常见因素有:细胞毒药物、抗代谢药物(叶酸拮抗药如白血宁、甲氨蝶呤等)、大剂量X线及重金属中毒等。

【临床表现】

正常人头皮至少80%的毛囊处于生长期,所以生长期脱发往往表现较为严重,甚至可导致胡须、眉毛的脱落。儿童钛急性中毒表现为突然脱发伴有疼痛、食欲缺乏,或有较严重的中枢神经系统和胃肠道症状。慢性铊中毒症状较轻,所有病例在病因去除半年后,头发可完全长出。大多数急性生长期脱发可完全恢复正常,但大剂量放射线照射引起真皮损伤时,脱发不易恢复。

【诊断】

根据病史、弥漫性脱发及实验室毒物学检查可确诊。

【治疗】

去除病因。如化疗患者的脱发在停用化疗后,可逐渐恢复。

七、休止期脱发

休止期脱发指由于毛囊周期的异常、过多的毛囊同时处于休止期,导致脱发增多,脱落的毛发是处于休止期的棒/杵状发,造成头部毛发稀疏。

【病因及发病机制】

人类正常毛囊不同步地进入休止期。正常人头皮至少80%的毛囊处于生长期。某些原因促使毛囊过早进入休止期,引起新毛囊同步形成,从而发生较多的毛发同步脱落。

【临床表现】

多数患者以发现在枕头、衣服及沙发上脱落的头发增多或发现梳头或洗头时头发脱落而就诊。追问病史可以发现在发生脱发前 2~4 个月常有诱发因素存在。正常人约有 10 万根头发,每天脱落 50~100 根头发,休止期脱发一般为 150~400 根甚或更多,因此早期就诊的患者往往无明显的头发稀疏表现。晚期患者表现为弥漫性的头发脱落,但不会全秃,无其他不适。婴儿期脱发仅表现为枕部受摩擦多的部位弥漫性脱发。

【实验室检查】

组织病理检查可见处于休止期的毛囊数量增多,毛囊本身无炎症。急性休止期脱发毛发轻拉试验可阳性,而慢性者多为阴性。镜检发现脱落的毛发近端呈棒状或杵状。

【诊断】

根据发病前常有诱发因素、弥漫性头发脱落、拔发试验阳性及毛发近端的杵状或棒状休止期毛球可确诊。

【治疗】

去除诱发因素,加强营养,一般在 6~12 个月可恢复正常。持续性高热,如伤寒等,能使某些毛囊破坏,从而导致休止期脱发只能部分恢复。

八、结节性脆发症

结节性脆发症又名脆发症,是最常见的毛干缺陷之一,为对物理性和化学性损伤的反应,特点为毛干近端或远端呈结节性增粗。

【病因及发病机制】

由于毛发受到各种物理、化学性损伤,如染发、漂白、烫发、头发过度受热或使用弹性发卡等。某些有毛发先天遗传缺陷的患者及某些代谢性疾病患者易患本病。

【临床表现】

本病可见于任何年龄,多见于青年女性。精氨酸琥珀酸尿症患者多见于儿童。分为近端结节性脆发症和远端结节性脆发症。毛干上可见 1~2 个灰白或黄色小点样结节,少数可有多个结节,多数结节位于已被侵蚀的毛发远端。结节处毛发干燥脆弱,易折断,牵拉试验显示毛发在结节处折断。如果少数头发散在受累,患者往往无自觉症状。如果受累头发较多较弥漫,则造成头发参差不齐、片状或弥漫性脱发。由于即使轻微的梳理头发即可使毛发在结节处折断,因此患者常感觉头发长到一定程度就不再生长。继发于瘙痒性皮肤病者可同时累及阴毛或其他部位毛发。

【实验室检查】

光镜下可见结节处皮质肿胀裂开。电镜下可见毛小皮严重剥蚀,即将断裂的结节如同对插在一起的两把刷子。易折断的结节附近毛小皮和皮质区轻微分离。

【诊断】

根据临床表现和显微镜检查可确诊。

【治疗】

避免物理和化学因素的损伤。

九、念珠状毛发

念珠状毛发又名结节性毛发、梭形毛发、串珠状发,是一种毛干发育缺陷性疾病。

【病因及发病机制】

念珠状发的基因位于 12q11-q13 的上皮角蛋白基因簇,并已发现在毛发皮质特异性角蛋白基因 KRT86 和 KRT81 的点突变。此外,研究发现,编码 K83(见于常染色体隐性遗传型念珠状发患者中)和桥粒芯糖蛋白 4 的基因有突变。

【临床表现】

男女发病率大致相等。多数患儿于婴儿期发病,出生时胎毛正常,1～2 周后胎毛脱落,新长出的毛发多异常。病程慢性经过。表现为在毛囊口处有毛囊角化性红色丘疹,中央有一念珠状毛发穿出,该毛发质脆易断,一般不超过 1～2cm。毛发干燥无光泽,粗细不均,呈菱形结节状或梭状,结节间毛干萎缩变细容易折断,有些毛根也变细,故可出现断发或脱发。病变可累及整个头皮或呈片状受损,但以枕部、颈部严重,有时可累及眉毛、睫毛、腋毛、阴毛和全身毛发。也可头发正常,而身体其他部位毛发受损。本病部分患者可随着年龄的增长而逐渐好转,并在夏季有季节性缓解。

大多数患者伴有毛囊角化过度,其发病部位可与毛发异常区相同或不同,可发生在毛发异常之前、之后或同时发生。也有患者无毛囊角化过度发生。

部分患者可伴有脆甲、白甲、白内障、牙齿异常、精神发育迟缓、皮肤弹力过度及癫痫等。

【实验室检查】

光镜下毛发呈结节状,结节处毛发宽度正常,结节间狭窄而无髓质,毛干薄,内毛根鞘增厚。电镜下结节间毛小皮多消失,呈平行的纵行嵴,嵴间有沟,部分沟中有洞。结节处毛小皮多正常或部分毛小皮消失。

【诊断】

根据毛囊角化过度,断发和脱发并存;枕颈部受累严重;光镜下毛发呈结节状,结节处毛发宽度正常及结节间狭窄等可做出诊断。

【治疗】

无有效治疗方法。主要是避免各种物理性和化学性损伤。

十、假性念珠状发

假性念珠状发是一种常染色体显性遗传性毛发发育异常性疾病。

【临床表现】

本病常见于8～14岁的儿童。病发共有三种类型,第一种为25°～200°不规则形扭曲,但部分受累毛发的毛干并不扁平;第二种为由不规则分布的结节性肿胀,长0.75～1mm;第三种为毛发折断呈刷子状。一般一个患者仅见其中一种,个别病例可兼有扭发。

大多数病例有秃发,但秃发的程度与梳头的次数和强度有关,因病发发质较硬,易使毛干折断,从而出现秃发区。

【实验室检查】

结节肿胀性病发在电镜下表现为结节处实为凹陷,只是其边缘隆起,超过毛干的正常直径。呈刷子状断发和扭曲病发,无特殊异常表现。

【诊断与鉴别诊断】

1.诊断 本病依据典型临床表现可以诊断,电镜检查病发对诊断帮助较大。

2.鉴别诊断 本病合并的扭发须与典型的扭发进行鉴别,后者病发扭曲规则、毛干扁平,无毛囊角化过度也可与念珠状发进行鉴别。

【治疗】

本病无有效治疗方法。

十一、扭曲发

扭曲发又名捻转发,为先天性毛干发育缺陷病,其特征为毛干沿自身纵轴扭曲。

【病因及发病机制】

本病患者多有家族史,为常染色体显性遗传,部分为散发病例。可能是毛发发育缺陷的一种表现。

【临床表现】

患者以女孩较常见。出生时毛发多正常,2～3岁毛发开始出现异常,部分患者到青春期才开始发病。主要表现为毛发干燥,无光泽,扭曲处发干扁平,呈节段性粗细相间,可见颜色深浅不同的部分。由于毛囊弯曲,毛干沿纵轴扭曲成螺旋状,旋转度在25°～200°扭发质脆易断,常在距头皮4～5cm处折断。头皮可弥漫性或局限性受累,轻型患者表现为外观基本正常的头发中夹杂少量病发,严重者可呈残株状或不规则斑片状秃发。眉毛、睫毛、腋毛或阴毛也可受累,毳毛受累少见。可同时伴有精神发育迟缓,牙齿排列不规则,间隙较大,釉质发育不全和甲营养不良。

少数患者伴有神经性耳聋,称为Sjornstad综合征或扭曲发综合征,属性连锁隐性遗传。患者病发的严重程度与耳聋情况呈正相关。若扭发、耳聋同时伴有性腺功能减退,可能为性连锁隐性遗传,称为Crandall综合征。

【诊断与鉴别诊断】

1.诊断　根据毛发表现及伴发症状可确诊。

2.鉴别诊断　本病须与念珠状发进行鉴别,后者在光镜下毛发呈结节状,而不是节段性粗细相间的扭曲发。

【治疗】

本病目前尚无有效治疗方法。

十二、毛发硫营养不良

毛发硫营养不良是一种毛发硫含量减少的常染色体隐性遗传性疾病,由Pollit

于1968年首先报道,1970年Brown等称之为裂发症,Price等于1980年将本病命名为毛发硫营养不良。

【临床表现】

患儿毛发稀疏、短、脆、扁平,可伴有或不伴有眉毛和睫毛损伤。常伴有先天性鱼鳞病,生长迟缓,智力迟钝,泌尿系统畸形,甲营养不良(条纹甲、甲萎缩或反甲),光过敏性,共济失调和生育能力下降。

【实验室检查】

头发硫含量、胱氨酸和半胱氨酸含量降低。光镜下扁平发可见典型的裂发折断,发干呈锐利的横裂。

【诊断与鉴别诊断】

1.诊断　根据临床及光镜检查即可确诊。

2.鉴别诊断　伴发先天性鱼鳞病者应与鱼鳞病进行鉴别,后者头发光镜检查无呈黑白相间的带环和裂发折断,实验室检查头发硫含量正常。

【治疗】

本病异常头发目前无特殊疗法。

十三、羊毛状发

羊毛状发又名卷发,是一种常染色体遗传病,分常染色体显性遗传和常染色体隐性遗传。近年来,某些药物可诱发羊毛状发。非洲某些部族虽可见此种头发,但属正常现象。

【临床表现】

羊毛状发较正常毛发色淡,扁平,呈螺旋状卷曲,纤细而脆弱,用手触摸感觉松软,容易断裂,外观呈绵羊毛样。毛发一般不能生长太长,可在2～3cm长度时即发生断裂。本病分三型:①遗传性羊毛状发,为常染色体显性遗传;②家族性羊毛状发,为常染色体隐性遗传;③羊毛状发痣。前两种类型出生时即发病,病发累及整个头皮。隐性遗传通常是家族性的,家族中可有扭发、环纹发或结节性脆发患者。

【诊断与鉴别诊断】

1.诊断　临床依据全部头发呈螺旋状卷曲,似绵羊毛外观,有遗传现象等较易诊断。

2.鉴别诊断　本病须与羊毛状发痣进行鉴别,后者婴幼儿期发病,羊毛状发为局限性,患处头发颜色变淡、稀少,约50％患者在患发同侧肢体或躯干有色痣、表皮痣或线状痣。

【治疗】

本病无特殊有效治疗方法,部分患者成年后病发可有所改善。

十四、玻璃丝发

玻璃丝发又名蓬发综合征,是一种常染色体显性遗传性疾病。由于毛干在显微镜下可见一条或数条纵沟,因此又叫作沟状发。

【临床表现】

一般在婴幼儿期发病,少数在儿童期发病。表现为头发弥漫性稀疏、干燥、粗糙,色泽暗淡且较浅,多呈淡黄色,发质呈稻草样,在日光照射下呈半透明玻璃丝状。发干扭曲易断,毛发成束但方向不同,因此不易梳理整齐。

【实验室检查】

毛发硫含量和血清铜含量均正常。普通光学显微镜下无异常改变。扫描电镜观察可见贯穿毛干全长的一条或数条沟槽,这些沟槽导致毛干横断面呈三角形、扁平形、四边形、肾形或不规则形。活体组织检查可见到毛囊的内毛根鞘和毛干相黏着,毛发在此处出现一定的角度。

【诊断与鉴别诊断】

1.诊断　根据临床表现和扫描电镜检查可确诊。

2.鉴别诊断　本病应与羊毛状发进行鉴别,后者头发呈螺旋状卷曲,毛干断面呈椭圆形。

【治疗】

随着年龄增长,多数患儿在儿童期可逐渐改善。使用含吡啶硫酸锌的洗发香波可滋润头发,同时应用护发素有助于毛发梳理。

十五、毛发纵裂症

毛发纵裂症又名分叉发、羽样脆发病,为物理或化学因素造成的头发损伤。

【病因及发病机制】

主要由于长期或反复烫发、热吹风及染发等物理和化学损伤,使头发不断受损害所致。

【临床表现】

主要表现为较多的断发，头发末端分叉成数条细丝，犹如羽毛样，因此又名为羽样脆发病。

【诊断与鉴别诊断】

临床依据头发末端分叉成数条细丝，似羽毛样等，容易诊断，且易与其他头发疾病进行鉴别。

【治疗】

平时尽量减少物理和化学性因素对头发的损伤，采用剪刀剪去纵裂处头发，并于洗发后加用护发素可对病发改善有所帮助。

十六、毛发管型

毛发管型又名毛周角质管型或假性虮卵。为发生于头发干的能上下活动的淡白色角质套。

【病因及发病机制】

正常情况下，内毛根鞘随毛发不断向外生长，当毛发生长至皮脂腺导管以上时，内毛根鞘逐渐与毛干分离，露出皮肤时，内毛根鞘脱落。若内毛根鞘部分或全部不能脱落时即形成毛周角质管型。毛周角质管型是由上皮细胞和角质碎屑组成，按管型成分不同分为毛周角蛋白管型和毛周非角蛋白管型。

1.毛周角蛋白管型　分为内毛根鞘管型、外毛根鞘管型、复合毛根鞘管型、毛囊旁和表层表皮管型。该类型病因尚不清楚，多数与毛发长期受牵拉有关，部分患者见于一些角化不全性疾病。

2.毛周非角蛋白管型　该类型病因较为明确，由于细菌感染、真菌感染、染发剂、洗发剂或发膏引起。

【临床表现】

本病女性患者多见，尤其扎长辫子的女孩发病率更高，正常人通过扎辫牵拉试验可引发本病。扎辫子时间越长，管型越多、越长，外观极似虮卵。可见在出头皮1～5cm处的发干上有黄白色或淡白色管状物包绕，一般长约1mm至数毫米，能沿毛干自由滑动，可自发梢脱出，因此梳头时易于脱落。偶伴有脱发和真菌感染。

【实验室检查】

1.伍德灯检查　毛周角蛋白管型因含有角蛋白故能发出荧光，呈白色、蓝色或黄色等颜色。在同一患者头上可有不同荧光特征的管型毛发。

2.显微镜　下可见发干周围有灰白色管状套外毛根鞘管型呈正方形或矩形，其直径和长度均较内毛根鞘管型和复合毛根鞘管型要长。质脆不致密，易破碎。电镜观察可见正常毛发外有圆柱形的角蛋白管型包绕，偶可发现在部分管型结构外成堆的孢子和菌丝。

【诊断与鉴别诊断】

1.诊断　根据患儿病史、临床表现及实验室检查可做出诊断。

2.鉴别诊断　本病应与阴虱、结毛症、结节性脆发症、头癣和人为的毛发异常等相鉴别，显微镜检查及真菌镜检对诊断有帮助。

【治疗】

可外用头皮溶液（内含雷琐辛和水杨酸的乙醇溶液），亦可外用 0.025％维 A 酸洗剂。镜检或电子显微镜检查发现有真菌菌丝和孢子时，可用酮康唑洗剂每周 2 次外洗。用细密的梳子梳理毛发可去除管型皮屑。

十七、泡沫状发

泡沫状发又名气泡状发，是一种发干缺陷性疾病，毛干髓质内的泡沫为其特征。

【病因及发病机制】

本病可能与外源性损伤有关，如使用热卷发器、烫发或热风吹等直接加热处理，令头发内水分降低，角蛋白变软。头发湿润时突然令头发过热则毛皮质内的水分汽化，在已变软的角蛋白中形成细小的水泡，在毛干表面形成气泡样突起，形成泡沫状发。在最严重处出现毛发折断。可令柔软、自然卷曲的头发变直变硬，而且干燥脆弱。

【临床表现】

头发可突然脱落或有局限性发脆裂区，头发直而硬，呈丛状，似烧焦的毛发，干燥明显。

【实验室检查】

患发硫含量略低于正常。显微镜下可见脱落的发干中有成排的气泡，大小不等，令毛发呈不规则状。电镜检查发干内有大腔状缺损。多数病发无明显的毛小皮异常。

【诊断与鉴别诊断】

1.诊断　临床依据头发干燥脱落,发直而硬,似丛状烧焦样,脱落病发干内有大小不等的气泡而没有明显的毛小皮异常等容易诊断。

2.鉴别诊断　本病须与结节状发进行鉴别,后者病发远端有多数结节,容易折断,而无发干内气泡,毛小皮严重剥蚀。

【治疗】

去除相关的外源性损伤,如吹热风、烫发等。

十八、局部瘢痕性脱发

局部瘢痕性脱发是由于多种因素引起的头皮损伤形成瘢痕而使头发脱落,造成永久性秃发。

【病因及发病机制】

1.发育异常

(1)先天性皮肤发育不全:出生即有,缺损常呈直线,愈合缓慢,愈后遗留瘢痕。

(2)性连锁隐性遗传性鱼鳞病:头皮覆有很厚的鳞屑,可形成瘢痕。

(3)钙化软骨营养不良(Conradi病)和色素失禁症:患者出生时头皮即有厚的痂皮,痂皮脱落后留下永久性瘢痕性脱发。

(4)萎缩性毛周角化症和面部毛周角化症:在儿童或婴儿期发病,可伴有头发和眉毛的永久性脱发。

(5)凹凸不平头皮综合征:为常染色体显性遗传,外显率不等。出生时头皮即有擦破处,以后留有不规则的结缔组织结节。该患儿还同时伴有耳廓畸形、耳屏、对耳屏和小耳垂畸形,乳头消失或仅留乳晕。

(6)皮脂腺痣和疣状痣:常伴有脱发。

2.物理性损伤　各种烧伤、烫伤、头皮外伤、产钳损伤头皮等均可导致毛囊损伤而秃发。

3.感染　真菌、细菌、病毒、原虫等感染均可造成永久性秃发。

4.肿瘤　头皮的各种良恶性肿瘤均可导致永久性脱发。

【临床表现】

本病男女儿童均可发生,局部瘢痕性脱发为永久性脱发。在脱发处可见形状规则或不规则形的瘢痕,也可在瘢痕周围有色素沉着、毛囊炎症变化及断发,可伴有毛细血管扩张、毛囊栓塞及炎症性改变等。根据原发疾病的不同其伴发损害也不同，如扁平苔藓引起的秃发可见毛囊角化性丘疹等。

【诊断与鉴别诊断】

临床依据永久性秃发斑，常伴有外伤或其他疾病等容易诊断。若疑似真菌感染应做真菌学检查，必要时活组织检查可明确诊断并与其他秃发性疾病进行鉴别。

【治疗】

及时去除病因，治疗原发病。已形成瘢痕者，可考虑毛发移植手术或手术切除面积较小的秃发区。

十九、环纹发

环纹发又名黑白段发，是一种少见的毛干发育缺陷性疾病。

【病因及发病机制】

本病绝大多数患者为常染色体显性遗传，伴有隐性遗传的可能。

【临床表现】

本病多在出生时或出生次年发病。病发毛干有正常颜色与淡白色相互交替的环状纹，间隔 1～2mm，在反射光下可清楚看到环纹。毛发生长速度减慢，但脆性不增强，少数可在毛发长至 15～20cm 处时折断。可累及全部头发，也可仅累及少数头发，或同时伴有腋毛受累。一般不伴有其他疾病，偶可伴有其他发育缺陷性疾病。

【实验室检查】

光学显微镜下，毛发粗细正常，可见到规则的明暗相间的条带，无明显其他异常。电镜下，可见暗色段毛干的髓质内有较多的气泡形成，髓质扩张，甚至有毛髓质断裂的现象，皮质变薄。毛发中胱氨酸含量降低。

【诊断与鉴别诊断】

1.诊断　根据发病年龄及毛干淡白色发段等特点可做出诊断。

2.鉴别诊断　本病须与假性环纹发鉴别，后者病发似环纹发的临床表现，但不是毛干发育异常，而是外界影响所致。

【治疗】

无有效的治疗方法。对某些头发易折断的患者应减少物理和化学性刺激，如染发和烫发等。

二十、黏蛋白性秃发

黏蛋白性秃发又名毛囊性黏蛋白沉积、毛囊性黏蛋白病,是一种慢性炎症性疾病。

【病因及发病机制】

尚不完全清楚,可能与以下因素有关。

在正常皮肤结缔组织系统中,基质部分由碱性黏多糖组成,成纤维细胞有产生黏多糖酸的作用。在病理情况下,成纤维细胞被诱发产生大量异常的透明质酸、软骨素和肝素等类型的黏多糖酸,因酸性黏蛋白大量在真皮内聚集引发各种皮疹。毛囊性黏蛋白病则表现为毛囊外毛根鞘和皮脂腺的黏蛋白变性,并出现丘疹、结节、斑块等皮损。病变向下发展累及毛囊,引起脱发。

【临床表现】

本病发病年龄多数在 11～40 岁,但任何年龄均可发病。男女均可患病,男性较为多见。儿童期发病者,开始表现为头部和颈部的群集性毛囊性丘疹,呈正常肤色。以后毛囊性丘疹互相融合成斑块,直径 2～5cm 或更大,稍微隆起于皮面,呈正常肤色、褐色或粉红色,表面覆有少量或较多鳞屑。慢性迁延性者,皮损数目多,范围广,形态多样,可为蜡样硬结,亦可为扁平或地图形,呈高低不平的胶质性浸润性结节或斑块,毛囊口下陷。毛囊受累导致毛发脱落,有时从受累的毛囊口可挤出黏蛋白。

儿童期发病者皮损常有自限性,大多数可自行缓解。年龄较大患者的损害易发展为斑块或结节,40 岁以上患者易并发系统性网状细胞增生症,预后不良。

【组织病理】

病发早期可见毛囊外毛根鞘和皮脂腺细胞间水肿、网状变性,细胞间形成圆形或星形囊性空隙,其中有黏蛋白沉积。以毛发中部、毛根细胞受到影响最大,有时整条毛发均被累及。此种黏蛋白是由对吉姆萨和阿辛蓝染色具有异染性的酸性黏多糖组成,PAS 染色阴性。真皮毛囊周围炎性细胞浸润,以淋巴细胞、组织细胞和浆细胞为主。炎症程度与毛囊损坏的程度呈正比,若炎症严重,且以组织细胞和嗜酸性粒细胞为主者提示为蕈样肉芽肿。

【实验室检查】

电镜检查显示表皮的变化主要在棘层上部和颗粒层,受累细胞核皱缩,胞质中的细胞器消失。放射自显影检查显示患处含硫的酸性黏多糖增加。

【诊断与鉴别诊断】

1.诊断　根据群集性毛囊性丘疹、斑块或结节性损害,伴毛发脱落,结合组织病理和实验室检查可确诊。淋巴结、骨髓检查对发现原发病有重要价值。

2.鉴别诊断　毛囊性丘疹样损害应与小棘苔藓、毛囊性扁平苔藓、光泽苔藓、毛周角化症、毛发红糠疹等鉴别。斑块或结节性损害应与麻风、银屑病、结节病、肉样瘤、颜面肉芽肿和钱币状湿疹等鉴别。组织病理容易鉴别。

【治疗】

无特效治疗。可试用糖皮质激素损害内注射或浅部放射治疗,但疗效不肯定。并发网状细胞增生者应同时联合化疗等相应处理。

中医治疗可试用活血化瘀、健脾祛湿方剂。

二十一、哈勒曼-斯特雷夫综合征

哈勒曼-斯特雷夫综合征又名眼、下颌、头颅畸形伴稀毛症、鸟头样白内障综合征、Francois综合征,是一种眼、下颌、头颅畸形,伴有体毛稀少的综合征。

【病因及发病机制】

本病病因不清,可能为常染色体隐性遗传,偶见家族性发病。

【临床表现】

皮肤萎缩,通常限于头面部,表现为皮肤菲薄,呈白色,干燥及柔软,皮下静脉显露。头发在出生时正常,以后渐稀,发色浅,伴片状脱发,常在骨缝处脱发,额部头发完全脱落,而头后部毛发正常。眉毛、睫毛、腋毛、阴毛稀少或缺乏。颅骨异常,表现为短头,颅骨隆起,颅顶变薄,前囟闭合延迟,颅骨缝骨化迟缓,颧骨发育不全,下颌内收畸形,颞颌关节向前移位,髁状突可完全缺如,脸小、鼻瘦小尖削伴软骨发育不全,鹰嘴鼻,两耳贴附,常呈鸟头状面容。常伴小眼畸形、蓝巩膜及两侧先天性白内障,偶有青光眼、眼球震颤及斜视等。牙齿发育异常,咬合不正,排列不齐,牙齿稀少。

身材和智能发育迟缓,可伴生殖器发育不全、骨质疏松、鹰爪手、并指(趾)、脊柱畸形。

【诊断与鉴别诊断】

1.诊断　根据秃发、头骨生长不良和先天性白内障等可以诊断。

2.鉴别诊断

(1)眼、牙、指综合征:该综合征鸟样面貌、小眼、毛发稀少等两者相似,但下颌、头颅X线检查正常,有手畸形、无白内障等可资鉴别。

(2)D-三体综合征:除有侏儒、小下颌、小眼球外,还有虹膜和外生殖器异常,而无白内障。染色体核型分析可资鉴别。

(3)Seckel综合征:呈比例均匀的侏儒,鸟状头但阔鼻、大眼、无白内障。

【治疗】

手术纠正畸形,毛发稀少可外用米诺地尔溶液。

二十二、缺指(趾)-外胚叶发育不良-唇腭裂综合征

缺指(趾)-外胚叶发育不良唇腭裂综合征简称EEC综合征,为缺指(趾)畸形、外胚叶发育不良、唇裂和腭裂联合出现的一种典型的常染色体显性遗传综合征。

【临床表现】

主要临床表现为:头发稀疏、细软;眉毛可稀疏或完全脱落,尤其是外2/3可全脱;睫毛可稀疏。少汗或无汗。缺指(趾)畸形(龙虾钳畸形)常累及四肢,为对称性。可伴有腭裂,牙齿畸形,并较早出现龋齿。部分患者指甲缺损或脆、变薄或呈嵴状。可有多发性色素痣,或伴泪管狭窄和严重角膜炎。部分患者舌背可有一深沟,有口干、唇炎、唇肉芽肿性损害和传染性口角炎。白种人患此病时皮肤和毛发色素减退,而黑种人则否。

【治疗】

尚无特殊方法治疗。

二十三、角膜炎-鱼鳞病-耳聋综合征

角膜炎-鱼鳞病耳聋综合征是一种角膜炎、鱼鳞病、耳聋伴有毛发损害联合出现的综合征。

【病因及发病机制】

本病病因不明。有学者认为可能为常染色体显性遗传或常染色体隐性遗传,也有认为是X性连锁遗传。连接蛋白26-GJB2基因突变与本病有关。

【临床表现】

临床上毛发主要表现为头发、眉毛和睫毛稀少,纤细,甚至缺如,秃发呈斑状,

似假性斑秃,体毛可消失。皮肤在出生时即不正常,表现为干燥、增厚、发红,呈皮革状。一般角化性斑块位于面部和四肢,界线清楚,柔软,鳞屑少见,呈鱼鳞病样、地毯样或象皮样,该损害在面颊部最明显。颏部和口周增厚的皮肤处有沟纹,膝部斑块上有横向斑纹。掌跖角化表现为多砾状赘生物,间有粗点,形如有颗粒的皮革,也有的表现为似虫蚀状或棘状角化过度,或为无其他特征的单纯点状角化。四肢、眉部、头皮、耳垂、颈部和鼻部有毛囊性角化,偶尔可达到棘状突起的程度。

听觉通常在出生时即消失,大多表现为神经性耳聋。角膜炎可伴有不同程度的视觉障碍。指(趾)甲可增厚、无甲或白甲,偶有正常者。多数患者皮肤、外耳道、结膜、口腔黏膜对细菌和真菌易感。少数患者有舌和口腔黏膜白斑。偶有牙齿缺陷、出汗减少、小脑发育不全及跟腱缩短等。也有舌癌及多发性皮肤鳞状细胞癌的报道。

皮肤及黏膜对细菌、真菌有易感性,易发生皮肤慢性感染,这可能是潜发肿瘤的因素。

【治疗】

维A酸口服或外用可使皮损好转。皮肤黏膜恶性肿瘤可外科手术切除。

二十四、毛发-鼻-指(趾)骨综合征

毛发鼻-指(趾)骨综合征又名 Langer-Giedien 综合征,是一种常染色体显性或隐性遗传性疾病。

【病因及发病机制】

该综合征分为三种类型。

Ⅰ型:本病是显性遗传疾病,常累及一个家庭中的数名成员,也有隐性遗传和单发的遗传病例。

Ⅱ型:有学者研究该综合征患者部分有第8对染色体间断缺失,核型为46,XY,del(q24,11,13)。

Ⅲ型:这一综合征是常染色体显性遗传。

【临床表现】

Ⅰ型临床包含了一组特征性的毛发、面容和骨骼的异常表现。主要临床特征是身材矮小,弥漫性毛发稀少,圆锥形骨骺和特征性面容:梨形鼻、人中(鼻下沟)长、薄唇及小下颌骨畸形。也可伴有掌骨和跖骨的缩短,翼状肩胛骨,指(趾)短而

弯曲,耳廓大,匙状甲,白甲,上呼吸道感染,脊柱侧弯和前凸。身高和体重发育迟缓是成比例的,且根据不同家庭而各有差异。毛发表现为弥漫性秃发,尤其在颞部毛发更加稀少,同时前额宽,睫毛外 1/3 部分脱落。

Ⅱ型主要表现为头发稀少,异常的球状鼻,多发性软骨外生骨疣。也有报道可伴有会厌发育不良和非 Finnish 型先天性肾病综合征。

Ⅲ型临床特征为生长迟缓,颅面部异常,严重的指(趾)过短和毛发稀少,同时可伴有身材矮小、上唇薄、下唇突出、梨形鼻、圆锥形骨骺。但无智力发育迟缓和软骨的外生骨疣。

【实验室检查】

Ⅰ型光镜下毛发的毛小皮细胞分离增加,电镜下毛小皮细胞间距加大。扫描电镜显示毛发扁平,横断面呈椭圆形。X 线检查发现指、趾骨出现锥形的骨骺,骨骺提前融合伴不同程度短指畸形,并可以出现 Perthes 病(股骨头幼年变形性骨软骨炎)样的股骨头变形,TRPSⅡ型患者可出现多发性外生软骨疣。

【诊断与鉴别诊断】

依据本综合征三种类型的典型表现诊断不难,也容易与其他疾病进行鉴别。

【治疗】

随着年龄的增长毛发稀少情况可自行改善。青春期后用 2%～5% 米诺地尔(敏乐啶)溶液涂搽秃发区有一定疗效,但毛发稀少会发展成发际区毛发严重脱落的男性型秃发。

二十五、套叠性脆发症

套叠性脆发症又名竹节状毛发,是一种少见的毛发外胚层疾病。

【病因及发病机制】

该病属常染色体隐性遗传,亦可以是 Netherton 综合征体征的一部分。

【临床表现】

患者仅见于女婴。表现为毛干质变软,呈结节状,其内实为套叠。结节由球形部分和凹陷畸形组成,一般凹陷在近端,球形部分在远端,即近端部毛干塞入远端部毛干而形成球形膨大,使多个结节呈竹节状。头发稀疏、干燥、脆弱、无光泽,长度多不超过 4cm。眉毛、睫毛稀疏或缺如。

患儿出生后不久,全身皮肤出现弥漫性潮红、脱屑,躯干、四肢可有地图状皮肤角质增厚,可伴有鱼鳞病、鱼鳞病样红皮病和各种变态反应性皮肤病或哮喘,又称之为鱼鳞病-遗传过敏-发干异常综合征。

【诊断与鉴别诊断】

1.诊断　临床依据典型头发及伴有的皮肤损害,结合显微镜毛干竹节状特征的毛发,不难诊断。

2.鉴别诊断　本病应与异位性皮炎伴发皮肤干燥或鱼鳞病相鉴别,后者头发基本正常而无发质的改变。

【治疗】

本病头发无特殊的治疗方法,部分患者至青春期后头发可有所改善甚至完全正常。伴有皮肤损害如鱼鳞病,对症处理和给予滋润保护剂。特应性皮炎给予对症处理。

二十六、Menkes 卷发综合征

Menkes 卷发综合征是一种少见的性联隐性遗传性疾病。

【病因及发病机制】

本病发病与铜代谢异常有关,在婴儿 5 周至 5 个月大时,由于肠道铜离子输送不完全受阻,导致体内铜缺乏,使血清铜和血浆铜蓝蛋白水平下降,使体内与铜有关的铜酶减少,不能促使氨基酸中-SH 基氧化成-S-S 键,从而形成稳固的角蛋白,影响角蛋白成熟,同时影响色素形成,引起毛发生长不良,以及皮肤和毛发色素减退。

【临床表现】

患儿出生时一般头发正常,出生后 5 周至 5 个月时,毛发开始出现异常。表现为毛发发育不良,毛发细小、稀疏和易折断,并出现毛干不规则卷曲,有时与扭发、结节性脆发病的表现相似,病发短而稀,相互纠缠在一起,同时出现头发色素减退。眉毛也可扭曲变短,皮肤颜色也可减退。

患儿呈特征性的脂肪颊外貌,并常觉倦怠和嗜睡。肢体不能正常发育,尤其是运动方面,有维生素 C 缺乏样骨改变,出现痉挛。部分患者伴有神经发育迟缓,常以惊厥为首发症状;中枢神经系统进行性局灶性退行性变,造成四肢瘫痪,并可在 1 岁左右死亡。

【实验室检查】

血清和组织铜、血浆铜蓝蛋白水平均较低,活检组织显示动脉血管的弹力层形成不良,使其管径大小差异很大。

【治疗】

本病未经治疗的患儿多数存活不到 2 年。及时补充铜对延缓生命可能有帮助。

二十七、羊毛状发痣

羊毛状发痣又名卷发症,是一种少见的先天性疾病。

【临床表现】

本病婴幼儿期发病,男女均可发病。头皮散在大小不等的边界清楚的斑状损害,其上头发为细小羊毛状,头发颜色变淡。稀薄而卷曲。一般在发病的头 2～3 年,范围会逐渐扩大,以后静止而持久不变。约 50% 的病例在同侧颈部、上臂或躯干发生色痣、表皮痣或线状痣,指(趾)甲和牙齿无异常。

【诊断与鉴别诊断】

1.诊断 临床根据头皮斑状羊毛状头发,容易做出诊断。

2.鉴别诊断 本病应与羊毛状发进行鉴别,后者累及整个头发,而非斑状受累,且有家族史。

【治疗】

少数病例随着年龄增长,病发可有所改善。持久不变者可外科手术切除。有学者建议用 X 线拔除病发,是基于生长的头发性质与原来的病发不同,可使头发生长接近正常。

二十八、早年白发

早年白发又名少白头、早老性白发病,系指发生于儿童及青年的白发或灰发。

【病因及发病机制】

本病常呈家族性发病,多为常染色体显性遗传。也可由营养素缺乏或青少年学习压力过大、精神紧张、情绪激动、应急增强、悲观抑郁等引起;慢性消耗性疾病如结核、恶性贫血等,均可影响黑素的合成,使头发变白。

【临床表现】

青少年时期发病。最初头发有稀疏散在的少数白发,大多数首先出现在头皮的后部或顶部,夹杂在黑发中,呈花白状。其后白发可逐渐或突然增多,但不会全部变白,但亦有部分患者长时间内白发可不增多。一般无自觉症状。骤然发生白发可能与营养障碍有关,若及时去除可能的诱发因素,白发可在不知不觉中数量减少甚至消失。

【诊断与鉴别诊断】

1.诊断　根据发病年龄和临床表现,本病诊断容易确立。

2.鉴别诊断　本病在临床上应区分原发性(遗传性)和继发性,若为继发性,找出诱发因素有利于预防和治疗。

【治疗】

1.一般治疗　调整饮食结构,纠正偏食,多食富含维生素、蛋白质的食物。保持心境平和,消除精神紧张,劳逸结合。积极治疗各种慢性疾病。

2.西医治疗　口服维生素 B_6 和维生素 H 可能有所帮助。每天早晚按摩头皮,增加头皮血液循环,并持之以恒,则有利于减少白发。

3.中医治疗　较长时间服用七宝美髯丹、首乌片等有一定作用。

第十一节　瘙痒及精神性皮肤病

一、瘙痒症

瘙痒症中医称之为"痒风"。本病一般分为局限性和全身性两大类。

【病因及发病机制】

瘙痒的发病机制尚不完全清楚,目前认为主要是组胺、类胰蛋白酶、P 物质、类前列腺素、阿片样肽和某些细胞因子等化学介质释放所致。瘙痒的传导是通过无髓鞘 C 纤维激活位于脊髓背角的神经元层状体 I 亚群进行的。研究已经证实,特异性 C 神经纤维传递痒觉。瘙痒和疼痛的信息同时通过脊髓丘脑侧束传递,投射到丘脑后再投射到大脑皮质。全身性瘙痒症可能为系统性疾病如伴/不伴胆汁淤积的肝疾病、糖尿病、肠道寄生虫病、白血病、淋巴瘤、肥大细胞增生症、红细胞增多症、HIV 和肝炎病毒感染、铁缺乏症、甲状腺疾病、慢性肾功能不全和药疹等,肿瘤相关瘙痒的可能机制为肿瘤细胞坏死产生的毒性产物进入循环系统所致。

小儿患者多由外因所致,如卫生习惯不良、洗澡过多、摩擦过度、用劣质肥皂、有刺激性的扑粉、消毒剂和外用药等，或衣物纤维、植物、虫毛等机械性刺激。夏季潮湿、冬季干燥亦可致瘙痒。局限性瘙痒症其病因如前所述，引起全身性瘙痒症的因素，也可引起局限性瘙痒症。

【临床表现】

1.全身性瘙痒症　患儿全身各处皆可以有瘙痒的感觉，每次发生仅局限于某一部位，然后扩展至身体大部或全身。瘙痒的程度不定，常为阵发性，尤以夜间为重。虽无原发皮疹，但因经常搔抓，造成表皮剥脱、血痂、脱屑，亦可有湿疹样变、苔藓样变及色素沉着等继发皮损，抓伤的皮肤也容易引起继发性感染，如脓疱疮、毛囊炎、疖病、淋巴管炎及淋巴结炎等。患儿常伴有食欲缺乏、精神萎靡等神经症状。

2.局限性瘙痒症　小儿最常见为背部瘙痒，阵发性发作，夜间加重，偶见手掌、面部、头皮、阴囊或肛门。肛门瘙痒多由蛲虫病所致。久抓可造成显著的苔藓样变，若处理不当或滥用刺激性药物，可引起湿疹样变，有渗液与皲裂等。

【诊断与鉴别诊断】

1.诊断　依据病史，初发时仅有瘙痒而无皮疹，即可诊断。诊断瘙痒症时，应详细询问病史，寻找可能的病因，做全面系统检查和必要的实验室检查。

2.鉴别诊断　瘙痒是皮肤病最常见的症状，因此必须与荨麻疹鉴别。荨麻疹患儿来就诊时，风团可能已经消失，只留下搔抓痕迹，容易误诊为瘙痒症。本病还须与虫咬皮炎、疥疮、虱病、特应性皮炎、接触性皮炎、药物性皮炎等鉴别，由于这些皮肤病的每一种病都具有特征性，故易于鉴别。

【治疗】

尽力寻找病因并予以去除，治疗系统性疾病如黄疸、糖尿病等。避免外界的各种刺激，如改善潮湿或干燥的环境，不要用碱性强的肥皂，穿丝织或棉织品内衣，戒掉搔抓习惯等。瘙痒症往往与饮食或情绪有关，应少吃鱼、虾、蟹等动物性蛋白质食品，不用辣椒、芥末等刺激性调味品，对情绪紧张或焦虑不安的患儿通过安抚情绪、注意休息来减轻症状。

1.内服药物　可选用抗组胺类药物，可两种联合用药，苯二氮䓬类抗焦虑药物可缓解患者的焦虑情绪、改善睡眠和休息、减轻瘙痒症状。抗抑郁药多塞平对本病有效。

2.局部治疗　外用药物可选用1%薄荷脑、2%樟脑、1%达克罗宁、0.075%辣椒素、5%焦馏油类、糠酸莫米松、丁酸氢化可的松、0.03%他克莫司、0.1%吡美莫司等。

3.物理疗法　全身性瘙痒症患儿可用矿泉浴、糠浴、药浴等。UVB 光疗对许多疾病引起的瘙痒有效,如尿毒症、胆汁淤积、真性红细胞增多症等。全身性 UVB 照射(仅用于 6 岁以上儿童)每周 2～3 次,持续 2 周以上可缓解尿毒症瘙痒,必要时可重复应用以维持疗效。

4.中医治疗　宜养血润肤、疏风止痒,方用当归饮子、消风散等加减。也可用消风止痒颗粒。外用中药煎洗:苦参、地肤子、苍耳子、蛇床子、防风、百部、川椒、艾叶、野菊花各 20g,煎后熏洗。

5.心理治疗　可采用行为指导法、认知疗法、放松疗法和生物反馈疗法等。

二、神经性皮炎

神经性皮炎又名慢性单纯性苔藓,中医称为顽癣或摄领疮。本病临床表现为阵发性剧烈瘙痒和皮肤苔藓样变,并可根据其受累范围大小,分为局限性神经性皮炎和播散性神经性皮炎。本病多见于青年和中年人,少见于儿童,且在儿童多表现为局限性神经性皮炎。

【病因及发病机制】

病因尚不完全明确,精神因素与发病有明显关系,患儿常有焦虑、烦躁、情绪易激动等情绪问题,若情绪问题得到控制,神经性皮炎可随之好转,因此一般认为大脑皮质的抑制和兴奋功能失调为本病的发病机制。本病的发生可能与胃肠功能障碍或自体中毒有关。另外,衣领的摩擦或化学物质的刺激引起瘙痒,可促使本病的发生和发展。

【临床表现】

1.局限性神经性皮炎　局限性神经性皮炎好发于颈后、颈两侧、肘窝、股内侧、尾骶部及腕、踝等部位,双上眼睑、会阴、阴囊等部位也常发病。起病初期,患部皮肤仅有瘙痒而无皮疹,经常搔抓或摩擦等机械性刺激后,局部便出现米粒至绿豆大小丘疹,丘疹顶部扁平,呈圆形或多角形,散在分布,正常皮色或淡红、褐黄色扁平丘疹。表面光滑或有少量鳞屑。病程稍长,丘疹增多,密集融合,形成皮沟皮纹加深和皮嵴隆起的苔藓样变,皮损钱币至掌心大小,形状可为圆形、类圆形或不整形,边界清楚,周边常有少数孤立散在的扁平丘疹。表面可有抓伤、血痂及轻度色素沉着。自觉症状为阵发性剧烈瘙痒,夜间为甚,常常不同程度地影响睡眠。

2.播散性神经性皮炎　播散性神经性皮炎与局限性神经性皮炎相似,但分布较广泛。患儿常有睡眠不好或情绪烦躁。病程慢性,极易反复发作。抓伤皮肤后可导致继发感染或可出现湿疹样变。因此本类型亦称为特应性皮炎。

【组织病理】

表皮角化过度,间以角化不全、不规则棘层肥厚、表皮突延长且较整齐,棘层有海绵形成但无水疱形成,真皮内有血管周围多形核细胞浸润,浅层有炎性细胞浸润,常见成纤维细胞增生及纤维化。

【治疗】

1.内服药物疗法 口服抗组胺类药物,有神经症状的可给予安定类药物,并可用谷维素及复合维生素 B 以调节自主神经功能。严重的难治的可应用匹莫齐特和多塞平。

2.局部治疗 一般选用皮质激素软膏或霜剂,如丁酸氢化可的松、糠酸莫米松、丙酸氟替卡松、卤米松软膏、多塞平贴膏及其他焦油类、含 0.5%～2.0%的樟脑、薄荷醑剂、0.075%辣椒素、他克莫司和吡美莫司等也有效。

3.物理治疗

(1)同位素治疗:对一般疗法无效的局限性神经性皮炎,用 90 锶放射贴敷器治疗。剂量 12 岁以上青少年可用 300～400 伦琴,1 次/日,5 天 1 个疗程,观察 4～6 个月,若疗效差可进行第 2 个疗程。

(2)蜡疗及矿泉浴、中药浴疗有效。

4.中医治疗 中医常分为三型辨证论治,风湿蕴阻型治宜祛风燥湿止痒,可选消风散、荆防汤等。肝郁化火型治宜疏肝解郁泄热,可选逍遥散加减。血虚风燥型治宜养血祛风润燥止痒,可选当归饮子、四物消风汤等。如可采用验方如意洗剂(如意草、防风、芥穗、薄荷等),早、晚各 1 次外洗,能收到较好的治疗效果。对局限性神经性皮炎,在内治的同时,可配合针灸治疗,可用梅花针弹刺,苔藓化明显的可进行强刺激。

5.心理治疗 许多患者有潜在的精神障碍,一旦用心理或药理方法控制后,病情即可缓解。

三、小儿痒疹

小儿痒疹是一种发生于 5 岁以前儿童的炎性瘙痒性皮肤病。皮疹以风团样丘疹、结节为主,剧烈瘙痒,主要分布于四肢。中医称"顽湿聚结"。

【病因及发病机制】

病因尚不清楚,较多学者认为与变态反应有关,亦有学者认为由虫咬或对药物及食物过敏所引起,营养不良及卫生条件较差易患本病,而在营养及卫生状况改善后,病情会自行好转或痊愈。另有学者认为遗传、贫血、胃肠功能紊乱、肠道寄生虫病等,都可能与本病的发生有关。

【临床表现】

发生在 5 岁以前的儿童,一般开始多在 1 周岁左右,初发为风团样丘疹或丘疱疹,有剧烈瘙痒,且反复发疹。2～3 岁时,逐渐形成坚韧的丘疹和小结节,米粒至豌豆大小,正常肤色、淡红色或红褐色,皮疹主要分布于四肢,也可累及腹部、头部、躯干及头皮。由于搔抓,常有表皮剥脱、湿疹样变、苔藓样变等继发性皮肤损害,有时并发脓皮病。愈后留有色素沉着,也可因感染而遗留浅瘢痕。因病程可长达数年甚至 10 余年,患儿可出现失眠、消瘦和营养不良等症状。常伴有腹股沟淋巴结炎,但不化脓。多延至青春期始逐渐痊愈。

【组织病理】

表皮轻度角化过度和角化不全,棘层常有增厚,偶有海绵形成及小水疱,真皮上部结缔组织水肿,血管周围淋巴细胞浸润。

【诊断与鉴别诊断】

1.诊断　根据本病多发于幼儿,皮损好发于四肢,以风团样丘疹、结节为主,伴剧烈瘙痒,病程迁延等临床表现,一般不难诊断。

2.鉴别诊断　应与疱疹样皮炎和疥疮等鉴别。

【治疗】

治疗本病最可靠的方法是寻找并去除病因。防止虫咬,纠正胃肠道功能紊乱,加强营养,讲究卫生,改善营养及卫生状况。

1.内用药治疗　可选用抗组胺类药物、维生素 C、钙剂,对具有精神因素的患儿,可适当给予抗焦虑药物。

2.局部治疗　可外用各种止痒的药物,如炉甘石洗剂、中低效的糖皮质激素软膏或霜剂、含薄荷的洗剂等,5%～10%煤焦油软膏或 10%黑豆馏油软膏亦有较好疗效。

3.物理治疗　糠浴、淀粉浴、焦油浴、中药浴等,也可试用红外线照射治疗。

4.中医治疗　中医学认为本病是由于素体蕴湿,外感风热毒邪,或由于昆虫叮咬,湿毒凝聚,气血阻滞而成。急性期治宜清热祛风,方用消风散加减。慢性期治宜解毒利湿,活血化瘀,方用三妙散或活血祛风汤加减。针灸、推拿疗法亦可试用。

四、拔毛癖

拔毛癖是指反复地不能克制拔除自己毛发的异常行为。本病多见于 4～10 岁儿童,最早发病年龄为 6 个月。秃发常位于额、头顶部或额颞部,有的患儿将拔下的毛发食之,此称拔食毛癖。本病的病因不明,多数患者可能有心理因素和不良习惯,少数与遗传因素有关。

【临床表现】

患儿用手、铁夹或镊子等物件将自己的毛发强行拔掉,以头顶部前方及颞部较为多见,但眉毛和睫毛也可受累。拔掉后再生毛发仍反复被拔掉。在手所能及的头皮区常有大片脱发,形如斑秃,但边界多不整齐,而且脱发区常有残存毛发及断发。而有些患儿则是用双手将毛发撕断或用剪刀将毛发剪断,称为断毛癖。

【防治】

首先应寻找和去除心理因素以缓解焦虑情绪,然后采用认知治疗和行为治疗等心理治疗方法减少拔毛发行为,对家长及儿童的心理教育能让他们了解疾病的原因,有助于减轻症状,氟西汀、舍曲林等新型抗抑郁药对减少拔毛行为也有一定疗效。

五、咬甲癖

咬甲癖为一种经常咬甲的不良习惯,多见于儿童。

【病因及发病机制】

常可发现引起患儿焦虑情绪的一些心理因素,如与父母分离、受批评等,患儿往往通过咬指甲来缓解自己的焦虑情绪。

【临床表现】

被咬指甲游离缘呈锯齿状,甲板缩短。有的患儿整个指甲被啃咬,甲表面常无光泽,有横沟或嵴,亦可有甲下出血、匙形甲、甲软化、甲萎缩或伴发甲沟炎。

【治疗】

应积极寻找和去除心理因素以缓解焦虑情绪,当发现患者咬指甲时可采用转移注意力。亦可在甲部及甲周皮肤上涂搽氯化喹啉、泼尼松及黄连等药,使其畏苦,而渐停止咬甲。

六、人工皮炎

人工皮炎是指患儿利用机械或化学物质,伤害自己的皮肤而引起各种皮肤损伤。患儿通常会有意识地隐蔽自己伤害皮肤的行为。

【病因及发病机制】

患者可能患有精神发育迟滞、孤独症、抑郁症或精神分裂症等精神障碍,对皮肤的伤害行为是精神障碍的临床表现之一。有的患者可能有情绪低落等心理问题,通过对皮肤的自伤行为来发泄或缓解自己的不良情绪。

【临床表现】

皮损形态与分布因所加伤害不同而异,可发生红斑、丘疹、疱疹、灼伤、擦伤、割伤、刺伤、表皮剥脱、溃疡、坏死或瘢痕等多种形态,无法归纳推断为任何其他病种。因皮损皆由本人亲手造成,故病区多在右手能及之处,很少见于右手及右臂,但若是惯用左手者亦可见。在治疗时往往在将近痊愈时又被人为伤害,终不得愈。自觉症状常因损害程度而异,多为烧灼与疼痛感。

【治疗】

最好转诊到精神科,明确患者是否有精神障碍,选取相应的心理治疗和药物治疗,同时皮肤科采用对症治疗处理皮肤损害。

七、皮肤行为障碍

皮肤行为障碍是指患儿经常、重复出现某些对皮肤造成损伤的动作,以达到快感的异常行为。故也称皮肤行为症,多见于儿童及少年。

【病因及发病机制】

部分患者可能有引起焦虑、愤怒、抑郁情绪的心理因素或患有强迫障碍的精神障碍,家族成员中有强迫障碍、抑郁障碍的患病率较高。

【临床表现】

皮肤行为症的症状多样,常见的有:①吸吮手指:日久手指肿胀,兼有湿疹样变化;②自咬:有的患者在情绪激动时,不断咬指甲,引起指甲游离缘缺损;③碰撞头部:患儿反复碰撞头部,引起头部皮肤撕裂和挫伤;④紧握手:有的患儿因紧握手部而引起手指水肿,出现瘀斑和甲下出血;⑤自身撕裂伤:有的青少年制造自身撕裂伤甚至以企图自杀来显示其勇敢;⑥舌舔、咬口唇:反复舌舔、咬口唇动作致使唇部潮红、肿胀、肥厚,甚至有糜烂及渗液等湿疹样变。

【治疗】

因为多数患者都存在不良心理因素或有精神障碍,所以最好转诊到精神科明确病因和精神障碍的诊断,认知治疗和行为治疗等心理治疗方法对本病有效。抗焦虑药物或抗抑郁剂药物对于缓解焦虑情绪和抑郁情绪、减轻重复刻板行为也有一定效果。皮肤科可采用对症治疗处理不良行为造成的皮肤损害。

八、皮肤垢着病

皮肤垢着病为一种精神性、局限性、持续性污垢物质附着的皮肤病。本病多见女性青少年。发病年龄 9～51 岁,平均 20 岁左右。

【病因与发病机制】

对患者做心理学检查可发现,皮肤垢着病的发生主要与精神因素,外伤或长期未清洗患处有关。近年来,国内有学者认为皮肤垢着病与马拉色菌感染有关。

【临床表现】

初始为多发性黑褐色小丘疹,以后逐渐增多、扩大,融合成片时形成片状污垢堆积的痂皮,质硬,边缘翘起,不易剥离,如强行剥离痂皮,痂下皮肤微红。患者中有的表现精神兴奋、有的精神抑郁、神情呆滞,往往是患者自己故意不清洗和拒绝治疗,造成皮损呈大片污垢样角化性损害,有的表面呈绒毛状。皮肤好发部位为乳头乳晕周围和面部的颊部和额部,一般皮损仅局限于某一部位,亦可对称分布,可伴瘙痒。

【实验室检查】

取黑痂的内侧面涂于玻片上,经复红染色在油镜下可见到大量圆形或芽生孢子。用含有植物油的沙堡培养基做培养,可分离出马拉色菌属的真菌。但也有真菌检查阴性的。

【组织病理】

表皮角化过度,角化物质形成团块,真皮浅层小血管周围有少许淋巴细胞浸润,真皮层的皮脂腺和汗腺增多。在伴发马拉色菌感染者,在角化物质下方可见散在圆形孢子(PAS染色)。

【诊断与鉴别诊断】

1.诊断　根据患者的发病部位多见于面部、皮损呈黑褐色痂皮、询问病史有外伤史、患儿有长期不清洗的病史以及真菌学检查查到马拉色菌等可做出诊断。

2.鉴别诊断　发生在乳晕部位的皮肤垢着病须与乳头乳晕角化过度病鉴别，后者用汽油或乙醇擦洗不能清除掉角化性皮损。此外，部分慢性皮肤念珠菌病亦可表面痂皮呈污垢样，但真菌直接检查可见菌丝和孢子，真菌培养为念珠菌属。

【治疗】

1.局部治疗　用棉花蘸汽油搽拭皮损，或选用复方乳酸乳膏、3％硫黄乳膏、20％紫草油。

2.抗真菌治疗　对伴有马拉色菌感染的患者可口服伊曲康唑 3～5mg/(kg・d)，连用 7d 和外用酮康唑乳膏、联苯苄唑乳膏或制霉菌素软膏 2～4 周。

3.心理治疗　针对心理障碍行精神分析法，开展行为疗法、疏导疗法等。

【预后】

经以心理治疗为主，局部对症处理预后良好。

第四章　小儿皮肤病的诊断治疗

第一节　体格检查

1.原发损害　指皮肤病理变化直接产生的损害。

(1)斑疹:是一种皮肤颜色的改变,与皮面平行,不高出皮肤表面也不凹下,不可触及,如日晒斑、牛奶咖啡斑、白斑、白癜风。

(2)丘疹:为局限性、实质性、边界清、直径小于1厘米的隆起性损害。

(3)斑块:为边界清楚,直径1~2厘米或更大,顶端平坦且隆起的浸润性损害。亦可由多数丘疹融合而成。

(4)结节:为边界清楚,直径大于0.5厘米,位于真皮或皮下组织,质软或硬的实质性隆起损害。直径大于3厘米的结节称为肿块或肿瘤。

(5)风团:为真皮浅层急性水肿引起顶端平坦的隆起性皮损。常突然发生,存在时间短暂,一般经数小时即消退,不留痕迹。

(6)水疱和大疱:为高出皮肤表面的、内含有液体的局限性、腔隙性损害。直径小于0.5厘米充满澄清液体的隆起皮损称为水疱,而直径大于0.5厘米者称为大疱。

(7)脓疱:为充满黄色脓性渗出物的隆起损害,亦含有脓液的水疱。

(8)囊肿:为包含液体、黏稠物及细胞成分的囊状结构。

(9)毛细血管扩张:为可见的皮下毛细血管或静脉的扩张,或直或弯曲呈网状或细丝状,鲜红或暗红色,压之褪色或不完全褪色,可为局限性或泛发性。

2.继发性损害　指原发性损害经过搔抓、感染、治疗处理和在损害修复过程中进一步产生的病变,与原发性损害并不能截然分开。例如,脓疱型银屑病的脓疱为原发损害,而湿疹的脓疱往往是继发感染引起,则为继发性损害。

(1)糜烂:为表皮或黏膜上皮的缺损,露出红色湿润面。因损害浅表,基底层未完全脱落,故预后不形成瘢痕。

(2)结痂:为渗出性皮肤损害表面的浆液、脓液或血液与脱落组织及药物混合后干涸而结成的附着物。

(3)鳞屑:为脱落或即将脱落的角质层,是颜色发白的小片状皮屑。脱皮是指皮肤急性损伤后的片状表皮剥落。

(4)浸渍:指皮肤、黏膜长期浸水、潮湿,使角质层吸收较多水分后变白变软,甚至起皱的损害。

(5)萎缩:系指皮肤组织的退行性变使表皮、真皮或皮下组织变薄。若仅为表皮变薄则表现为皱缩,而真皮和皮下组织变薄则表现为皮肤凹陷。

(6)抓痕:指圆形或线形的表皮剥脱,表皮层部分或全部缺失,暴露出红色的线条状或点状真皮,可有血痂。多由搔抓或外伤使表皮受损,一般预后不留瘢痕。

(7)裂隙:亦称皲裂,为线状楔形裂缝,从表皮伸向真皮层,基底较窄。

(8)溃疡:为皮肤及黏膜表面的缺损,深达真皮或皮下组织即为溃疡,基底部凹下可深可浅,边缘常不规则。

(9)瘢痕:为真皮或深层组织缺损或破坏后,有新生结缔组织及新生表皮修复损害所形成,表面光滑无毛,形状不规则,失去正常皮肤纹理。

(10)苔藓样变:系由经常搔抓或不断的摩擦使角质层及棘细胞层增厚和真皮慢性炎症而形成的肥厚性斑状损害,可见皮纹加深,皮丘隆起的多数多角形群集成片的小丘疹。

(11)硬化:为真皮或皮下组织水肿、细胞浸润或胶原纤维增生所致的局限性或弥漫性皮肤变硬,表皮萎缩。

3.皮损的测量　以上各种皮损或融合成片的多形性皮损的测量,一般用测量尺测定后以毫米计算并记录,面积较大者可按烧伤儿童体表面积计算法记录。

4.皮损的颜色　皮损的颜色可描述为肤色、褐色、红色、黄色、棕褐色、蓝色。尤其要注意红色和红褐色皮疹是否可压之褪色(如为瘀斑,则压之不褪色)。皮肤颜色的主要决定因素有黑素、血红蛋白、类胡萝卜素、真皮血管及真皮中纤维束等。此外,还受皮肤血管中氧合血红蛋白和血红蛋白相对比例、血管数量、血管丛的分布、血液循环速度等影响。氧合血红蛋白为鲜红色,血红蛋白为蓝红色,两者存在于浅表皮肤的红细胞内,如果机体各器官功能良好,氧气供应充足,这二者比值较高,则皮肤红润;反之,则皮肤出现发绀。皮肤的红色和红棕色取决于氧合血红蛋白和血红蛋白,通过直接压迫浅表的血管丛,使红细胞进入较深部位的血管可观察到皮肤颜色变浅,如果压迫后皮肤颜色不发白,说明红细胞位于血管之外,位于邻近的真皮层内。黑素是皮肤中的主要颜色,在角质形成细胞内可表现为深浅不同的棕色、蓝黑和黑色。胡萝卜素主要存在于皮肤较厚的部位如掌、跖,它使皮肤呈黄色。类胡萝卜素是一种外源性脂类,包括β胡萝卜素、番茄红素、叶黄素等,在水果和蔬菜中含量较高,大量摄入含有β胡萝卜素食物后,会在表皮中过多积累,从而使皮肤颜色显著变黄,在角质层较厚的手掌、足跖部更明显。

5.皮损的排列

(1)散在性皮损是指各皮损边界清晰、互相分离。

(2)线性皮损是指皮损呈线性排列。

(3)皮损呈曲线、漩涡状或平行线状排列提示遗传性镶嵌,常由基因突变后皮损沿 Blaschko 胚胎线分布。

(4)环形皮损是指皮损的形状呈环形。

(5)水疱、丘疹或结节在一定的皮肤区域内紧密排列,称为群集。

6.皮损的分布　指皮肤损害是泛发性的、肢端性的(仅分布于手、足、臀部和面部)或局限于某一特殊的皮损区域。

7.皮肤科常用的检查方法　进行皮肤检查时,应注意光线充足,最好在室内自然光下进行,检查时必须尽量暴露患处,或依次暴露各个累及的部位。检查时可借助 5 倍放大镜,放大观察局部皮损表面的细微变化。

(1)划痕反应:用划痕反应棒(不锈钢制的细长棒)的钝圆一端以适当压力划过皮肤,划后 3～5 秒,划处出现红色线条,划后 1～3 分钟如划痕处出现隆起性风团样线条,称为皮肤划痕反应阳性。适用于荨麻疹类皮肤病的检查。

(2)玻片压诊法:采用有机玻璃制作的透明度好的载玻片,轻压丘疹、小结节或红斑,可出现苹果酱色或瘀点。适用于寻常狼疮和紫癜的检查。

(3)醋酸白试验:配制 3％～5％醋酸溶液,用棉签蘸该溶液涂于可疑皮损处,3～5 分钟后如疣体发白为阳性。可用于鉴别尖锐湿疣和假性湿疣。

(4)刮屑检查:用钝手术刀片或将自制的不锈钢长棒末端锉成刀片状,用于刮去鳞屑,观察鳞屑下面的表现,如为银屑病,则刮屑时可先后见到蜡痕现象、薄膜现象和点状出血现象。

(5)针刺试验:用无菌的注射针头或消毒后的针尖刺入皮内,或者注入少量生理盐水于皮内或皮下,若于 24 小时左右出现丘疹或小脓疱,且在 48 小时左右最为明显,以后逐渐消退,此为针刺反应阳性。40％～70％的白塞病患者,针刺反应阳性。

(6)感觉检查:分温度觉检查、痛觉及触觉检查。温度觉检查采用两支玻璃试管,一管装冷水,另一管装热水(50℃左右),先试正常皮肤,待病人能辨别冷热后,再试皮损区。痛觉检查用大头针分别轻刺正常皮肤和皮损区,让病人回答"痛"或"不痛"。触觉检查采用消毒棉签上的棉花捻成细小棉絮条,用棉絮条触及正常皮肤和皮损区,让病人闭目回答有无触及的感觉。该项检查主要用于疑似麻风病和神经梅毒患者的检查,但仅适用于学龄儿童和青春期少年。

(7)毛细血管脆性试验:试验时先清洁观察处皮肤,将血压计袖带平整缚于上臂下端,充气加压使压力在收缩压和舒张压之间保持 8 分钟,解除压力,待血液循环恢复约 5 分钟后,在肘窝以下约 4 厘米处,划一直径 5 厘米的圆圈,计算出现的瘀点数。男性正常值<5 点,女性<10 点,超过者为阳性。

(8)斑贴试验:是将测试物质与皮肤直接接触以观察皮肤反应,它常用来检测接触性皮炎的致敏物。本试验属迟发型变态反应,所以要在 48～72 小时观察结果,并在试验时设一阴性对照,一般用白凡士林做阴性对照。有时采用阳性对照,可选用 0.1% 的组胺为对照物,如果组胺试验反应为阴性,则说明受试者皮肤属无反应性皮肤,其他项的阳性结果也就没有参考价值。

(9)点刺试验:是用特殊的点刺针将皮肤浅层刺破,使测试浸液直接与皮肤内的肥大细胞接触而诱发局部反应;也可用普通的注射针头进行,但要掌握好刺入皮肤的深度,刺入后轻轻上挑,随即退出针头。针刺深度以不出血为度,1 分钟后拭去测试液,并于 15 分钟后观察结果。明显的风团或红晕反应可以用尺测量,但点刺反应一般较小,常只记录阳性或阴性,不分级。本法优点是假阳性反应少,进入皮内抗原量极少,所以比较安全;万一发生了严重反应,还可及时将测试液拭去或洗掉。所以,国外许多单位已用点刺试验取代了皮内试验,作为临床常规皮肤试验方法。但是,点刺试验有分级不便的缺点,所以实际操作时究竟用哪一种方法为宜,可根据具体情况和操作者习惯决定,不应强行规定。本试验用于Ⅰ型变态反应性疾病。

【实验室检查】

皮肤科最基本的实验室检查有真菌学检查、病理学检查和性病实验室检查。

1.脱落细胞学检查　伴有水疱形成的疾病都可以用脱落细胞学检查的方法发现棘层松解细胞(天疱疮)或表皮巨细胞(单纯疱疹或带状疱疹)。其主要方法是用 15 号刀片轻刮水疱基底部采集细胞,并将获得的样本涂在载玻片上,晾干后染色,在显微镜 40 倍物镜下观察。

2.活组织检查　任何皮肤肿瘤、可触及的紫癜、持久性的皮炎或水疱,若单从外观形态表现无法确诊,都应该做病理活检,以获得组织病理学诊断。

(1)环转法活检:活检部位以医用 75％乙醇消毒,取 OT 针筒抽 1％利多卡因 0.1～0.2 毫升进行皮下局部浸润麻醉。垂直于皮纹方向拉紧皮肤,将 4 毫米环转头紧贴皮肤,旋转进入直至皮下组织层。以剪刀和镊子取下组织块,用 10％甲醛溶液固定后供组织学观察。要进行免疫荧光检查的标本需取皮肤损害周围皮肤,-70℃保存或液氮冷冻保存,或置于特殊的皮肤免疫荧光检测转移介质中。

(2)切取活检:如前述方法进行消毒和局部麻醉后,以无菌的 15 号刀片或剃须刀片切取小块隆起的皮肤损害。

(3)真菌直接涂片检查:由于皮肤真菌感染表现多样,可以类似于很多皮肤疾病,因此任何红色伴有脱屑的皮肤或头皮都应刮取鳞屑检查以排除皮肤真菌感染的可能。其方法主要是从皮肤损害的边缘刮取细小鳞屑放在载玻片上,在鳞屑上加一滴 20％氢氧化钾溶液溶解角质层细胞,但菌丝不受影响。盖上盖玻片后,在显微镜 10 倍物镜下寻找瘦长且分叉的真菌菌丝和孢子。

(4)毛发检查:将从头皮拔出的头发放在显微镜载玻片上,观察毛干、毛根是否异常(每次检查 10～100 根头发),为临床医生鉴别毛发类型提供简便可行的实验室依据。

【诊断步骤】

皮肤病、性病的诊断步骤一般为详细询问病史后,观察皮损并结合皮损的形态再次追问病史,特别是与皮损相关的病史,然后进行详细的全身检查。住院病人或门诊一些特殊患者,均应进行全身系统检查。检查皮损时,若有破损或疑为传染性皮肤病,应戴手套进行检查。选择必要的实验室检查,如真菌检查、疥螨检查、毛发检查、病理检查、性病实验室检查,以及一些特殊的实验室检查以对皮损的性质进行判定。通过病史、体检、实验室等资料的收集归纳、综合分析做出初步诊断,再在临床实践中验证诊断。一般经过以上 3 个步骤可做出正确的诊断。皮肤病的种类繁多,有些疾病比较容易诊断,有些疑难病或罕见疾病诊断上比较棘手,容易误诊。随着医学科学的发展,目前还可以借助多种先进的科技手段对皮肤性病进行诊断。

第二节　诊断方法

【物理诊断】

1.影像学诊断　皮肤影像学是利用现代成像技术手段对皮肤病进行无创、原位、动态、实时诊断的一门技术学科。X 线检查、电子计算机断层扫描(CT)、磁共振成像(MRI)、彩色多普勒、超声造影技术、三维超声显像技术、超声介入性诊断技术等可用于皮肤肿瘤、结缔组织病、川崎病以及与颅脑有关的一些皮肤病的诊断与鉴别诊断。

20世纪90年代以来,皮肤镜作为一种在体观察皮肤微细结构和色素的无创性显微图像分析技术被应用于临床。该技术的同义名还有表皮透光显微术、皮表显微技术、入射光显微术等,它通过使用油浸、光照与光学放大设备,观察到表皮下部、真皮乳头层等肉眼见不到的影像结构与特征。

(1)皮肤镜基本原理:在皮肤镜图像观察过程中,处理好一些与光学特性有关的因素,是有效地观察皮肤形态结构和特征的关键。由于皮肤角质层的折光系数与空气不同,照射到皮肤表面的光线相当部分被角质层所反射,另有部分为皮肤吸收,仅有少量通过折射透入皮肤,因此通常的方法难以观察到皮肤的深层结构。现有皮肤镜有浸润法与偏振法两种,均有效地排除了皮肤表面反射光的干扰,可直接从水平面对皮肤表面进行二维图像观察。浸润油存在引起接触性皮炎、医源性感染等潜在危险,近年发展起来的偏振光皮肤镜技术不需要浸润油,镜片不直接接触皮肤,即可观察到表皮以下的图像。

(2)皮肤镜图像特征

①颜色特征:在皮肤镜图像观察中,黑素在角质浅层呈黄色,在角质深层和表皮上层呈黑色,表皮下层呈浅棕褐色或深棕褐色,乳头层显示灰色及灰蓝色,在真皮网状层或更深层显示蓝色,如果黑素同时分布在皮损的多层并有图像叠加时也可呈黑色,血管数量的增多或扩张则显示红色,组织退化或瘢痕区域显示为白色。

②基本结构:包括色素网、色素纹、小点和小球、蓝白幕、蓝灰色卵形结构、血管结构、无结构区、红蓝腔等。

③皮肤镜的临床应用:对于恶性黑素瘤的早期诊断,皮肤镜是一种有效的辅助诊断工具。不规则色素网、伪足与放射纹、不规则小点小球、蓝灰区、蓝白幕、边缘骤然中断及不规则色沉等指征均有助于恶性黑素瘤的诊断,但何者最具诊断意义尚无一致意见。研究表明,不少恶性黑素瘤的诊断指征敏感性较低但特异性很高,但无一条诊断指征的特异性为100%,所以缺少某一条指征不能否定诊断,仅具备某一条指征也不能肯定诊断。多个指征的综合分析则可大大提高诊断的准确率。

对于非黑素及非肿瘤皮肤病的皮肤镜研究,近年来也逐渐引起人们的兴趣。银屑病、扁平苔藓、玫瑰糠疹、汗孔角化、荨麻疹等许多皮肤病均有皮肤镜研究的报道。此外,皮肤镜还被用于白癜风毛囊周围的残余色素的观察、脱发区毛发生长与治疗反应的监测以及疥疮治疗后痊愈与否的判定。这些均提示:皮肤镜的应用并不仅限于诊断与纯粹形态学研究方面,在疾病治疗效果的监测与随访方面,皮肤镜也有着广阔的应用前景。

2.电生理学检查　如心电图、脑电图、脑地形图、脑血流图、肢体血流图和肌电图等的检查。近年来已采用规范化负荷的心率变异性进行自主神经功能的检查。

【病原学诊断】

在病原学诊断中最常用的是真菌的直接镜检和培养。皮肤科门诊一般备有显微镜,除用于真菌直接检查外,还可查疥螨、蠕形螨、滴虫等。建立性病实验室进行淋球菌、衣原体和支原体的检测以及进行快速血清反应素环状卡片试验(RPR)、梅毒螺旋体血球凝集试验(TPHA)等,以利及时诊断淋菌性或非淋菌性尿道炎、宫颈炎和梅毒。在病原学检查中,电子显微镜、超高倍显微镜和聚合酶链式反应(PCR)的应用对活体分泌物检查细胞内病毒、细菌、衣原体、支原体以及遗传病、皮肤肿瘤等提供实验室诊断依据。

【过敏性疾病的特异性诊断】

1.试验检查

(1)斑贴试验:是将测试物质与皮肤直接接触以观察皮肤反应,它常用来检测接触性皮炎的致敏物。本试验属迟发型变态反应,所以要在48～72h观察结果,并在试验时设一阴性对照,一般用白凡士林做阴性对照。有时采用阳性对照,可选用0.1%的组胺为对照物,如果组胺试验反应为阴性,则说明受试者皮肤属无反应性皮肤,其他项的阳性结果也就没有参考价值。

(2)点刺试验:是用特殊的点刺针将皮肤浅层刺破,使测试浸液直接与皮肤内的肥大细胞接触而诱发局部反应;也可用普通的注射针头进行,但要掌握好刺入皮肤的深度,刺入后轻轻上挑,随即退出针头。针刺深度以不出血为度,1min后拭去测试液,并于15min后观察结果。明显的风团或红晕反应可以用尺测量,但点刺反应一般较小,常只记录阳性或阴性,不做分级。本法优点是假阳性反应少,进入皮内抗原量极少,所以比较安全;万一发生了严重反应,还可及时将测试液拭去或洗掉。所以国外许多单位已用点刺试验取代了皮内试验,作为临床常规皮肤试验方法。但是点刺试验有分级不便的缺点,所以实际操作时究竟用哪一种方法为宜,可根据具体情况和操作者习惯决定,不应强行规定。本试验用于Ⅰ型变态反应性疾病。

(3)激发试验:激发试验是模拟变应原进入体内的自然过程,引起发病,严格意义上讲,皮肤点刺试验和斑贴试验也属于激发试验的范畴,它们最大的区别在于试验部位不同,皮肤点刺试验和斑贴试验是在皮肤上做的,而激发试验是在靶器官上做的。变应原激发试验可以分为支气管激发试验、鼻黏膜激发试验、现场激发试验、食物和药物激发试验等,所有的变应原激发试验均有一定的风险,应经患者同意后方可进行,患有严重过敏性疾病的患者如哮喘、休克不宜做此试验。

2.体外检测方法

(1)Uni-CAP 系统:Uni-CAP 系统的灵敏度和特应性较高,目前临床中应用较为广泛。可以用于支气管哮喘、过敏性鼻炎、特应性皮炎等特异性 IgE 的检测。

Uni-CAP 系统的原理是以放射过敏原吸附试验(RAST)为原理发展而来的荧光酶联免疫法。该系统将变应原吸附在一种称作 immunoCAP 的新型固体上,后者是装在小胶囊中的亲水性载体聚合物,由活化的纤维素衍生物合成,与变应原有极高的结合能力。CAP 系统具有优良的反应条件和较短的扩散距离。

(2)Mediwiss 敏筛定量过敏原检测系统:Mediwiss 敏筛过敏原定量检测系统采用免疫印迹方法,检测原理与 Uni-CAP 系统类似,定量测定患者血清中 sIgE 的水平。

(3)食物过敏原 IgG 抗体检测:随着人们饮食结构的改变和食品中添加剂的多样化,食物过敏和食物不耐受受到医学界越来越多的关注。食物不耐受是一种复杂的变态反应性疾病,它的发生是免疫系统把进入人体内的某种或多种食物当成有害物质,从而针对这些物质产生过度的保护性免疫反应,产生食物特异性 IgG 抗体,IgG 抗体与食物颗粒形成免疫复合物,可能引起所有组织发生炎性反应,并表现为全身各系统的症状与疾病。

【病理学诊断】

普通病理组织学是皮肤科最常用的诊断技术之一,免疫组织化学病理检查使某些自身免疫性皮肤病的分类更为精细。近年从疑似淋巴瘤患者的淋巴结活检组织中提取 DNA,用限制性内切酶进行消化,然后分别用重链 J 探针、轻链 K 或入探针等技术做分子杂交,可对 B 细胞淋巴瘤的免疫基因型和免疫表型做出诊断,并可对 T 细胞为主的淋巴瘤中 B 细胞克隆群做出鉴别,以阐明淋巴瘤的克隆起源和性质,同时亦有助于 Wiskott-Aldrich 综合征等的诊断。可见,病理学诊断技术已进入分子病理学诊断水平。

【生物化学诊断】

如心肌酶谱的测定可用于皮肌炎的诊断,血脂的检测用于黄色瘤的诊断。此外,一些遗传性疾病,如着色性干皮病可能与核酸内切酶的缺陷有关。所以对各种酶的检测将有助于遗传性皮肤病的早期诊断。

【免疫学诊断】

如抗核抗体(ANA)、抗可溶性核抗原(ENA)抗体的检测等,可用于结缔组织疾病的诊断。免疫学领域中最先进的仪器之一——流式细胞仪的出现,使各种疾病的血液细胞学分类,细胞质酶、膜酶、细胞核的 DNA 含量,细胞内抗原以及染色体分类等进入分子水平的快速定量检测成为现实。

【基因诊断】

基因诊断将于 21 世纪在各科疾病的诊断领域中大展宏图。基因诊断技术日新月异,目前常用的诊断方法主要有以下几种。

1.微卫星 DNA 多态标记的扫描技术　本技术包括可变的串联重复序列(VNTR)和短串联重复序列(STR)。STR 用于基因组扫描研究的优点:分布广、种类多,遵循孟德尔共显性遗传规律;易用聚合酶链反应(PCR)扩增,所需基因组 DNA 量少,便于取材;操作方法简单,避免了杂交酶切等繁杂步骤,便于大规模自动化操作,大大降低了检测成本;扩增所用的探针可由合成仪大量合成,不受能否获得探针的限制。其实验步骤有以下两步:①STR 的 PCR 扩增;②利用全自动荧光 DNA 测序仪进行 STR、PCR 产物的分型。

2.基因突变检测技术　本技术根据检测原理分为三类:物理方法,如单链构象多态性(SSCP)和变性凝胶梯度电泳(DGGE)等;裂解法,如 RNA 酶切割和化学错配裂解等;其他如测序、变性高效液相色谱检测(DHPLC)、DNA 芯片技术、等位基因特异性扩增(ASA)和等位基因特异性寡核苷酸探针分析(ASO)。

ASO 分析方法是根据已知疾病基因突变结构和相应正常基因结构,在体外人工合成一族 16-19bp 疾病基因片段和一同样大小的相应正常基因片段的寡聚核苷酸作为探针,通过严格控制条件,将两个探针分别与经适当限制酶消化的被检者 DNA 进行杂交,从而直接显示疾病基因是否存在。此法可用于遗传病的诊断和产前诊断。

3.单核苷酸多态性技术(SNP)　SNP 在遗传性皮肤病研究中应用颇为广泛。随着近年来 DNA 芯片(DNAchip)等新技术的发展,使 SNP 的发现、检出和应用得到了巨大的发展,并有望成为遗传研究中的主要方法和手段。

【遗传表观学】

遗传表观学主要研究 DNA 序列不发生变化时,基因表达异常的机制,主要涉及 DNA 甲基化,组蛋白修饰和 microRNA 调控,与多种皮肤肿瘤的发生有密切关系。

总之,上述几种技术可用于遗传病的诊断、传染病病原体的检测、产前诊断以及确定亲缘关系等。另外,应用基因工程技术可以生产用于疾病诊断的抗原或抗体蛋白,如用于乙型肝炎诊断的核心抗原、e 抗原等,对多基因病及药物基因组学的研究亦具有十分重要的意义。

第五章　小儿皮肤病的常用药物

第一节　小儿皮肤病的基本用药

药物进入人体后,经过吸收分布到全身并进行代谢排出体外的过程,称为药物的体内过程。儿科用药与成人用药有很大的不同,这是因为小儿生理解剖特点使药物在体内的转运和转化过程与成人不同。

一、小儿的生理解剖特点与药物的体内过程

出生至青春发育期是人体生长发育最迅速的阶段,婴幼儿期更为明显,生后第一年体重为出生时的 3 倍,身长较出生时增长约 50%,身体各组织器官的结构和功能从不成熟逐渐发育至成熟。不同年龄阶段的小儿对药物的吸收、分布、代谢、排泄均有不同的特点。

1.药物的吸收　指药物由用药部位进入血液循环的过程。给药途径有很多种,最常使用的为口服法。口服药物的吸收与胃肠道的生理特点有关。从新生儿期至幼儿期的胃内酸度波动很大,出生后酸度一过性增高,以后显著下降,至生后10 天基本为无酸状态,以后胃酸度再逐渐增高,到 3 岁时与成人水平相当。新生儿胃容量较小,蠕动慢且排空时间长,以上因素使一些药物的吸收较成人增加,而另一些药物吸收较成年人要少,故口服药物吸收的量难以预料。新生儿血液多集中于躯干和内脏,外周较少,静脉注射药物能更快地分布到全身循环中,而肌内注射或皮下注射却不能迅速吸收,危重患儿末梢部位血液循环差,局部注射的药物不能规则地被吸收而滞留在肌肉中,当血液循环突然改变时,进入循环中的药量骤然增加,使药物血液浓度突然升高,往往很容易引起药物中毒,如强心苷类、抗惊厥药及氨基糖苷类药物。因此,危重新生儿及婴幼儿尽量选用静脉给药这一途径。

2.**药物的分布**　药物进入血液循环后,一部分要与血浆蛋白结合,另一部分则呈游离状态。新生儿血浆蛋白浓度低,结合药物的能力弱,血中游离药物较成人多,故在血药总浓度相同时,药物对小儿的作用较成人强。小儿血脑屏障发育尚未成熟,许多药物易于通过,中枢神经易受某些药物的影响,如溴化物在婴儿脑脊液中浓度较高。

3.**药物的代谢**　药物进入人体后,主要在肝脏中代谢,由肝脏的酶系经过催化、氧化、还原、水解、结合等过程,将药物代谢后排出体外。新生儿酶系发育不成熟,肝脏药物代谢能力差,血浆消除慢。因此,建议新生儿应慎用或减量使用在肝脏代谢的药物。幼儿、学龄期儿童肝脏对药物的代谢逐渐成熟。

4.**药物的排泄**　肾脏是药物排泄的主要器官,新生儿、婴儿的肾脏发育不成熟,肾功能差,这主要表现在肾小球滤过率低,肾小管重吸收和排泄功能均比成人差。一般以肾脏排泄为主要渠道的药物如氨基糖苷类、磺胺类等,由于排泄延缓而滞留在体内,使血药浓度过高引起蓄积中毒。

二、小儿用药剂量的计算

常用的计算小儿用药量的方法有以下 3 种。

1.**按每千克体重计算**　此法是目前最常用的方法。在使用某一种药物时,根据药物说明书或药物手册注明的每次或每千克体重剂量,再根据其服用方法的说明分成每日 1～3 次给药。

小儿体重推算公式为:

≤6 个月体重(千克)＝出生时体重＋月龄×0.7

7～12 个月体重(千克)＝出生时体重＋6×0.7＋(月龄－6)×0.4

2～12 岁体重(千克)＝年龄×2＋8

如按体重计算所得剂量超过成人用量,则以成人用量为限。

2.**按体表面积计算**　此法比按年龄、体重计算更为准确,因其与基础代谢、肾小球滤过滤等生理活动的关系更为密切。

通常体表面积可按体重推算,公式为:

体重<30 千克时,体表面积(米²)＝体重×0.035＋0.1

体重>30 千克时,体表面积(米²)＝[体重－30]×0.02＋1.05

由体表面积推算用药剂量,公式为:

小儿剂量＝成人剂量×小儿体表面积米²/1.73 米²,式中 1.73 米² 为成人平均体表面积。

此法必要时也适于成人。但应强调,按此公式计算所得剂量只作参考,还应根据具体用药和病情分析对待。

3.按成人剂量推算 某些情况下,若不清楚每千克体重所需药物剂量,则只能按成人剂量进行推算。即:

小儿剂量＝成人剂量×小儿体重(千克)÷50

三、合理用药的原则

1 明确诊断,确定用药目的 明确诊断是合理用药的前提。首先,应该明确疾病的性质和病情严重的程度,并据此确定当前用药所要解决的问题,进而选择有针对性的药物和合适的剂量。有时,在未确定诊断之前必须采取必要的对症治疗,但应尽量注意不要因用药而妨碍疾病的进一步检查和诊断。

2.制订用药方案 初步选定拟用药物后,要根据所选药物的药效学和药动学知识全面考虑所有可能影响该药作用的一切因素,扬长避短,合理制订包括用药剂量、给药途径、投药时间、疗程长短,以及是否必须联合用药等治疗方案。

3.密切观察 在用药过程中,要仔细观察各项必要的指标以判定所用药物的疗效和不良反应,并随时修订和完善用药方案。

4.简化用药 任何药物的作用都有两面性,即治疗作用和不良反应。药物的相互作用既可对机体有益,也可能增加对病人的损害。因此,临床用药应简化,除经过认真斟酌、深思熟虑认为必须要用的药物之外,原则上应争取用最少的药物即可达到预期的目的,可用可不用的药物则尽量不用。

第二节 小儿皮肤病的常用内服药

一、抗组胺类药

组胺是最早发现的参与炎症和过敏反应的化学介质,它主要存在于组织的肥大细胞和血液的嗜碱性粒细胞分泌颗粒中,系由组胺酸经脱羧基而获得。当这些细胞受到免疫性原因或其他理化因素刺激后,细胞中的颗粒及其内容物被排出,组胺被释放,同时也可能释放出 5-羟色胺、慢反应物质、缓激肽和前列腺素等活性物质,这些介质或直接或通过激活其他炎症细胞间接参与由 IGE 介导的Ⅰ型变应性炎症的调节。组胺与Ⅰ型变态反应密切相关,是变态反应中的主要炎症介质。

组胺主要作用于靶细胞的两组受体,即 H_1 受体和 H_2 受体,前者主要存在于皮肤组织,与毛细血管扩张、通透性增加和支气管、细支气管平滑肌收缩有关;而后者存在于胃黏膜组织,与胃酸分泌亢进有关。

1.H_1 受体拮抗药　此类药物种类繁多,大多数在化学结构上具有类似于组胺分子的乙基氨基团($CH2CH2N=$),其作用是与组胺竞争靶细胞膜上的受体,使组胺不能发挥其致病作用,但它本身并不能中和或破坏组胺,也无减少组胺释放的作用。另外,多数药物尚有不同程度的抗胆碱作用、局部麻醉和中枢抑制作用,少数药物则有中枢兴奋和抗 5-羟色胺作用。

在皮肤科,常利用 H_1 受体拮抗药的抗组胺和中枢抑制作用来治疗疾病,主要适用于:①皮肤黏膜的变态反应性和非变态反应性疾病,如荨麻疹、血管性水肿、接触性皮炎、湿疹、神经性皮炎、药疹、虫咬皮炎、各种原因所致的皮肤瘙痒等。②过敏性休克的抢救,一般首先应用肾上腺素或糖皮质激素,同时或在症状缓解后应用抗组胺药物辅助治疗。③防治眩晕和呕吐,如晕车、晕船等所致的眩晕和呕吐。④镇静与催眠,如苯海拉明和异丙嗪具有较强的中枢抑制作用,因而可用于镇静、催眠等。

根据化学结构、起效速度、药代动力学特性、对 H_1 受体的选择性和镇静作用的有无,可将抗组胺药分为第一代 H_1 受体拮抗药和第二代 H_1 受体拮抗药。第一代 H_1 受体拮抗药具有脂溶性,能透过血脑屏障,故其有不同程度的中枢抑制作用,即镇静作用。另外,它们的受体选择性差,能阻断乙酰胆碱、α-肾上腺素和 5-羟色胺受体,故能引起口干、便秘、排尿困难、咳嗽、恶心和呕吐等不良反应,且其半衰期较短,需每日多次服药。

自 20 世纪 80 年代以来问世的第二代 H_1 受体拮抗药,较第一代对 H_1 受体的亲和力更高,并与 H_1 受体有较强的结合作用。这些药物的分子较大,有一长的侧链,脂溶性很差,故对血脑屏障的穿透性低,镇静作用也随之降低。镇静作用小的另一个原因是新型抗组胺药对外周 H_1 受体的选择性比中枢高。大部分第二代 H_1 受体拮抗药经肝脏代谢后形成具有活性的代谢产物,因此它们产生的疗效比较持久。

(1)第一代 H_1 受体拮抗药

①苯海拉明(可太敏、苯那君):是最早的抗组胺药,镇静作用明显,亦有抗胆碱、止吐和局麻作用,是治疗婴儿特应性皮炎和湿疹的首选药。

口服,体重>9千克的儿童为每次12.5~25毫克,每日2~3次。小儿每日0.2%糖浆1~2毫升/千克,分3~4次,口服。

苯海拉明糖浆,患儿<6个月,每次1毫升,每日3次;>6个月,每次1.5毫升,每日3次;1岁,每次2毫升,每日3次;2岁,每次3毫升,每日3次;3岁,每次4毫升,每日3次,口服。6岁以上儿童苯海拉明注射液肌内注射用量为每次20毫克,每日1~2次。

偶可引起皮疹及粒细胞减少,长期应用6个月以上可引起贫血。

②氯马斯汀(毗咯醇胺):口服后30分钟起效,抗组胺作用强且持久,可维持药效12小时。口服,12岁以上儿童,每次1.34毫克,每日2次。可配成0.25%~0.5%糖浆供儿童服用,3~6岁,每次2.5~5毫升;6~12岁,每次5毫升,均为每日2次。

常见头昏、嗜睡,尚有轻度抗胆碱作用,新生儿和早产儿禁用。

③氯苯那敏(扑尔敏):抗组胺作用强,有镇静及抗胆碱作用。口服,小儿每日0.35毫克/千克,分3~4次,服。肌内注射,儿童每日皮下注射0.35毫克/千克,分4次给药。肝功能不全者不宜长期使用本药。忌用于1岁以下的儿童。

④赛庚啶(安替根):抗组胺作用较氯苯那敏强,且具有轻、中度的抗5-羟色胺作用及抗胆碱作用,是治疗急性荨麻疹的有效药物,尤其对寒冷性荨麻疹有较好的疗效。口服,儿童每日0.15~0.25毫克/千克,分3次服。2~6岁儿童单次剂量不超过1毫克,2岁以下儿童不宜使用本药,孕妇及哺乳期妇女慎用。

不良反应多以嗜睡为主。

⑤异丙嗪(非那根):为氯丙嗪的衍生物,抗组胺作用强,兼有显著的中枢抑制作用和抗胆碱作用,其作用时间较苯海拉明长。口服,小儿每次0.125毫克/千克,每日1~3次;肌内注射,小儿每次0.125毫克/千克,每4~6小时1次。

不良反应较多,如口干、恶心、嗜睡、光敏性皮炎、直立性低血压,偶见精神兴奋,肌内注射部位疼痛。肝、肾、肺功能减退者禁用,忌与碱性及生物碱类药物配伍。

⑥曲普利啶(毗咯毗胺、刻免、克敏):高效抗组胺药,不良反应轻。口服,12岁以上儿童,每次2.5毫克(1个胶囊),每日2次;6~12岁,每次1/2胶囊,每日2次;2~6岁,每次1/3胶囊;2岁以下按0.05毫克/千克计算,每日2次。

⑦羟嗪(安泰乐):抗组胺及中枢镇静作用强且持久。对慢性荨麻疹、寒冷性荨麻疹及湿疹的瘙痒均有较好的疗效。口服,12岁以上的儿童每次25~50毫克,每日3次;6~12岁,每次0.5~0.8毫克/千克,每日3次;6岁以下儿童慎用忌用。

不良反应主要为致畸,孕妇禁用。

⑧去氯羟嗪(克敏嗪):抗组胺及支气管扩张作用较强,镇静作用轻微。口服,儿童用量不超过每日 2 毫克/千克,3 岁以下患儿忌用。

不良反应有嗜睡、口干和致畸等。

(2)第二代 H_1 受体拮抗药

①西替利嗪(比特力、西可韦、斯特林、仙特敏、赛特赞):能选择性拮抗 H_1 受体,抑制组胺介导的早期变态反应及减少后期炎症介质释放,且可抑制嗜酸性粒细胞的趋化性,具有强大的抗嗜酸性粒细胞在风团内的浸润作用,故治疗慢性荨麻疹效果较显著。

口服,12 岁以上儿童每次 10 毫克,每日 1 次;6~12 岁儿童每次 5 毫克,2~5 岁儿童每次 2.5 毫克,每日 1~2 次。

不良反应少见,可有轻度镇静作用。2 岁以下儿童,孕妇、哺乳期妇女均慎用。

②盐酸西替利嗪滴剂(仙特明滴剂):本品为选择性组胺 H_1 受体拮抗药,无明显抗胆碱和抗 5-羟色胺作用,中枢抑制作用较小。

口服,6 岁以上儿童,每次 1 毫升,每日 1 次;2~6 岁儿童,每次 0.5 毫升,每日 1 次;1~2 岁儿童,每次 0.25 毫升,每日 1 次,但 2 岁以下儿童慎用。

不良反应轻微,且为一过性,有困倦、嗜睡、头痛、眩晕、激动、口干及胃肠道不适等。

③盐酸左西替利嗪(迪皿):是新一代高效非镇静抗组胺药,是盐酸西替利嗪的单一光学异构体,为高选择性外周 H_1 受体拮抗药。盐酸左西替利嗪剂量为盐酸西替利嗪的一半时,对皮肤和鼻腔变态反应的抑制作用与西替利嗪类似。临床适用于荨麻疹、过敏性鼻炎、湿疹、皮炎等。

盐酸左西替利嗪片剂每片 5 毫克,6 岁以上儿童,每次 1 片,每日 1 次;2~6 岁儿童,每次 1/2 片,每日 1 次;2 周岁以下儿童使用本品的有效性和安全性尚未确定。

不良反应发生率为 15.1%,其中 91.6%不良反应为轻到中度,主要表现为头痛、嗜睡、口干、疲劳。

④氯雷他定(开瑞坦):能选择性拮抗 H_1 受体,无中枢镇静作用和抗胆碱能作用。口服,12 岁以上儿童每次 10 毫克,每日 1 次;6~12 岁儿童每次 5 毫克,每日 1 次;6 岁以下儿童每次 2.5~5 毫克,每日 1 次。

不良反应少,罕有乏力、头痛和恶心。孕妇慎用。

⑤地氯雷他定(恩里思、芙必叮、地恒赛、Dihengsai):为非镇静性长效三环类抗

组胺药,是氯雷他定的活性代谢物之一。本品不易通过血脑屏障,对中枢神经系统无抑制作用。适用于慢性特发性荨麻疹及过敏性鼻炎。

口服,12 岁以上儿童,每次 1 片(5 毫克),每日 1 次。12 岁以下儿童慎用。

不良反应为恶心、头晕、头痛、困倦、口干、乏力,偶见嗜睡、健忘和晨起面部、肢端水肿。

⑥美喹他嗪(波丽玛朗):既拮抗 H₁ 受体,又有阻止肥大细胞脱颗粒及调节迷走神经紧张性和抗胆碱能等多种作用,故可作为治疗胆碱能性荨麻疹的首选药。

口服,12 岁以上儿童及成人每次 5 毫克,每日 2 次;12 岁以下儿童每日 0.25 毫克/千克。

不良反应较小,但口渴症状较明显,中枢镇静作用稍强,青光眼、前列腺肥大患者慎用。

⑦咪唑斯汀(皿治林):是近几年新上市的新型抗组胺药物,具有独特的抗组胺和抗其他炎症介质的双重作用。除与 H₁ 组胺受体选择性结合较强外,尚可抑制5-脂氧合酶、抑制白三烯等的产生,阻断某些炎性介质释放。本品起效快、作用持续时间长、不良反应少。适用于成人或 12 岁以上儿童所患的季节性鼻炎、荨麻疹等。

口服,成人(包括老年人)和 12 岁以上儿童每次 10 毫克,每日 1 次。本品不能与咪唑类抗真菌药(如酮康唑)或大环内酯类抗生素(如红霉素、克拉霉素或交沙霉素)同时使用。儿童、孕妇、哺乳期妇女的安全性尚不清楚。

⑧依巴斯汀(开思亭):与组胺 H₁ 受体亲和力高,对其他参与变态反应的炎性介质具有抑制作用,血脑屏障通透性极低,无嗜睡作用,其疗效和安全性不受食物影响,因此饭前、饭后均可服用。临床上主要适用于过敏性鼻炎、瘙痒症及过敏引起的荨麻疹等。口服,12 岁以上儿童每次 10 毫克,每日 1 次,症状严重时可给予20 毫克;6～11 岁儿童,每日 1 次 5 毫克;2～5 岁儿童每日 1 次 2.5 毫克,依巴斯汀与酮康唑或红霉素联合应用时应慎重,因 2 种药物均可延长心脏 QT 间期。

⑨阿伐斯汀(新敏乐、新民立):是一种新型的没有明显抗胆碱作用而竞争性强的第二代组胺 H₁ 受体拮抗药,为传统抗组胺药曲普利啶(吡咯吡胺)的衍生物。由于本品是在曲普利啶的吡啶环上加了一个极性的丙烯酸基,减弱了亲脂性,因此对中枢神经系统的抑制作用较轻。

12 岁以上儿童每次 8 毫克,每日 3 次,口服。

不良反应有困倦、口干、胃肠不适。对阿伐斯汀或曲普利啶过敏者忌用;肝肾功能不全者慎用;12 岁以下儿童和高血压、严重冠心病的患者禁用。

（3）其他 H_1 抗组胺药或具有抗组胺样作用的药物

①色甘酸钠：能稳定肥大细胞膜，阻止肥大细胞脱颗粒，从而阻止组胺和其他炎症介质的释放。可用于治疗肥大细胞增多症、色素性荨麻疹、特应性皮炎、食物过敏等。12 岁以上儿童每次 100 毫克，每日 3～4 次，口服；2～12 岁儿童剂量减半。

本品不良反应小，肝、肾功能不全者药量酌减；2 岁以下儿童不宜使用；孕妇及哺乳妇女慎用。

②酮替芬（噻哌酮）：其稳定肥大细胞膜、抑制组胺和慢反应物质释放的作用与色甘酸钠相似，并有拮抗 H_1 受体和抗 5-羟色胺及乙酰胆碱的作用，且为长效剂。皮肤科主要用于急性或慢性荨麻疹、湿疹、特应性皮炎、皮肤瘙痒症和肥大细胞增多症。口服，成人每次 1 毫克，每日 2 次；儿童每次 0.02～0.04 毫克/千克，分 2 次口服。临床常见的主要不良反应是嗜睡。

③曲尼司特：为新型抗变态反应药物，体外能抑制 IGE 引起的皮肤变态反应、哮喘及过敏性鼻炎等。12 岁以上儿童及成人，每次 100 毫克，每日 2～33 欠，口服；小儿每日 5 毫米克/千克，分 3 次服用。

④钙剂：钙离子能增强毛细血管致密性，降低其通透性，减少渗出，具有消炎、消肿作用，有助于控制或缓解变态反应。可用于荨麻疹、湿疹、接触性皮炎等。葡萄糖酸钙：口服，每次 0.5～1 克，每日 2～3 次；常用 10％葡萄糖酸钙注射液静脉注射或加入 5％葡萄糖溶液 250 毫升中静脉滴注，＜1 岁每次 0.5 毫升/千克；1～5 岁每次 5～10 毫升，每日 1～2 次；＞5 岁每次 10 毫升，每日 1 次，注射速度宜慢，防止发生心律失常和心搏骤停。钙剂能增加洋地黄毒性，故应用洋地黄期间禁用钙剂。

（4）H_1 受体拮抗药不良反应及使用注意事项

①常见不良反应。有头晕、乏力、嗜睡、口干、胃肠道反应、排尿障碍，也可表现为兴奋、失眠、共济失调，过量可引起惊厥，尚可出现皮疹。高空作业、驾驶员、从事注意力高度集中和运动协调的患者应慎用第一代 H_1 受体拮抗药；青光眼、前列腺肥大、急性支气管哮喘、严重心脏疾病等患者忌用。

②禁忌。禁用于昏睡状态或已服用大量中枢神经系统抑制药或对抗组胺过敏者。对某一种抗组胺药物过敏者，很可能也对此类中的其他药物发生过敏，应引起重视。

③联合用药。可利用联合用药的方法来加强疗效，但所选的几种药物应各属于不同类别，且白天最好应用无镇静作用的药物，晚饭或睡前可应用具有镇静安眠作用的药物。当用某种抗组胺药无效时，可选择其他类别抗组胺药，而不应选择同

一类中的其他药物。

④减少耐受性。本类药物长期应用可产生耐受性,故常需更换使用。需长时间用药者,见效后可逐渐减量维持,症状完全控制后再服一段时间,以减少复发。

⑤服药时勿同时应用可引起组胺非免疫性释放的药物,如多黏菌素、鸦片制剂、肼屈嗪及维生素 B_1 等。勿食用可引起组胺释放的饮料及食物,如乙醇、水生贝壳动物、蛇毒及含蛋白水解酶的食物。

⑥定期查肝肾功能。应用异丙嗪、酮替芬者,在服药期间应定期检查肝功能。

⑦其他。为避免药物对心脏的毒性作用,在使用特非那丁或阿司咪唑时不应超量用药,避免同时服用咪唑类抗真菌药(酮康唑、伊曲康唑等)和大环内酯类抗生素(红霉素、克拉霉素等);亦不应同时使用头孢克洛、环丙沙星和西咪替丁;对有严重肝功能受损、低血钾、严重心律失常,尤其是 QT 间期延长或房室传导阻滞者,应不用或慎用此类药物。

2.H_2 受体拮抗药　此类药物与 H_1 受体有较强的结合力,使组胺不能与该受体相结合,从而对抗组胺的血管扩张、血压下降和胃液分泌增加等作用;有增加免疫的功能,并能增强吞噬细胞功能,使低下的免疫功能恢复正常;还有止痒、止痛和抗雄激素作用。皮肤科主要作用于:①慢性荨麻疹(需与 H_1 受体拮抗药联合应用)。②色素性荨麻疹。③女性多毛、痤疮。④带状疱疹、水痘、扁平疣等病毒性皮肤病。⑤泛发性皮肤瘙痒症。

(1)制剂与用法

①西咪替丁(甲氰咪胍):口服,儿童每日 20～25 毫克/千克,分 2 次服用;静脉滴注,0.4～0.6 克加入 5% 葡萄糖溶液 500～1000 毫升中,每日 1 次。6 岁以下儿童不使用常规剂量,且较少使用本品。

②雷尼替丁(呋喃硝胺、善胃得):本品 H_2 受体拮抗作用比西咪替丁强 4～10 倍,无抗雄激素作用。口服、肌内注射或静脉滴注,每次 0.15 克,每日 2 次。8 岁以下儿童禁用,8 岁以上儿童用量酌减。

(2)不良反应与注意事项:此类药物常有恶心、呕吐、腹泻等胃肠道反应,以及头晕、头痛、嗜睡、幻觉等。可引起肝损害及肌酐浓度升高,诱发肝性脑病,故肝肾功能不全者应慎用;也可出现白细胞减少及药疹。

二、糖皮质激素

糖皮质激素系由垂体前叶分泌的促肾上腺皮质激素(ACTH)刺激肾上腺皮质

束状带合成并分泌的,能促进糖原异生,加速蛋白分解,促进皮下脂肪分解继而重新分布等,对水和电解质的代谢影响较小。临床上主要用其超生理剂量起抗炎、抗过敏、抗毒素、抗休克、免疫抑制及抗增生等药理作用来治疗皮肤病。

1.糖皮质激素在皮肤科的适应证

(1)自身免疫性疾病:如系统性红斑狼疮、皮肌炎、结节性多动脉炎、天疱疮、大疱性类天疱疮等。糖皮质激素可缓解症状。

(2)过敏性疾病:对急性荨麻疹和血管性水肿、过敏性休克、重症药疹、血清病、泛发性湿疹、严重的接触性皮炎、过敏性紫癜、变应性血管炎、重症多形红斑等有效。

(3)其他:如关节病型银屑病、各型红皮病、外源性光敏性皮炎、播散性神经性皮炎、普秃、囊肿性痤疮、泛发性白癜风等,应用糖皮质激素可使病情得到控制。

2.糖皮质激素的应用原则

(1)足量开始:开始使用时,根据病情轻重给予足量的糖皮质激素,而不要从小量开始逐渐增大至有效剂量。一般 14 岁以上儿童及成人,如病情轻者开始用量可相当于泼尼松 20~30 毫克/日,中度者 40~60 毫克/日,重度者 60~80 毫克/日,暴发型或病情危重时剂量可加大至 100~200 毫克/日,以能控制病情为宜。如使用 2~3 天症状未能控制,则可将剂量增加 25%~100%,以尽早控制病情。14 岁以下儿童按体重计算用量,并且需根据病情个体化用药。

(2)逐渐减量:凡用药超过 1 周者,均应逐渐减量,这对长期使用糖皮质激素治疗者尤为重要。每次减量均不宜超过原剂量的 1/6~1/4,原剂量大时可减得快些,反之则应缓慢地减量。如治疗急性疾病准备停药者,可减量快些,每 2~3 天或 3~4 天减量 1 次;需要应用维持量者,则减量要慢些,每周或每半个月减量 1 次。在减量过程中如出现"反跳"现象,可能是由于病人对糖皮质激素形成依赖性或(和)病情尚未被控制所致,常需增加剂量才能控制病情。

(3)最小维持量:对需长期使用糖皮质激素治疗的患者,应根据每一患者具体情况,寻求能控制症状的最小维持量,以便既发挥最有效作用,又使其不良反应减至最低限度。生理替代量一般为泼尼松每日 5~7.5 毫克。天然皮质激素(可的松、皮质醇)和含氟的激素(如地塞米松)均不宜长期应用。

3.糖皮质激素的应用方法　临床应用糖皮质激素时,应正确了解下丘脑-垂体-肾上腺轴(简称 H-P-A 轴)的作用,并在用药过程中遵循其规律。在正常情况下,下丘脑分泌 1 种激素称为促肾上腺皮质激素释放激素(CRH),CRH 刺激垂体前叶产生促肾上腺皮质激素(ACTH),后者又刺激肾上腺皮质产生皮质醇。皮质醇产生后又反馈抑制下丘脑、垂体甚至肾上腺本身,使 CRH 和 ACTH 的形成下降。血液中皮质醇浓度在早晨最高,此后逐渐消耗,至午夜最低,此时抑制 H-P-A 轴的能力减弱以致消失,CHR 和 ACTH 均升高,再次产生皮质醇,如此周而复始。

糖皮质激素的给药途径通常以口服为主,常使用半衰期短的如泼尼松,早晨一次给予或隔日早晨一次给予,这样可以使 H-P-A 轴的功能升降正常化,减轻对 H-P-A 轴的抑制和糖皮质激素的不良反应。抢救或不能口服者,可用糖皮质激素静脉滴注。供静脉注射的制剂一定为水溶性,混悬剂不能静脉注射,并且对同一折算剂量,静脉注射效价常大于口服。

(1)冲击疗法:主要用于抢救危重症疾病,如过敏性休克、感染中毒性休克、系统性红斑狼疮(SLE)伴有脑损害或严重肾脏损害等,以期迅速控制病情,然后快速减量,以减少长期常规使用糖皮质激素的不良反应。其他对常规糖皮质激素治疗效果不佳的皮肤病如 SLE、皮肌炎、寻常型天疱疮、大疱性类天疱疮、坏疽性脓皮病、角层下脓疱病、中毒性表皮松解症等也可采用冲击疗法。14 岁以上儿童使用方法是甲基泼尼松龙琥珀酸钠 1 克或 500 毫克或 300 毫克(根据患者体重)溶于5％葡萄糖溶液或生理盐水 250～500 毫升中静脉滴注,滴注时间一般不少于 2 小时,每日 1 次。一般疗法 3～5 日后,恢复至冲击前剂量。一般认为冲击疗法不良反应较小,但可发生一过性高血压、高血糖、急性胰腺炎、电解质紊乱、过敏性休克、严重的心律失常或心脏骤停。因此,应仔细观察病情变化,密切进行心脏监护和电解质测定。为安全起见,可采用常规冲击剂量的半量或 1/3 量。服用利尿药、肝肾功能不全及电解质紊乱者禁用。

(2)短程疗法:对于某些病情较重的急性自限性疾病,如重症多形红斑、重症药疹、中毒性表皮坏死松解症、急性放射性皮炎等,可采用短程疗法。经用糖皮质激素控制症状后,可较快地减量,如 12 岁以上儿童初始用氢化可的松 200～300 毫克/日静脉滴注,或地塞米松 10～15 毫克/日,静脉滴注,待症状控制后,每 3～5 日减量 1 次,每次减量 20％左右,直至停药,疗程 1 个月左右。12 岁以下儿童按体重和病情个体化用药。

(3)中程疗法:适用于部分慢性疾病如 Behcet 病、Sweet 病、关节病型银屑病、红皮病型银屑病、疱疹样脓疱病、变应性血管炎等。12 岁以上儿童开始用氢化可的松 150～200 毫克/日,静脉滴注;或泼尼松 20～40 毫克/日,口服;根据病情,1～2 周后改为泼尼松 20～30 毫克/日,以后每 2～3 周减量 1/3 直至停药,整个疗程一般 2～3 个月。

(4)长程疗法:主要用于结缔组织病和大疱性皮肤病,一般开始用剂量较大,待症状控制后,再逐渐减量,其减量速度开始较快,以后减慢,逐渐减少至能控制症状的最小维持量,在减量过程中,如病情有"反跳",须增加至比"反跳"前略大的剂量,一般疗程需半年或更长时间。

(5)局部注射疗法:全身应用糖皮质激素治疗无效时,采用皮损内注射可显著提高局部药物浓度,增强治疗效果,并可替代全身性糖皮质激素的应用。可用于囊肿性痤疮、斑秃、皮肤或黏膜盘状红斑狼疮(DLE)、肥厚性瘢痕或瘢痕疙瘩、神经性皮炎、结节性痒疹、胫前黏液性水肿、黏液性囊肿、结节病、蕈样肉芽肿、肥厚性扁平苔藓、环状肉芽肿、硬斑病等。根据需治疗的皮损面积大小抽取1%曲安西龙(去炎松)混悬液或醋酸泼尼松龙0.2~0.3毫升,加入等量的2%利多卡因或2%普鲁卡因混合后,用25~30号针头在皮损内分点注射。当注射混悬液后局部皮肤轻微隆起,表示深度适当,每1~2周注射1次,但长期应用可致皮损处萎缩、色素改变和毛细血管扩张,且应警惕药物全身性吸收导致肾上腺皮质功能抑制的可能性。

4.不良反应与应用注意事项 长期大剂量应用糖皮质激素可出现许多不良反应,如并发或加重感染、消化道溃疡或并发出血及穿孔、骨质疏松、肌无力、肌萎缩、无菌性股骨头坏死、高血压、白内障、青光眼、精神障碍、阳痿、月经紊乱、低钾血症、高血糖、血栓形成和出血倾向、皮肤萎缩、紫癜、痤疮、多毛、延缓伤口愈合等。因此,在应用糖皮质激素时要严格掌握适应证,密切注意不良反应的发生,并及时处理。如加用制酸药、H_2受体拮抗药、限制钠摄入、补充钾和钙,定期应用蛋白同化激素,加用免疫增强药,警惕感染、糖尿病、高血压、白内障等的发生,并定期检查患者所用药量,出现明显不良反应时及时减量。另外,可的松和泼尼松活性低,进入体内后须先在肝内水解变为氢化可的松和泼尼松龙才有活性,如果有严重肝脏疾病或体内先天性缺乏此类药物水解酶者,则药物不能在肝内水解变为氢化可的松和泼尼松龙,使疗效降低,此时可直接使用氢化可的松或泼尼松龙。另外,在低蛋白血症时,部分泼尼松不能与白蛋白结合而呈游离状态,其作用增强,但同时不良反应也可增加1倍。

5.糖皮质激素应用的禁忌证 糖皮质激素应用的禁忌证主要有:消化性溃疡、糖尿病、严重高血压和心肾功能不全、骨质疏松、活动性结核病、严重精神疾病,以及抗菌药物不能控制的细菌或真菌等感染性疾病,妊娠早期和产褥期。

三、抗生素和抗菌药物

1.青霉素类

(1)作用与用途:本类药物对多数革兰阳性菌和部分革兰阴性菌、螺旋体及放线菌具有强大的抗菌作用。青霉素在皮肤科的适应证有脓疱疮、丹毒、蜂窝织炎、猩红热、败血症、梅毒、淋病、放线菌病、皮肤炭疽、气性坏疽等。此外,治疗由溶血性链球菌诱发的急性点滴状银屑病,以及治疗早期系统性硬皮病也有效。

（2）制剂与用法

①青霉素 G（盘尼西林）：有钾盐和钠盐 2 种。肌内注射,每日 2.5 万～5 万单位/千克,分 2～4 次给药；静脉滴注,根据病情的轻重用药,一般病人每日 5 万～20 万单位/千克,每日 1 次。大剂量应用时应注意钾、钠离子对病人的影响。静脉滴注时速度不宜过快,也不与氯霉素、四环素、红霉素、庆大霉素、维生素 C 联合静脉滴注。

②苄星青霉素（长效西林）：属长效青霉素,成人及 12 岁以上儿童每次肌内注射 120 万单位,可使血中有效浓度维持 1 个月左右。治疗梅毒时用 240 万单位,分两侧臀部肌内注射,每周 1 次,共 2～3 次。小儿剂量每次 30 万～120 万单位,2～4 周 1 次。

③氨苄西林（氨苄青霉素）：广谱杀菌性抗生素。口服,每次 50～100 毫克/千克,分 4 次空腹服用。肌内注射,每日 50～150 毫克/千克,分 2～4 次给药。静脉滴注,每日 100～200 毫克/千克,分 2～4 次给药,最高剂量不能超过每日 300 毫克/千克。

本品大剂量口服可出现胃肠道反应,肌内注射后局部疼痛,故注射宜深,速度宜慢。

④阿莫西林（羟氨苄青霉素）：广谱杀菌性抗生素。口服吸收好,且尿液中的浓度很高,适用于尿路感染。口服,每日 40～80 毫克/千克,分 3～4 次；新生儿及早产儿每次 50 毫克/千克,每日 2～3 次；12 岁以上儿童每次 250～500 毫克,每日 2～3 次。

本品大剂量口服后可有胃肠道反应,偶有皮疹等过敏反应。

（3）不良反应与注意事项：青霉素类药物可引起过敏性休克、荨麻疹及其他各型药疹、二重感染、血栓性静脉炎、溶血性贫血等,其中以过敏性休克最为严重,常可导致死亡。所以,应用前必须询问患者有无过敏性疾病及青霉素过敏史,且须做青霉素皮试；以往对青霉素有过敏者应改用其他药物,不宜再做过敏试验（因皮试本身也可引起过敏性休克）。本品易透过乳汁,乳母注射青霉素可以引起婴儿过敏反应。

2.头孢菌素类

（1）作用与用途：　此类药物系半合成抗生素,与青霉素同属 β-内酰胺类,其化学结构和药理性质与青霉素相似。此类药物具有很强的抗菌活性,对β-内酰胺酶稳定,抗菌谱广,对多数革兰阳性菌和阴性菌、厌氧菌均有很强的活性。皮肤科常用于疖、痈、丹毒、蜂窝织炎、泌尿生殖系统感染、淋病等。

(2)制剂与用法

①头孢唑啉(先锋Ⅴ):属于第一代头孢菌素类抗生素。肌内注射或静脉滴注,儿童每日30～50毫克/千克,分3～4次;新生儿1次用药不超过20毫克/千克,每日2次。但亦有不主张用于新生儿、早产儿的报道。

②头孢哌酮(先锋必):属第三代头孢菌素类抗生素。肌内注射或静脉滴注,幼儿和儿童每日25～150毫克/千克,分2～3次。新生儿和婴儿用量尚未确定。

③头孢曲松钠(泛生舒复、消可治、菌必治、罗氏芬):属第三代头孢菌素类,其半衰期长,每日给药1次即可。肌内注射或静脉滴注,12岁以上儿童每日1～2克;小儿每日20～80毫克/千克,每日1～2次;早产儿每日不超过50毫克/千克。

不良反应有皮疹、胃肠道反应、血清转氨酶升高和静脉炎等,一般在停药后可自行消失。

④头孢氨苄(先锋霉素Ⅳ、头孢立新):本品耐酸,口服后易吸收,用于敏感菌所致的呼吸道、泌尿道、皮肤等轻中度感染。皮肤感染每次12.5～50毫克/千克,12小时1次;新生儿每日25～50毫克,分2～3次,口服,宜空腹给药。肾功能减退病人有药物蓄积现象,应注意调整用量。

⑤头孢羟氨苄:作用与头孢氨苄相似,对葡萄球菌、β溶血性链球菌、肺炎球菌、大肠埃希菌、奇异变形杆菌和克鲁伯杆菌有效,作用比头孢氨苄强3～4倍,对沙门菌和痢疾杆菌作用较头孢氨苄强2倍,对流感杆菌和淋球菌作用较弱。儿童每日30毫克/千克,分2次服用;一般不用于婴儿和新生儿;14岁以上及成人每日1～2克,分2次服用。

(3)不良反应:头孢菌素类药物可引起恶心、呕吐等胃肠道反应,以及头痛、头晕、药疹、药物热、白细胞减少、肝肾损伤。本类药物与青霉素有交叉过敏反应,对青霉素过敏和肝肾功能受损者忌用或慎用。

3.氨基糖苷类

(1)庆大霉素(正泰霉素):抗菌谱广,对金黄色葡萄球菌及革兰阴性杆菌(包括铜绿假单胞菌及各型变形杆菌)都有抑菌或杀菌作用。用于敏感菌所致的新生儿脓毒血症、败血症、脑膜炎及泌尿道、呼吸道、胃肠道感染等。

肌内注射。小儿每日3～5毫克/千克,即每日3000～5000单位/千克,分2～3次。

不良反应主要是对第八对脑神经和肾脏的损害,不宜任意加大剂量或长期应用(一般连续应用不超过 10 天),孕妇禁用,小儿慎用。

(2)大观霉素(壮观霉素、淋必治):对大多数奈瑟淋球菌菌株有效,适用于淋球菌引起的泌尿系感染、宫颈炎、直肠炎,但对淋菌性咽炎无效。

新生儿禁用。小儿体重 45 千克以下,每千克体重一次肌内注射 40 毫克;体重 45 千克以上者,1 次肌内注射 2 克。

不良反应有注射部位疼痛、眩晕、恶心、发热等。孕妇和新生儿禁用,对小儿也应慎用或禁用。

4.四环素类

(1)作用与用途:为广谱抗生素,可抑制多数革兰阴性和阳性菌,对螺旋体、放线菌、沙眼衣原体、支原体和阿米巴原虫均有抑制作用,但对革兰阳性菌的作用优于革兰阴性菌。适用于革兰阳性球菌引起的皮肤感染、痤疮、酒渣鼻、非淋菌性尿道炎、软下疳、炭疽、腹股沟肉芽肿等。

(2)制剂与用法

①四环素:成人每次 0.25～0.5 克,每日 3～4 次,口服;9 岁以上儿童每日 30～40 毫克/千克,分 4 次,口服;8 岁以下儿童忌用。

②多西环素(强力霉素):口服,成人首剂 0.2 克,以后 0.1 克,每日 2 次;9 岁以上儿童,每次 2 毫克/千克,每日 2 次;8 岁以下儿童禁用。

(3)不良反应:常见胃肠道反应、药疹、肝肾功能受损,久用可致二重感染。可通过胎盘抑制胎儿骨骼生长或造成某些先天性异常,亦可沉积于牙组织中而致黄牙,故孕妇、哺乳期妇女及 8 岁以下儿童禁用。

5.大环内酯类

(1)作用与用途:抗菌谱广,主要作用于需氧革兰阳性和阴性球菌,某些厌氧菌、支原体、衣原体、螺旋体、军团菌属等。适用于链球菌、金黄色葡萄球菌所致各种感染,以及耐青霉素或四环素的金黄色葡萄球菌引起的感染,也用于治疗梅毒、淋病、非淋菌性尿道炎、前列腺炎、放线菌病、丹毒、毛囊炎、疖、炭疽等。

(2)制剂与用法

①琥乙红霉素:口服,成人及 12 岁以上青少年每次 0.25～0.5 克,每日 3～4 次;小儿每日 25～40 毫克/千克,分 3～4 次。孕妇和哺乳期妇女慎用。

②罗红霉素(罗力得、严迪、欣美罗):口服,成人及 12 岁以上青少年每次 0.15 克,每日 2 次;婴儿与儿童每日 2.5～5 毫克/千克,分 2 次服。餐前 15 分钟服用。

③阿奇霉素(希舒美、维宏、欣匹特):口服,1～3 岁每日 0.1 克;3～8 岁每日

0.2 克;9～12 岁每日 0.3 克;13～15 岁每日 0.4 克;16 岁以上每日 0.5 克,均连用 3 日后停药。

④克拉霉素(克拉仙、利迈先、宜仁、锋锐):有广泛的抑菌和杀菌作用,是治疗艾滋病患者鸟分枝杆菌感染的首选药物。口服,小儿每次 5 毫克/千克,重症感染可增至 10 毫克/千克;12 岁以上儿童每次 0.25 克,每日 2 次;6 个月以下儿童使用本药的安全性尚不清楚。肝肾功能不全者慎用,患有心肌病,水、电解质紊乱者禁用。

⑤红霉素:属于抑菌药,抗菌谱与青霉素相近。小儿每日 30～50 毫克/千克,分 3～4 次,口服,静脉滴注剂量同口服剂量,以 10 毫升注射用水溶解后再加入 5% 葡萄糖溶液稀释后缓慢静脉滴注(浓度不超过 0.1%)。

(3)不良反应:可引起胃肠道反应,尚有血清转氨酶升高、药疹等过敏反应。

6.林可酰胺类

(1)林可霉素(洁霉素):抑菌药,但在高浓度下,对高敏感的细菌也有杀菌作用。其抗菌特点是对各厌氧菌具有良好的抗菌作用,对革兰阳性的抗菌作用似红霉素。儿童每日 30～50 毫克/千克,分 3～4 次,口服。注射剂,儿童每日 10～20 毫克/千克,每日 1 次,肌内注射。新生儿不宜用本药

(2)克林霉素(氯洁霉素):由林可霉素半合成制取,其抗菌活性比林可霉素强 4～8 倍,抗菌谱与抗菌特点与林可霉素相同。4 周以上儿童用量每日为 15～25 毫克/千克,重症感染可增至每日 25～40 毫克/千克,分 3～4 次给药。新生儿不宜用本药。

(3)不良反应:有恶心、呕吐等消化道反应,偶可致伪膜性肠炎。

7.尼立达唑(硝咪唑)类

(1)作用与用途:阻断病原 RNA、DNA 的合成,有强大的杀灭滴虫的作用,是治疗阴道滴虫病的首选药;同时具有抗厌氧菌的作用,可用于厌氧菌引起的各种感染。临床上常用于滴虫病、阿米巴病、酒渣鼻及厌氧菌引起的感染等。

(2)制剂与用法

①甲硝唑(灭滴灵):口服,12 岁以上儿童,每次 200 毫克,每日 3 次。静脉滴注,12 岁以上儿童每日 15～30 毫克/千克,分 3 次;儿童每日 15～25 毫克/千克,分 3 次。

②替硝唑:口服,成人及 12 岁以上儿童每次 0.5 克,每日 2 次;儿童每日 30～50 毫克/千克,顿服。

(3)不良反应:可有胃肠道反应,偶见头痛、失眠、皮疹、白细胞减少等。幼儿、

血液病患者禁用。

四、抗结核杆菌、麻风杆菌药

1.异烟肼（雷米封）　合成抗结核病，为全效杀菌药，对结核杆菌有良好的杀菌作用，为第一线的抗结核药。与其他抗结核药联合用于治疗各种结核病、麻风等。口服，一般治疗量每日8～10毫克/千克；静脉滴注，每日15～25毫克/千克，分1～2次。新生儿<7天用量为每日10毫克/千克，>7天用量为每日15毫克/千克。

不良反应有胃肠道症状如恶心、呕吐、腹痛；变态反应引起的皮疹、药物热；中枢神经系统症状如头痛、失眠等；血液系统可引起贫血、白细胞减少、咯血等；肝损害；偶见周围神经炎。用维生素 B_6 可防治神经系统反应，用量为每次10毫克，每日2次，口服。

2.利福平（力复平）　为半合成的利福霉素衍生物，第一线抗结核药物，对宿主细胞内外结核杆菌和其他分枝杆菌（包括麻风杆菌）均有明显的杀菌作用。主要用于治疗各种结核病、麻风病，还可用于耐金黄色葡萄球菌引起的感染及厌氧菌的感染，也可外用于眼部感染。口服，1个月以上儿童每日10～15毫克/千克，清晨空腹1次口服；新生儿每次5毫克/千克，每日2次，疗程半年左右。最大剂量每日450毫克。

不良反应有胃肠道症状如恶心、呕吐、腹痛；肝功能损害；白细胞减少、血小板减少；变态反应引起的皮疹、药物热、休克等。肝功能不全者及婴儿慎用。

3.氨苯砜（DDS）　为抗麻风药物中的首选药物，也可治疗多种皮肤病。氨苯砜具有抗麻风杆菌、抗炎和免疫抑制作用，可用于大疱性皮肤病（尤为疱疹样皮炎）、各种皮肤血管炎、无菌性脓疱性皮肤病、皮肤红斑狼疮、酒渣鼻、斑秃、结节性脂膜炎等。口服，12岁以上儿童每日50～100毫克，待症状控制后逐渐减量；小儿每日0.9～L4毫克/千克，一次顿服。6～12个月为1个疗程，服药6天停1天，每服10周停药2周。

不良反应有头痛、嗜睡、白细胞减少、溶血性贫血、胃肠道反应、肝肾损害。用药期间应注意检查血常规和肝功能，长期应用者宜补充铁剂、叶酸和维生素 B_{12}。

4.氯法齐明（亚甲基酚嗪、克风敏）　用于对氨苯砜耐药者，对麻风病和麻风反应均有效。小儿开始剂量为每日2毫克/千克，每周2～3次；2周后每日2毫克/千克，每周6次；4周后每日4毫克/千克，每周6次。抗麻风反应，口服，小儿每日4～6毫克/千克，每周6次。

五、抗病毒药

1.利巴韦林(三氮唑核苷、病毒唑)　为广谱抗病毒药,主要通过干扰病毒DNA合成而阻止病毒复制,对疱疹病毒、流感病毒、腺病毒、麻疹病毒等敏感,可用于疱疹性口炎、带状疱疹等。口服,每日10～15毫克/千克,分3～4次;肌内注射或静脉滴注每日10～15毫克/千克,分2次。用于6岁以上儿童。

不良反应有消化道症状,肝酶增高;用量过大可引起可逆性贫血、白细胞减少等。

2.阿昔洛韦(无环鸟苷)　可选择性地被感染细胞摄取,并在细胞内经胸腺嘧啶激活酶而转化为三磷酸无环鸟苷,后者可抑制病毒DNA聚合酶,从而干扰疱疹病毒DNA的合成。适用于单纯疱疹、带状疱疹、EB病毒感染等。口服,12岁以上儿童,每次800毫克,每日4～5次,连用7天;静脉滴注,每次5毫克/千克,8小时1次,疗程7天。12岁以下儿童,口服,每次5毫克/千克,每日4次;静脉滴注每日2.5毫克/千克。治疗单纯疱疹,2岁以上使用成人剂量的1/2,2岁以下使用成人剂量的1/4。治疗水痘可按每日20毫克/千克,总剂量不超过每次800毫克。

不良反应可有胃肠道反应、头晕、头痛,静脉用药偶有局部刺激现象。本药虽无致畸、致突变作用,但孕妇和哺乳期仍需慎用。大剂量应用可引起肾小管内结晶尿和肾功能减退,本品与氨基糖苷类、环孢素等合用会增加肾毒性,应避免同时应用。

少数患者有轻度胃肠道反应;可出现头痛、乏力、眩晕;引起贫血、白细胞减少等。2岁以下儿童禁用。

3.齐多夫定(奥贝齐、叠氮胸苷、维兹、AZT)　是一种有效的反转录酶抑制药,在体内酶的作用下,转化为三磷酸齐多夫定,通过与三磷酸二氧胸苷竞争和整合嵌入病毒DNA两种途径抑制HIV反转录酶的活性,终止DNA链增长,使病毒复制停止。故用于治疗HIV感染,也用于防止母婴HIV垂直传播。治疗HIV感染,3个月至12岁儿童,每6小时给予本品180毫克/米²(每日720毫克/米²),每次剂量不应超过200毫克。防止母婴HIV垂直传播,如新生儿不能接受口服,可以每次1.5毫克/千克,静脉滴注,每6小时1次,每次滴注超过30分钟;口服,为2毫克/千克,每6小时1次,出生后12小时开始用药,并持续至6周岁。

4.斯坦夫定(赛瑞特、司他夫定,D4T)　本品为合成的二脱氧胸嘧啶核苷类抗病毒药。通过非易化扩散进入细胞后被细胞激酶磷酸化为活性代谢物三磷酸司坦夫定,三磷酸司坦夫定通过选择性抑制 HIV 反转录酶而发挥抗病毒作用。口服,青少年和成人体重不低于 60 千克者,推荐剂量为每次 40 毫克,每日 2 次;体重小于 60 千克为每次 30 毫克,每日 2 次。儿童体重小于 30 千克者,每次每千克体重 1 毫克,每 12 小时 1 次;体重大于 30 千克的患儿,可给予成人剂量。小于 13 天的新生儿,推荐剂量为每 12 小时每千克体重给药 0.5 毫克;14 天以上的新生儿,以及体重小于 30 千克的患儿,每 12 小时每千克体重给药 1 毫克。

六、抗真菌药

1.制霉菌素 为四烯类抗真菌抗生素,对白色念珠菌、隐球菌、孢子丝菌等均有抗菌作用,口服后不易吸收,几乎全部从大便中排泄,可用于口腔及肠道白色念珠菌引起的感染。口服,儿童每日 5 万～10 万单位,分 3～4 次服用。可有轻微胃肠道反应。

2.伊曲康唑(斯皮仁诺) 是一种三唑类高效光谱抗真菌药,有高度亲脂性、亲角质性的特点,对各种皮肤癣菌、酵母菌、真菌均有不同程度的抗菌作用。其作用机制是,该药作用在细胞色素 P450 固醇合成酶中羊毛固醇 C-14α 去甲基化酶,使真菌胞膜麦角固醇合成受阻,破坏胞膜结构,抑制真菌生长。

临床主要用于治疗皮肤癣菌病和内脏真菌感染,尤其是甲真菌病。国内采用短程、间歇、冲击疗法治疗甲真菌病,即每日午餐及晚餐后立即服本药 0.2 克,连服 7 天,停药 3 周为 1 个疗程,治疗指甲真菌病需 2～3 个疗程,治疗趾甲真菌病需 3～4 个疗程。治疗系统性真菌病时,可静脉滴注,每次 200 毫克,每日 2 次,静脉注射制剂只能用 0.9％生理盐水稀释和制备。

不良反应轻微、常见有胃部不适、头痛、皮疹及可逆性血清转氨酶升高等。儿童慎用,因伊曲康唑用于儿童的临床资料有限,因此只有在利大于弊时,方可用于儿童。儿童口服给药每日剂量 3～5 毫克/千克。

3.特比萘芬 属第二代丙烯胺类抗真菌药,是目前抗真菌药物中对皮肤癣菌唯一具有杀菌作用的抗真菌药,为皮肤癣菌病的一线用药。另一优点是对大多数经细胞色素 P450 系统代谢的药物无药物相互作用。对皮肤癣菌、丝状菌(如曲霉菌、毛霉菌)、双相型真菌(如申克孢子丝菌)等均有抑菌和杀菌双重活性,其作用机制是抑制真菌细胞膜上的麦角固醇的生物合成时所需要的角鲨烯环氧化酶,从而达到杀灭和抑制真菌的双重作用。

本品口服吸收良好,作用快,而且高浓度地进入角质层,弥散至甲板中,主要用于治疗由皮肤癣菌引起的甲真菌病,2岁以上的儿童可按每日5毫克/千克计算,也可按体重粗略计算,体重<20千克,口服每日62.5毫克;体重20~40千克,口服每日125毫克;体重>40千克,口服每日250毫克。对念珠菌属(如白色念珠菌)、暗色真菌、荚膜组织胞浆菌、地霉和其他酵母菌均有广泛的抗真菌活性,对于酵母菌,根据菌种的不同而具有杀菌效应或抑菌效应。

本品不良反应小且多为一过性,主要为胃肠道症状,肝毒性极少发生。儿童慎用,小于2岁儿童尚无治疗经验。

4.氟康唑　本品为三唑类抗真菌药物,水溶性高,毒性小,能通过血脑屏障,抗菌谱广。已用于治疗多种浅部和深部真菌病,可口服、静脉给药,两途径效价相同。作用机制基本与唑类相同,主要通过其唑环上的第四位氮原子与含二价血红蛋白的细胞色素P450结合,从而抑制了C-14去甲基化酶活性,致麦角甾醇合成受阻。

青少年及成人,每周给药150毫克单剂,也可连续给药。婴幼儿浅部真菌感染一般不推荐使用,大龄儿应慎用,若必须使用,则儿童可按每日3~6毫克/千克,顿服,或每日3~6毫克/千克,缓慢滴入。

5.两性霉素B　该药对绝大部分真菌均有抗菌活性,对念珠菌、隐球菌、曲霉菌、双相真菌等均有较强的抑制作用,临床治疗深部真菌病,疗效确切,耐药菌株少。用量通常为每日0.1~0.6毫克/千克,但需视病情而定,口服,念珠菌可用每日0.15~0.2毫克/千克,而侵袭性曲霉病则要用每日1~1.2毫克/千克,疗程同样视病情而定。

应用两性霉素B时,宜从小剂量开始。儿童常规剂量。静脉滴注开始为每日每千克体重0.1~0.25毫克,均先以灭菌注射用水5毫升配制本药25毫克,然后用5%葡萄糖溶液稀释,避光缓慢滴注,时间不少于6~8小时。以后缓慢增加剂量至每日1毫克/千克,每日或隔日1次,缓慢滴注。鞘内注射:0.1~0.25毫克/次,必要时加地塞米松,隔日1次,共约30次。

本药毒性较大,可有发热、寒战、头痛、恶心、呕吐等;对肝、肾、心脏有损伤作用;也可导致白细胞下降、贫血、血压下降、皮疹等。

6.两性霉素B脂质体　本品有效成分为两性霉素B。两性霉素B属多烯类抗真菌抗生素,其作用机制是通过与真菌细胞膜上的麦角固醇结合,使膜通透性增加,细胞内重要物质(如钾离子、核苷酸和氨基酸等)外漏,导致真菌细胞死亡。

两性霉素B脂质体既保留两性霉素B的高效抗菌活性,又降低了其毒性,用药后患者耐受性好,肾毒性、低血钾及代谢紊乱均较两性霉素B少。适用于敏感真菌所致全身性深部真菌感染的治疗,包括隐球菌性脑膜炎、念珠菌病、球孢子菌病播散性脑膜炎或慢性球孢子菌病等；还可用于治疗组织胞浆菌病、曲霉病、皮炎芽生菌病和内脏利什曼原虫病等。

治疗系统性真菌感染，对 1 个月至 16 岁的儿童，每日两性霉素 B 脂质体注射液用量为 3～5 毫克/千克，静脉滴注。

不良反应包括：舌尖麻木感、寒战、发热、头痛、关节痛、低钾血症、恶心、呕吐、肝功能异常、血尿、脱发、皮疹、血糖升高、心悸、耳鸣及血管炎等。

7.伏立康唑　剂型分口服片剂（50 毫克/片、200 毫克/片）和注射粉针剂（200 毫克/瓶）。其抗真菌活性较氟康唑强 16 倍，抗菌谱对曲霉菌、隐球菌、念珠菌属，以及对氟康唑耐药的克柔念珠菌和光滑念珠菌均有杀菌活性。另外，对一些少见的尖端赛多孢酶和链格孢酶亦有杀菌活性。但对部分红酵母、茄病镰刀菌、申克孢子丝菌和宛氏拟青霉作用欠佳。

本品口服后吸收迅速且完全，给药后 1～2 小时达血药峰浓度，口服后绝对生物利用度约为 96%，推荐口服。

口服，2～12 岁，负荷剂量（开始 24 小时）6 毫克/千克，每日 2 次，维持剂量（24 小时后）4 毫克/千克，每日 2 次。13 岁以上至成人体重＞40 千克，负荷剂量 400 毫克，每日 2 次，维持剂量 200 毫克，每日 2 次；体重＜40 千克，负荷剂量 200 毫克，每日 2 次，维持剂量 100 毫克，每日 2 次。静脉注射，2～12 岁，负荷剂量 6 毫克/千克，每日 2 次，维持剂量 4 毫克/千克，每日 2 次。血肌酐＞2.5 毫克或肌酐清除率＜30 毫升/分钟者不宜用，疗程中应监测肝功能。本品不推荐用于 2 岁以下儿童。

最常见不良反应有视觉障碍、肝功能异常、皮疹，其他尚有发热、头痛、幻觉、恶心、呕吐、腹泻、腹痛、外周水肿等。极少数出现严重肝肾损害、Stevens-Johnson 综合征、中毒性表皮坏死松解症（TEN）。

8.氟胞嘧啶（5-氟胞嘧啶）　本品可进入真菌细胞内转变为具有代谢作用的 5-氟胞嘧啶，后者可取代尿嘧啶进入真菌的脱氧核糖核酸，从而阻断核酸和蛋白质的合成。适用于治疗念珠菌病和隐球菌等敏感菌株所致的全身性真菌感染。

口服，成人每次 1000～1500 毫克，每日 4 次；如胃肠道反应大亦可每日 50～150 毫克/千克，分 3～4 次服，以后再逐渐加量。静脉滴注，每日 100～150 毫克/千克，分 2～3 次给药。口服，儿童体重超过 50 千克按成人剂量服用；体重不足 50 千克的儿童每日剂量按体表面积 1.5～4.5 克/米² 计算。

不良反应胃肠道常见恶心、呕吐、腹泻等；可引起肝功能改变，血清转氨酶增高。针剂禁用于小儿。

9.碘化钾　为治疗淋巴管型孢子丝菌病的首选药物，常用 10% 碘化钾溶液口服,12 岁以上每次 5～10 毫升,每日 2～3 次,疗程 1 个月以上。小儿每日 20～50 毫克/千克。

不良反应有流泪、头痛、咽喉炎等感冒症状。孕妇禁用,有结核病及活动性溃疡病患者忌用。

七、维 A 酸类

维 A 酸类是维生素 A 的衍生物,其分子结构与天然维生素 A 结构类似。维 A 酸类药物有多种药理作用,不同种类的维 A 酸的作用机制和适用范围也有所不同,其药理作用主要有:①对较重形成细胞有抗角化作用。②抑制酪氨酸酶活性,减少黑素形成。③抑制皮脂产生和影响皮脂腺上皮细胞分化。④改善皮肤光老化。⑤抑制致癌物质对鸟氨酸脱氢酶的活性,防治皮肤肿瘤。⑥增强体液免疫和细胞免疫。

维 A 酸类药物包括天然和化学合成的两大类。主要为人工合成,即通过改变侧链结构降低毒性。目前,已合成的维 A 酸类药物可分为以下 3 代。

第一代维 A 酸即非芳香维 A 酸,包括维生素 A 及其代谢中的衍生成分,如维 A 酸、异维 A 酸(泰乐丝)、维胺脂。这些药物不良反应较多,仅限用于囊肿性痤疮,严重痤疮、银屑病及角化异常性皮肤病。异维 A 酸每日 0.5 毫克/千克,6～8 周为 1 个疗程,停药后药效仍可持续一段时间,故进行下 1 个疗程前必须停药 8 周。维胺脂儿童每日 1～2 毫克/千克,分次口服。

第二代维 A 酸,即单芳香维 A 酸,有一个芳香分子环,如阿维 A 酯(依曲替酯、体卡松、银屑灵)、依曲替酸(Acitretin、阿维 A、新体卡松)。主要用于治疗严重型银屑病(如红皮病型、脓疱型、关节病型)及其他角化不良性皮肤病。阿维 A 酯开始剂量为每日 0.5 毫克/千克,分次口服,疗程一般为 1～2 个月,达最佳疗效后即可减量维持或停药,维持量通常为每日 0.1 毫克/千克。依曲替酸是阿维 A 酯在体内的代谢产物,生物活性强,疗效与阿维 A 酯相当。13 岁以上儿童及成人常用量为每日 10～50 毫克,疗程一般 3 个月,第一个月每日 10～20 毫克,第二个月每日 20～50 毫克,第三个月每日 10～20 毫克。小儿剂量为每日 0.3～0.75/千克。

第三代维 A 酸,即多芳香维 A 酸,甲磺基维 A 酸,乙炔维 A 酸(他扎罗汀、炔维)、阿达帕林等。0.05%～0.1%他扎罗汀主要用于银屑病的局部治疗。0.1%阿达帕林局部应用刺激性小,有抗脂、溶解角质等作用,用于痤疮的治疗。儿童慎用。

维 A 酸的不良反应比较多,可有唇炎、脱发、皮肤黏膜干燥、色素沉着斑、瘀斑、血脂升高、胃肠道反应、肌肉和关节疼痛及致畸。这类药可影响儿童骨骺的闭合,故8岁以下儿童禁用;第一代的维A酸类药物13岁以下儿童尽量不用或慎用。一般而言,维A酸的不良反应的发生率与剂量大小有关。因此,在治疗过程中应严格观察,定期随访。

八、免疫抑制药

1.免疫抑制药的作用机制　　免疫抑制药的作用机制主要是直接或间接干扰免疫活性细胞和肿瘤细胞的DNA、RNA及蛋白质合成。根据细胞增殖动力学研究,细胞从上一次分裂结束到下一次分裂结束所需时间称为细胞周期,细胞周期又分为4期:G1期(DNA合成前期)、S期(DNA合成期)、G2期(分裂前期)、M期(分裂期)。

由于细胞在各期中对免疫抑制药的敏感性不同,故将免疫抑制药分为:①细胞周期特异性药。此类药物能选择于细胞周期中的某一期,如作用于S期的有硫唑嘌呤、氨甲蝶呤;作用于M期的有长春新碱、秋水仙碱等。②细胞周期非特异性药。此类药物对增殖细胞和非增殖细胞均敏感,甚至对正常细胞也有作用,可作用于细胞周期中的任何时期,常用的药物有环磷酰胺、博来霉素、放线菌素D等。

2.免疫抑制药的应用　　免疫抑制药能抑制T、B细胞的免疫反应,降低免疫球蛋白,抑制超敏反应发生,并具有非特异性抗炎作用。在皮肤科中主要用于自身免疫性疾病,也用于Behcet病、坏疽性脓皮病、结节性多动脉炎、Sweet病、银屑病、白癜风、扁平苔藓及皮肤恶性肿瘤等。

(1)适应证:由于免疫抑制药有一定的毒性和不良反应,对非肿瘤性皮肤病使用时应按下列条件选用:①常规用药疗效不佳时。②大剂量糖皮质激素应用未能控制病情或不能减量时。③合并有糖尿病、高血压、精神病患者,以及使用糖皮质激素有困难时。④用大剂量糖皮质激素出现不良反应需减量或停用时。

(2)应用禁忌:但有以下情况则要慎用或禁用:①年老体弱、恶病质者。②白细胞低于$(2\sim3)\times10^9$/升者。③肝肾功能严重损伤者。④感染、发热38℃以上者。⑤心血管功能严重度损害者。⑥肝肾功能不全者。

3.皮肤科常用的免疫抑制药及其用法

(1)硫唑嘌呤(AZP,依木兰):能抑制细胞免疫,降低IGG、IGM,并有较强的抗炎作用,用于自身免疫性疾病、血管炎性疾病、毛发红糠疹、扁平苔藓及皮肤恶性淋巴瘤等。小儿用量每日1.5～3毫克/千克,分2次口服,用药8周无效即停用,维持量为每日 0.5 毫克/千克。白细胞减少、肝肾功能损害者忌用。儿童慎用。

（2）环磷酰胺（CTX）：CTX 本身无细胞毒性和免疫抑制作用，只有在肝脏经肝微粒体混合物功能氧化酶 P450 的作用，在体内形成活性代谢产物，并与核酸发生交叉联结，损伤 DNA，产生细胞毒性，杀伤免疫细胞，从而抑制免疫反应。用于自身免疫性疾病、血管炎性疾病、皮肤肿瘤等。口服，儿童每日 2～3 毫克/千克，1～2日 1 次；冲击量每次 10～15 毫克/千克，加生理盐水 20 毫升稀释后静脉注射，每周1 次，连用 2 次，休息 1～2 周重复给药。本药一般不用于儿童皮肤病。

（3）甲氨蝶呤（MTX）：是一种叶酸代谢拮抗药。二氢叶酸还原酶是 NDA 合成中重要的酶，本品对此酶起竞争性抑制而发挥作用。用于银屑病（红皮病型、脓疱型和关节病型）、角化棘皮瘤、蕈样肉芽肿、寻常型天疱疮、Behcet 病、结节病、皮肤白血病等。口服，小儿每次 0.1～0.2 毫克/千克，每日 1 次，见效后改为隔日 1 次给药，每疗程总剂量 1～2 毫克/千克；肌内注射或静脉滴注，每周 0.3 毫克/千克。儿童慎用。

（4）雷公藤总甙：雷公藤为卫矛科雷公藤属植物，含有多种药理活性物质，包括生物碱、二萜、三萜和苷类等。

雷公藤总甙（总苷）为一组混合苷，是雷公藤去皮根的粗糙物。其药理作用：①抗炎作用。对急性炎症效果较好。雷公藤总甙可使血浆环磷酸鸟苷（cGMP）含量下降，并能阻断组胺、5-羟色胺，从而抑制炎症时毛细血管通透性的增加，减少渗出和抑制增生。②免疫抑制作用。可抑制抗原抗体反应及产生特异性抗体。③抑制细胞免疫。④抗生育及影响性激素水平。动物实验发现，雷公藤总甙使雄性小鼠精子活力显著降低，睾丸精子细胞及精子发生明显蜕变及减少，但对雌性大鼠生殖器官及性激素水平的影响远比雄性大鼠要轻。⑤镇痛和退热作用。⑥改善微循环和抗凝作用。

雷公藤总甙具有与糖皮质激素及细胞毒药物相似的药理作用，故临床上可用于结缔组织病、自身免疫性疾病、血管炎类皮肤病、红斑鳞屑性皮肤病及过敏性皮肤病。用法用量：12 岁以上及成人常用量为每日 0.5～1 毫克/千克，分 2～3 次，口服；3～12 岁儿童，剂量从 1.2 毫克开始，根据病情改善情况逐渐减少用量，疗程视病情而定。本药婴幼儿忌用，儿童慎用。

（5）环孢素 A（山地明、田可、塞斯平）：是一种强效细胞免疫抑制药。其免疫抑制作用具有选择性，仅作用于 T 淋巴细胞，不影响骨髓中性粒细胞和红系细胞，故无其他传统免疫抑制药的抑制骨髓及性腺的不良反应，继发感染的机会也较低。近年来，已广泛应用于各种自身免疫性疾病和多种皮肤病的治疗。儿童一般不用或慎用。

药理作用：①抑制 T 淋巴细胞活化。②抑制淋巴细胞分泌 IL-2、IL-3、IL-4、GM-CSF 生物活性及其 mRNA 的表达，对 IFN-rmRNA 和 IL-10mRNA 也有部分抑制作用，还能部分抑制白细胞介素-2 受体（IL-2R）mRNA 的表达。③对体液免疫有抑制作用。

小儿用法用量：一般起始剂量每日 2.5 毫克/千克，个别每日可用 1.5～3 毫克/千克（治疗复发性肾性综合征），最高至每日 8.5 毫克/千克，分 2 次，口服。治疗类风湿关节炎，用药 2 周，症状改善后减至 5 毫克/千克，疗程 30～60 天；治疗小儿硬皮病每日 7 毫克/千克。也可静脉给药（浓度 50 毫克/毫升），剂量同口服给药。

不良反应：①肾毒性。可使肾血管收缩而致急性肾功能减退，长期用药可发生肾间质、肾小管组织结构变化，出现不可逆的慢性肾功能减退。②高血压。常于用药数周内发生，发生率与年龄有关（小儿 4.6%，成人 10.1%）。③肝毒性。表现为胆汁淤积、血胆红素升高及血清转氨酶、碱性磷酸酶轻度升高。④其他。如高血钾、高氯性代谢性酸中毒，低镁血症、高尿酸症，感觉异常，震颤、抽搐、多毛、胃肠不适、头痛及牙龈增生等。

（6）酶酚酸酯（吗替麦考酚酸酯、麦考酚酸莫酯、骁悉）：是酶酚酸的 2-乙基酯类衍生物，是新一代高效、选择性、非竞争性免疫抑制药。儿童用药的安全性尚未确定。

药理作用：①特异性干扰 DNA 合成，可逆性抑制 T、B 淋巴细胞增殖。毫米 F 在体内代谢转化为酶酚酸（MPA），MPA 抑制鸟嘌呤核苷酸脱氢酶的活性，阻断嘌呤核苷酸的从头合成，使鸟嘌呤核苷酸耗竭，进而阻断 DNA 的合成。②抑制淋巴细胞表面黏附分子形成而发挥免疫抑制作用，从而抑制淋巴细胞与内皮细胞及靶细胞的黏附，阻止淋巴细胞在慢性炎症部位的聚集。③抑制血管平滑肌细胞和系膜细胞增殖。其抑制增殖的机制尚不清楚，有的学者认为与抑制嘌呤合成作用无关。④阻断人 S 期 T 淋巴细胞和单核细胞分化，增强 T 淋巴细胞和单核细胞的凋亡。

本品主要用于器官移植患者预防异体移植排斥反应、系统性红斑狼疮等自身免疫皮肤病。亦可用于银屑病、天疱疮、特应性皮炎、皮肌炎。用于器官移植患者预防异体移植排斥反应，儿童剂量为 600 毫克/米^2。治疗 SLE 的初始量为每日 0.5～2 克，最大剂量为每日 1～2.5 克，疗程为 3～4 个月。本药治疗儿童 SLE 用量每日 22 毫克/千克，可联合泼尼松和羟氯喹应用。

不良反应：①胃肠道反应。②骨髓抑制，通常在停药 1 周内得到改善。③感染,最常见是巨细胞病毒感染。④长期应用有发生恶性肿瘤的报道。⑤偶见有皮疹、高血尿酸、高血钾、肌痛及一过性肝酶升高。

4.免疫抑制药的不良反应

(1)骨髓抑制:较常见的有白细胞和血小板减少,但多数于停药后1~2周可恢复。故用药期间应定期检查血常规。

(2)感染:由于免疫功能低下,极易伴发真菌、细菌、病毒等感染或使已有感染扩散,严重者可致死。

(3)胃肠道反应:常见有食欲下降、恶心呕吐、腹泻、口腔炎和溃疡等。

(4)肝肾功能损害:甲氨蝶呤对肝脏损害较大,可出现血清转氨酶升高,反应性肝炎和肝硬化;环磷酰胺常易引起脱发和出血性膀胱炎。服用时大量饮水可预防膀胱炎的发生,用药期间应定期查肝肾功能等。

(5)常见皮肤反应:脱发、色素沉着、荨麻疹、瘙痒症,严重者可发生中毒性表皮坏死松解症等。

(6)其他:精神症状、不育、致畸,以及诱发肿瘤等。肝肾功能不全者和孕妇忌用。

九、免疫增强药

1.转移因子　系由于正常人末梢血的淋巴细胞或动物脾脏中提取的一种多核苷酸肽(分子量小于5000),不宜被RNA酶、DNA酶及胰蛋白酶破坏,是细胞免疫反应中的重要因子。能特异性地将供体某一特定的多种抗原的细胞免疫反应性转移给受体。本品无毒、无抗原性,不引起过敏反应。

皮肤科主要用于原发性或继发性免疫缺陷病、扁平疣、带状疱疹、复发性单纯疱疹、Behcet病、皮肤结核、麻风、SLE、硬皮病、异位性皮炎及恶性黑素瘤等。小儿皮下注射,每次0.5~1单位(1~2毫升),每周1~2次,4周后可改为每2周1次,通常注射于淋巴回流丰富的上臂内侧或股内侧邻近淋巴结处。一般无不良反应,偶见皮疹及注射部位疼痛。

2.干扰素(IFN)　系一类由病毒、细菌、真菌等微生物和干扰素诱导剂刺激机体产生的具有生物活性的糖蛋白,具有抗病毒作用,对DNA病毒和RNA病毒均有抑制作用。此外,还有抗肿瘤作用和免疫调节作用。适用于病毒性皮肤病、免疫功能低下的自身免疫性疾病和肿瘤的辅助治疗。

小儿剂量:肌内注射,5×10^5~1×10^9单位,每日1次,疗程按不同病种而定。

不良反应主要有发热、流感样症状、白细胞减少、血小板减少、血清转氨酶升高,停药后可恢复。值得注意的是,IFN 对免疫应答的影响与剂量有关,通常小剂量使用能增强免疫功能,而大剂量则有免疫抑制作用。

近年基因工程干扰素有 3 种:①干扰素 α-2a,亦称奥平、罗扰素、因特芬。②干扰素 α-1b,亦称赛若金、运德素。③干扰素 α-2b,亦称安达芬、干扰素、万复因等。干扰素 α-2a,儿童慎用;干扰素 α-1b 可用于小儿呼吸道合胞病毒性肺炎等病毒性疾病,以及慢性粒细胞性白血病、黑素瘤、淋巴瘤、多发性骨髓瘤等恶性肿瘤;干扰素 α-2b,18 岁以下患者用药的安全性尚未确定。

3.胸腺素　又称胸腺肽,系由胸腺上皮细胞分泌的一种能增强机体细胞免疫功能、调节机体免疫应答的小分子多肽。适用于细胞免疫缺陷病,也用于恶性肿瘤和病毒性皮肤病。小儿剂量,肌内注射每次 2.5～5 毫克,每日或隔日 1 次,一般 1 个月为 1 个疗程。

不良反应可有注射部位红肿、硬结、瘙痒,偶见发热、肌痛等。人工合成的高纯度胸腺素 α1(迈普新、日达仙)18 岁以下患者用药的安全性尚未确定。

4.左旋咪唑　为驱肠虫药,具有免疫调节功能,可增强巨噬细胞的吞噬作用。临床上用于小儿反复呼吸道感染、肿瘤的辅助治疗及类风湿关节炎等自身免疫疾病。口服,每日 1～1.5 毫克/千克,连服 3 天,停药 11 天,或连服 2 天,停药 5 天。

不良反应偶有头晕、恶心、腹痛、兴奋、出汗,停药后可自行缓解。个别可有白细胞、血小板减少及肝功能损害。大剂量可抑制免疫反应。

5.聚肌胞　为干扰素诱导药,具有增强或调节机体免疫、抗病毒及抗肿瘤作用,适用于单纯疱疹、带状疱疹、扁平疣、寻常疣等病毒性疾病。小儿剂量肌内注射,每次 2 毫克,每周 2 次。

不良反应可有轻度发热、需注意变态反应。

十、维生素类药物

1.维生素 A(视黄醇)　能调节人体皮肤的角化过程,且在维持体液免疫和细胞免疫方面发挥重要作用。临床上常用于治疗维生素 A 缺乏症,如夜盲症、眼干燥症、角膜软化和皮肤粗糙、皮肤角化。严重维生素 A 缺乏症:口服,1～8 岁,每日 0.5 万～1.5 万单位;婴儿每日 0.5 万～1 万单位,分 3 次服。口服维生素 A 过量可出现中毒反应,如头痛、恶心、毛发脱落、皮肤干燥、肌痛、肝大和血清转氨酶升高等。因此在使用时应掌握剂量和疗程。

2.维生素 B₁(盐酸硫胺)　在糖代谢中起重要作用,缺乏时可出现糖代谢障碍,导致丙酮酸、乳酸堆积,影响体内能量的供给,临床主要表现为神经和心血管系统的症状。适用于神经炎、带状疱疹、脂溢性皮炎、唇炎及口腔溃疡。口服,儿童每次 5～10 毫克,每日 3 次;肌内注射,每次 25～50 毫克,每日 1～2 次。

3.维生素 B₂(核黄素)　为体内黄素酶类辅基的组成部分,在氧化还原过程中起氢的传递作用,缺乏时可发生代谢障碍,临床表现为口角炎、舌炎、眼结膜炎和阴囊炎等。口服,婴幼儿每日 0.5～1 毫克;儿童每日 1～2 毫克;青少年每次口服 2.5～5 毫克,每日 3 次。

4.维生素 B₂(吡多辛)　包括吡多醇、吡多醛和吡多胺 3 种形式,三者可以互相转化。维生素 B₆ 在体内与 ATP 生成具有生理活性的磷酸吡多胺。临床上主要用于治疗脂溢性皮炎、酒渣鼻、痤疮。口服,每次 5～10 毫克,每日 3 次;静脉注射,12.5～25 毫克,每日 1 次。

5.维生素 C(抗坏血酸)　具有降低毛细血管通透性、减少渗出的作用,并参与体内氧化还原反应、细胞间质的形成、胶原蛋白的合成及肾上腺激素的合成,还具有增强机体抗病能力和解毒作用,常用于变态反应性疾病。口服,每次 0.05～0.1克,每日 3 次,亦可加入 5％葡萄糖溶液或生理盐水 250 毫升中静脉滴注,每日 0.3～3 克。

6.维生素 D 剂(钙化醇)　对皮肤的增殖和分化过程有影响,还对免疫系统有作用,可抑制 T 细胞的增殖,同时抑制 B 淋巴细胞的功能。临床上主要适用于副银屑病、大斑块状银屑病、寻常狼疮、着色性真菌病和疱疹样脓疱疮。口服,儿童每日 0.5 万～1 万单位(125～500 微克),可分 2～3 次服用。长期大量服用可出现食欲缺乏、呕吐、腹泻等消化道症状,还可致高血钙、软组织骨化、肾钙化、多尿、蛋白尿等。

7.维生素 E(生育酚)　有抗氧化作用,可使维生素 A 不被氧化破坏,还可抑制生物膜中脂质氧化过程而有抗衰老作用。维生素 E 能改善结缔组织的代谢,减轻毛细血管通透性,改善微循环。用于红斑狼疮、皮肌炎、硬皮病的辅助治疗,也用于冻疮、多形红斑、血管炎等。口服,儿童每日 1 毫克/千克,早产儿每日 5～10 毫克。不良反应可有轻度恶心、大量长期应用可致血脂升高。

8.维生素 K4　维生素 K 是在肝脏中合成凝血酶原的必需物质,并参与其他凝血因子的合成,若机体缺乏维生素 K,则影响体内的凝血过程,导致出血。临床上主要用于治疗紫癜性皮疹病。口服或肌内注射,每次 2～4 毫克,每日 2～4 次。可有恶心、呕吐等胃肠道反应。

9.叶酸　是细胞分裂和生长所必需的物质,在体内被叶酸还原酶及二氢叶酸还原酶还原为四氢叶酸,进而参与核酸和氨基酸的生物合成,共同促进红细胞的发育、成熟。缺乏可引起腹泻、舌炎、牙龈炎。口服,每次 1～5 毫克,每日 3 次。

10.芦丁　降低毛细血管的通透性、减少细胞的聚集,有较轻微的扩血管的作用,还有抑制变态反应和抗炎的作用。临床上主要用于治疗色素性紫癜性皮肤病、皮肤变应性血管炎、静脉曲张综合征等疾病。口服,成人及 12 岁以上儿童 20～30毫克,每日 3 次;小儿每次 10～20 毫克,每日 3 次。

十一、其他药物

1.氯喹　是一种抗疟药,可对许多皮肤病进行治疗,主要药理学作用为:①抗炎作用。可稳定溶酶体膜,减少前列腺素合成。②免疫抑制作用。可抑制淋巴细胞转化、抑制 DNA 和蛋白质合成,减少细胞复制。③防光作用。有阻断紫外线穿透皮肤的功能,并能降低紫外线照射所致的红斑反应和致癌作用。④抑制补体活性。⑤抗乙酰胆碱效应和抗组胺作用。主要用于治疗 DLE、SLE、多形性日光疹、日光性荨麻疹、皮肌炎、干燥综合征、结节病、多形红斑、结节性红斑、扁平苔藓、掌跖脓疱病等。口服,儿童首次 16 毫克/千克,6～8 小时后及第 2～3 天各服 8 毫克/千克。

本品不良反应较多,可出现恶心、呕吐、腹痛、腹泻、中毒性肝炎、头痛、耳鸣、癫痫大发作、皮肤瘙痒、脱发、白细胞减少、血小板减少、视物模糊或复视等,故要定期复查血常规、肝肾功能,以及视野和眼底。

2.吲哚美辛(消炎痛)　为最强的环氧酶抑制药,通过抑制体内前列腺素合成而产生较强消炎、解热及镇痛作用。临床上用于急慢性风湿性关节炎、滑膜炎、腱鞘炎及带状疱疹的神经痛。口服,每日 0.5～1 毫克/千克,分 2～3 次,饭后服用。常见的不良反应有胃肠道反应,头痛、头晕等中枢神经系统症状,抑制造血系统,引起粒细胞减少,变态反应及肝损害。儿童对本品较敏感,应慎用。

3.螺内酯(安体舒通)　为醛固酮的拮抗药,保钾排钠,同时具有调节内分泌的功能。皮肤科常用于治疗水肿、渗出较重疾病或因内分泌紊乱而引起的皮肤病。口服,每次 0.6 毫克/千克,每日 3 次,连服 3～5 天。不良反应有头痛、嗜睡、皮疹、精神异常、运动失调,并可引起低钠、高钾等电解质紊乱;长期大量应用可引起月经失调、乳房不适。血钾偏高、肾衰竭病人忌用。

4.沙利度胺(反应停)　本品为谷氨酸衍化物,具有抗炎、免疫调节、抗肿瘤的作用。其作用机制：①镇静止痒。②免疫调节及抗炎作用，沙利度胺可调节 TNF-α 诱发的其他细胞因子的分泌，从而调节机体免疫状态。③抑制血管生成及抗肿瘤作用，能减少整合素亚基的合成。此外，可通过换氧化酶Ⅱ途径，而非抑制血管生成的途径来降低瘤内微血管的密度，起到抗肿瘤增生的作用。

临床上适用于各种麻风反应如发热、结节红斑、关节痛、淋巴结肿大等，对结合样型麻风反应疗效较差；可用于骨髓移植；尚可治疗白塞病、红斑狼疮、非化脓性脂膜炎、日光性皮炎痒疹、带状疱疹、扁平苔藓、多形红斑、家族性良性慢性天疱疮。儿童口服剂量为，每日 50～200 毫克或者每日 2.3～9 毫克/千克。不良反应主要有口干、恶心、呕吐、便秘、食欲下降、头昏、嗜睡、面部四肢水肿、闭经、性欲减退，中毒性神经炎、心率减慢和皮疹等。

5. 人血丙种球蛋白　本品是从健康人血液中提取的一种被动免疫抑制药，含丙种球蛋白 10% 以上，能提高机体丙种球蛋白水平，增强机体抗病能力，且具有中和细菌毒素、抗病毒等作用。

临床应用主要有两种制剂：①静脉注射丙种球蛋白（IVIG），含有健康人血清中所含各种抗体，其作用机制主要与阻断 Fc 受体、中和补体及受体、加速受体代谢、提供抗病毒抗体和抗毒素、调控细胞因子、影响黏附、调控细胞凋亡及细胞周期。临床上用于治疗 SLE、皮肌炎、硬皮病、天疱疮、特应性皮炎、坏疽性脓皮病、骨髓移植、早产儿和新生儿严重感染、过敏性紫癜，重症药疹、大面积烧伤、川崎病等。小儿静脉滴注 0.2 克/千克，选用 3～5 天。川崎病、特发性血小板减少性紫癜，静脉滴注每日 0.4 克/千克，连用 5 天或一次 1 克/千克，缓慢静脉滴注（6 小时以上）。②肌内注射液，主要用于预防麻疹、水痘、乙肝等传染病。每支 0.3 克/（3 毫升）。

IVIG 的不良反应：多轻微且有自限性，多发生于用药 30～60 分钟内，包括面红、肌痛、头痛、发热、寒战、下背痛、恶心、呕吐、血压升高、心动过速等。这些不良反应被认为与凝聚性免疫球蛋白、抗原抗体复合物及补体激活有关。处理方法：于治疗前 30 分钟应用氢化可的松 50～100 毫克、抗组胺药，减慢滴速或暂停。偶见有严重的不良反应如血栓形成、变态反应（特别是 IgA 缺乏而又伴有抗 IgA 抗体者，遇到这种情况应采取分 5 次注射），溶血（可能是 ABO或Rh 血型系统反应造成，在治疗早期应检测血常规），心血管及肝肾功能损害（对此类患者应密切观察，检测生命体征）。

IVIG 治疗前准备：①查肝肾功能及血常规。急性进行性肾脏疾病者勿用。②监测免疫球蛋白水平以排除 IgA 缺陷。若未发现 IgA，则监测抗 IgA 抗体。③排除高滴度的类风湿因子和冷球蛋白血症。④最好保证同一批次的 IVIG 足够的供应。

第三节　小儿皮肤的常用外用药

在小儿皮肤病的防治中,外用药占很重要的地位。有的小儿皮肤病不用全身用药,仅单用外用药即可治愈,例如,单纯糠疹、小面积白癣、体癣和婴儿头部念珠菌病。儿童的外用药与成人的外用药在使用上有许多不同之处。

一、儿童外用药的特殊性

1.经皮肤吸收较成人强　由于新生儿和婴幼儿的皮肤、黏膜面积相对较大,皮肤角质层薄、黏膜薄嫩、血管丰富,故外用药通过皮肤黏膜吸收比成人多,易引起中毒反应。例如,硼酸溶液大面积外用可致硼酸中毒,甚至死亡,所以婴幼儿禁用;婴儿高热时,采用乙醇擦浴实行物理降温应预防乙醇中毒。

2.外用药不宜长期和大面积使用　一些可用于儿童的糖皮质激素制剂,如卤米松(适确得)局部使用经皮肤吸水率为 1.4%(霜剂)、7%(软膏);糠酸莫米松(艾洛松)局部使用经皮肤吸水率仅为 0.4%(乳霜)、0.7%(软膏),虽然全身不良反应发生率极低,但曾有报道儿童出现下丘脑-垂体-肾上腺轴抑制和库欣征的概率高于成人,故应尽可能小剂量短期使用,以免影响儿童的生长发育。

3.外用药　浓度应比成人低小儿的皮肤比成人薄嫩,外用药浓度若接近成人浓度易引起红斑、脱屑、烧灼感、疼痛等局部刺激反应。例如,维 A 酸类外用药浓度不宜过高,一般小于 0.03%为宜;治疗疥疮的硫黄软膏,成人用 10%,儿童用 5%浓度。

4.对人体有害的药物小儿慎用或忌用　如中药的雄黄、朱砂、磁石、蟾酥,西药的病体-666 等。

5.容易致敏的药物小儿不宜外用或忌用　因儿童过敏性疾病占皮肤病的比率比成人高,所以一些易致敏的药物也尽量避免使用,如磺胺类和常用抗生素原则上不能配制成外用药。

正确合理地使用外用药,必须掌握常用外用药的性能、剂型,了解药物经皮肤吸收的过程和外用药的治疗原则等。下面分别予以介绍。

三、外用药的性能

1.清洁药 常用的有生理盐水、1：8000 高锰酸钾溶液、1％～3％硼酸溶液(婴幼儿禁用)、植物油、液状石蜡、中性肥皂、乙醇等。用于清除皮损部位的渗出物、鳞屑、痂皮和残留的药物。

2.保护药 常用的有滑石粉、氧化锌油、炉甘石、淀粉、植物油等,具有保护皮肤,减少摩擦和防止外来刺激的作用。苯西卤铵(保英)是一种具有典型阳离子表面活性剂的药物,可抑制一定环境下产胺微生物的生长,用药预防和缓解婴儿尿布疹,也用于轻微烫伤、局限性日光灼伤等。

3.止痒药 通过局部皮肤清凉、表面麻醉或血管收缩等作用来减轻痒感。常用的有 0.5％～1％薄荷脑、0.5％～1％苯酚(小儿慎用,尤勿大面积及大剂量应用,以免经皮肤吸收引起中毒),1％盐酸达克罗宁、0.025％～0.3％辣椒辣素、1.5％苯海拉明、黑豆馏油、煤焦油、糠馏油、中药苦参、蛇床子、牡丹皮等,均有止痒作用。

4.抗菌药 有杀灭或抑制细菌作用的药物很多,但一般常用抗生素易致敏而不宜外用。常用的有 0.1％依沙吖啶,5％～10％过氧化苯甲酰,0.5％～3％红霉素,0.1％小檗碱,2％莫匹罗星(适用于多种细菌尤其是革兰阳性球菌引起的皮肤感染,如脓疱疮、疖病、毛囊炎等原发性感染,对湿疹、皮炎、糜烂、溃疡等继发细菌感染亦可起到抗菌及防止原发病加重作用),1％克林霉素,克林霉素磷酸酯凝胶、夫西地酸乳膏等。

5.抗真菌药 常用的有唑类,如 2％克霉唑、1％益康唑、2％咪康唑、2％酮康唑、1％联苯苄唑、舍他霉唑;丙烯胺类,如 1％特比萘芬、布替萘芬(8 岁以下儿童不宜使用);多烯类,如制霉菌素、两性霉素 B;合成药,如十一烯酸、3％～6％水杨酸、3％～6％苯甲酸、10％～30％冰醋酸、2.5％硫化硒、5％硫黄乳膏、1％环吡酮胺等。

6.抗病毒药 3％～5％阿昔洛韦、s％～10％碘苷(疱疹净)、喷昔洛韦,主要用于单纯疱疹、带状疱疹、水痘、手足口病等。0.5％酞丁安、干扰素和咪喹莫特等可用于扁平疣、尖锐湿疣等。

7.杀虫药 有杀灭疥螨、虱、蠕形螨等寄生虫的作用。常用的有硫黄、甲硝唑、苯甲酸苄酯、百部酊、过氧化苯甲酰、优力肤、马拉硫磷、扑灭司林和克罗米通等。

8.角质促成药 促进表皮角化过程正常化,伴有收缩血管、减轻真皮炎性细胞浸润等作用。常用的有煤焦油、黑豆馏油、水杨酸、硫黄、蒽林、钙泊三醇软膏、0.1％阿达帕林凝胶(达芙文)、他扎罗丁和异维 A 酸凝胶(安素丝)等,后 2 种主要用于治疗寻常痤疮。

9.角质剥脱药　又称角质松解药,能使过度角化的角质层细胞松解脱落,常用的有 5%～10% 水杨酸、硫黄、冰醋酸、尿素、维 A 酸,其中,维 A 酸可用于婴儿痤疮、寻常痤疮,也可用于角化异常性疾病,如鱼鳞病、毛囊角化病,还可用于银屑病、扁平疣、毛发红糠疹等。如外用于面部应晚上外涂,对日光敏感的儿童不应使用。

10.甾体抗炎药　即糖皮质激素,外用可降低毛细血管通透性、减少渗出,有抗炎和止痒的作用。按其作用可分为低、中、强、特强效 4 类。儿童一般选用低效和中效两类,如低效的醋酸氢化可的松、甲基泼尼松龙;中效的丁酸氢化可的松、地塞米松、曲安西龙、糠酸莫米松。外用糖皮质激素只能按说明书短期使用,婴儿不宜长期外用(面部连续使用不超过 1 周,躯干和四肢连续使用不超过 2 周),并严格限制用量,一般不超过体表面积 10%。唯一可用于儿童面部的超强效糖皮质激素是卤米松。

11.收敛药　能凝固蛋白质,减少渗出,促进炎症消退,抑制皮脂腺和汗腺分泌。常用的制剂有硝酸银溶液、明矾溶液、甲醛,主要用于多汗症,但对皮肤有一定刺激性。

12.腐蚀药　用于破坏和去除增生的肉芽组织和赘生物。常用的有三氯醋酸、水晶膏、硝酸银棒、乳酸。

13.光敏药　本类药物能增加皮肤对光线的敏感性,促进皮肤黑素的生成。用于治疗白癜风、银屑病等。常用的有补骨脂素的衍生物。

14.遮光药　常用的有对氨基苯甲酸乳膏、二氧化钛乳剂、水杨酸苯酯软膏和乳膏。

15.脱色药　氢醌乳剂或软膏,壬二酸(杜鹃花酸)可配成 10% 霜剂,用于治疗黄褐斑和中毒性黑变病。

16.免疫抑制药　本制剂能降低或抑制一种或一种以上免疫反应的化合物,包括钙调磷酸酶抑制药。吡美莫司(爱宁达)乳膏,每日 2 次,国外有报道本药可用于治疗成人、儿童甚至 3 个月以上的婴儿的特应性皮炎,可短期和长期外用治疗,耐受性好,亦可用于面部、颈部等皮肤敏感部位。他克莫司软膏可用于 2 岁以上儿童及成人。

三、外用药剂型的选择

治疗小儿皮肤病应根据不同的病因及损害的特点,选择合适的剂型。剂型选择不当,不仅不能获得理想疗效,有时还能引起不良反应,加重病情。常用的剂型如下。

1.溶液　由药物溶解于水而成,主要用于清洁、坐浴和湿敷。常用作湿敷的溶液为略带酸性、收敛性和杀菌性的水溶液,如高锰酸钾、硼酸溶液、小檗碱溶液、雷弗诺尔。还有一些单味中药,如龙胆草 30 克,加水 1000 毫升,煮沸 20 分钟,过滤取汁冷却后湿敷患处;甘草 50 克,加水 1000 毫升,煮沸过滤取汁,搽洗或湿敷患处;龙葵 30 克,加水 1000 毫升,煮沸 20 分钟,过滤取汁或搽洗患处。上述药物中,硼酸溶液容易吸收中毒,新生儿和婴儿忌用。需注意的是,湿敷的面积不应超过体表面积的 30%。

2.酊剂和醑剂　酊剂是不挥发药物的乙醇溶液,醑剂是挥发性有机药物的乙醇溶液。常用的有樟脑醑、碘酊、百部酊等。适用于慢性皮炎、瘙痒性皮肤病和皮肤癣菌病。忌用于急性炎症、糜烂渗出,干燥皲裂性皮肤也不宜使用。

3.粉剂　是由无刺激性的矿物质或植物性粉末状物所组成,有干燥、保护、散热的作用。适用于没有糜烂、渗出的皮损。常用的有滑石粉、氧化锌粉、炉甘石粉、淀粉等。

4.振荡剂　也称洗剂,是由不溶性药物与水混合而成。常用的有炉甘石洗剂、复方硫黄洗剂。可用于潮红、肿胀、瘙痒而无渗出糜烂的急性皮肤损害,复方硫黄洗剂用于痤疮、酒渣鼻。有毛发的部位不宜使用。

5.油剂　由一般植物油溶解或混入固体药物而成。药粉成分占 30%～50%,具有润滑、保护、收敛和消炎作用,适用于急性或亚急性炎症有少量渗出者。常用的有氧化锌油、黑豆馏油。

6.乳剂　是由油和水加入乳化剂而制成的一种均匀乳状膏剂,分为油包水型乳剂(称为脂)和水包油型乳剂(称为霜)。乳剂具有保护、润滑皮肤作用,且可直接涂搽于患处,不污染衣物,易于除去,无油腻感,适用于亚急性和慢性皮炎。儿童常用的有丁酸氢化可的松霜(尤卓尔)、糠酸莫米松、硫黄霜等。

7.软膏　系以油脂类为基质,加入治疗用药而制成的膏剂。软膏中药物成分含量在 25% 以下,常用的基质有凡士林、动物脂肪、植物油等。软膏具有保护、润滑、软化痂皮作用,且渗透性强。适用于慢性皮肤病有干燥、肥厚、浸润处。常用的有红霉素软膏,复方苯甲酸软膏,10% 鱼石脂软膏。软膏可阻碍局部皮肤水分蒸发而影响散热,故不宜用于急性皮炎和湿疹。

8.糊膏　又称泥膏,是药物成分占 25%～50% 的软膏,其作用类似软膏,但因所含药粉较多,故有一定的收敛作用。适用于亚急性皮炎与湿疹有少量渗出时。

常用的有氧化锌糊剂。糊剂的穿透性比软膏差,对深部炎症作用不大,且毛发处不宜使用。

9.硬膏　将药物溶于或混合于黏着性基质中,并涂布于裱被材料如布纸上而成。硬膏粘贴于皮肤表面后,可阻止水分蒸发,使角质层软化,有利于药物渗透吸收,且作用深入持久。适用于慢性局限性、浸润肥厚性皮肤病,但急性皮炎禁用。常用的有肤疾宁硬膏、氧化锌橡皮硬膏、中药硬膏等。

10.气雾剂　是在特制的容器中注入药物和压缩气体或液化气体,当掀动阀门时,药液借助容器内的压力而成雾状喷出。适用于感染性和变态反应性皮肤病。

四、影响外用药疗效的因素

外用药附着于皮肤表面后,需经过药物从基质中释放出来,经吸附、渗透、代谢和吸收的过程,才能发挥对疾病的治疗作用。药物经皮肤吸收程度,与药物和赋形剂之间的分配系数、药物在角质层内的扩散系数,以及涂于表皮上药物浓度成正比,与角质层的厚度成反比。除角质层外,皮脂腺、汗腺和毛囊是经皮肤吸收的另一个通道,一些脂溶性药物可以通过这一通道透入皮肤,但不是经皮肤吸收的主要途径。影响外用药疗效的因素主要有以下几种。

1.角质层　儿童尤其是新生儿、婴幼儿角质层薄,经皮肤吸收较成人强,如果体表大面积、高浓度用药可发生全身性吸收。

2.皮损部位　不同部位经皮肤吸收能力有很大的区别,这主要是由于角质层厚度的差异所致。以氢化可的松为例,各部位的吸收系数为:前臂、后背、头皮、前额、面部、阴囊。

3.水合程度　正常角质层含有的水分和增加角质层的含水量,即提高角质层的水合程度可大大提高药物的经皮肤吸收。封包疗法可提高药物疗效就是基于此原理。

4.损伤及病变　搔抓、机械刺激、日晒伤等造成的皮肤损伤、皮炎湿疹、银屑病、剥脱性皮炎等病变均可破坏角质层的结构,使皮肤的屏障受损,增加药物的吸收。

5.药物的理化性质　有亲水性和较好亲脂性的药物具有较好经皮肤吸收的能力。解离的药物比不能解离的药物易于透入皮肤。药物浓度越高,经皮肤吸收量越多。

6.不同的剂型吸收不同　经皮肤吸收率的高低依次为硬膏＞软膏＞乳膏剂

（油包水）＞乳膏剂（水包油）＞溶液。

7.经皮肤吸收促进剂　又称增渗剂,能影响亲水层和亲油层及连续通道,促进穿透和吸收。

8.其他　用药方式、剂量、温度、湿度等均可影响药物的吸收。

五、外用药物的应用原则和注意事项

1.正确选用剂型　不同的剂型可发挥不同的作用,可直接影响治疗效果。剂型的选择主要根据皮损的性质。急性炎症性皮损,如仅有红斑、丘疹、水疱而无糜烂渗出时,可选用洗剂或粉剂;如炎症较重,出现糜烂渗出时则用溶液湿敷。亚急性炎症性皮损,渗出较少时可用糊膏或油剂;若皮损已干燥脱屑,则用乳剂较合适。慢性炎症性皮损可选用软膏、硬膏、涂膜剂、乳剂、酊剂。单纯瘙痒而无皮损者,可用酊剂、醋剂或乳剂。

2.正确选用药物　应根据不同的病因、自觉症状和病理变化,选择相应的药物。例如,真菌性皮肤病选用抗真菌药;脓皮病选用抗菌药;瘙痒性皮肤病选用止痒药;角化不全性皮肤病选用角质促成药等。

3.使用方法得当

(1)粉剂的应用:先将局部皮损洗净,晾干,用粉扑将药粉扑撒在皮损上或将药粉包于纱布内,轻轻扑在皮损处,每日1~3次。

(2)水粉剂的应用:水粉剂即振荡剂,如炉甘石洗剂。用前先清洁处理局部皮损,再将药液摇匀,然后将药液用毛刷均匀地涂在皮损上,每日数次。一般不用于表皮糜烂及渗液处。

(3)霜剂的应用:先将局部彻底清洁后将药物涂于皮损处轻轻揉擦,增加药物的透入,直至药物看不到为止。

(4)糊剂的应用:将糊剂先涂于纱布上,大约3毫米厚,然后贴在皮损处,外加绷带包扎,毛发部位应先剪去毛发,然后再敷药。

(5)酊剂或醋剂的应用:用毛笔或棉签蘸少量酊剂或醋剂,轻涂在皮损处,每日1次为宜。但不要用在皮肤破损处、口腔周围及黏膜上。

4.注意事项

(1)外用药物浓度要适当,特别是有刺激性的药物,应从低浓度开始,然后根据病情和患者耐受程度而逐渐增加药物浓度,以防出现药物吸收中毒。一般不宜大面积使用,如湿敷面积应不超过体表面积的30％,糖皮质激素外用一般不超过体表面积的 10％。

（2）用药时要考虑到患儿年龄、性别和患病部位，刺激性强的药物不宜用于婴幼儿，以及面部、口腔周围和黏膜。

（3）注意用药方法和用量。例如，外用乳剂或软膏时，一般挤出 1/4 克（约绿豆粒大）的药物可涂一个手掌大小面积。对浅表性皮损，可单纯涂搽；如皮肤浸润肥厚、苔藓化，可局部涂纱布上加塑料薄膜封包，以促进药物渗透，提高疗效。但封包法易继发细菌和真菌感染，不宜久用。

（4）随时注意药物不良反应的发生，如有刺激、过敏或中毒现象，应立即停药并做适当处理。

第六章　小儿皮肤病的预防及护理

第一节　小儿皮肤病的预防

1.小儿皮肤病预防特点　小儿皮肤病有许多与成年人不同的特点,不同年龄段的小儿之间又有差别,如新生儿刚脱离母体,适应能力差,对其皮肤的护理就显得尤为重要。小儿最大的生理特点是处于迅速生长发育时期,新陈代谢旺盛,但各器官的发育还不完善,功能也不成熟,所以要仔细观察小儿某些皮肤病的特殊表现。另外,小儿的免疫功能和防御机制要比成年人差得多,易引起过敏和感染,因此及时诊断皮肤病和合理选择用药就更重要。

(1)预防小儿皮肤病的主要措施为保持皮肤清洁卫生,尤其是皱褶部位要保持干燥。

(2)对于感染性皮肤病应采取早诊断、早治疗。做好消毒、隔离工作,以防止接触传染。

(3)患皮肤病时,忌搔抓、烫洗、外用刺激性药物,以免病情加重。

(4)积极查找和去除病因。过敏性疾病的患儿,要避免再次接触致敏源或致敏食物,忌用可疑过敏药物。

2.小儿皮肤病的用药治疗特点　药物进入人体后经过吸收分布到全身,将药物进行代谢并排出到体外的过程,称为药物的体内过程。儿科用药与成年人用药有很大的不同,这是因为小儿的生理解剖特点使药物在体内的转运过程与成年人不同,必须了解小儿生理解剖特点,结合身长和体重才能掌握好小儿的用药量。

(1)小儿的生理解剖特点与药物的体内过程:出生至青春发育期是人体生长发育最迅速的阶段,婴幼儿期更为明显,出生后第一年体重为出生时的 3 倍,身长较出生时增长约 50%,身体各组织、器官的结构及功能从不成熟逐渐发育至成熟。不同年龄阶段的小儿对药物的吸收、分布、代谢、排泄均有不同的特点。

①药物的吸收。药物的吸收是指药物由用药部位进入血液循环的过程。最常用的给药途径为口服法。新生儿胃容量较小,蠕动慢且排空时间长,所以一些药物的吸收较成年人有所增加;另一些药物的吸收较成年人少,故口服药物吸收的量难以预计。其他给药途径还包括静脉用药、肌内注射等。新生儿血液多集中于躯干和内脏,外周较少,静脉注射药物能更快地分布到全身循环中,而肌内注射或皮下注射则不能迅速吸收。血液循环差的危重患儿当血液循环突然改变时,进入循环的药量骤然增加,药物血浓度突然增高,往往易引起药物中毒。因此,危重新生儿及婴幼儿应尽量选用静脉给药。

②药物的分布。药物进入血液循环后,一部分要与血浆蛋白结合,另一部分则呈游离状态。新生儿血浆蛋白浓度低,结合药物的能力弱,血中游离药物较成年人多,故在血药总浓度相同时,相对于成年人,药物对小儿的作用更强。小儿血脑屏障发育尚未成熟,许多药物易于通过,故中枢神经易受溴化物等某些药物的影响。

③药物的代谢与排泄。药物进入人体后主要在肝脏代谢,由肝脏的酶系统经过催化、氧化、还原、水解、结合等过程,将药物,代谢后排出体外。新生儿酶系统发育不成熟,肝脏药物代谢能力差、血浆消除慢,因此新生儿应慎用或减量使用在肝脏代谢的药物。肾脏是药物排泄的主要器官,新生儿、婴儿的肾脏发育不成熟,一些以肾脏为排泄渠道的药物(如氨基糖苷类、磺胺类等)易由于排泄延缓而滞留在体内,使得药物浓度过高而引起蓄积中毒。

(2)小儿用药剂量的计算:目前最常用的计算小儿用药量的方法为体重计算法。在使用某一药物时,应根据药物说明书或药物手册注明的每次或每千克体重剂量,再根据其服用方法的说明分成每日1～3次给药。小儿体重推算公式如下。

≤6个月体重(kg)＝出生时体重(kg)＋月龄×0.7(kg)

7～12个月体重(kg)＝出生时体重(kg)＋6×0.7(kg)＋(月龄-6)×0.4(kg)

2～12岁体重(kg)＝出生时体重(kg)×2＋8

如按照体重计算所得到剂量超过成年人用量,则以成年人用量为限。

小儿中医用药剂量随年龄大小、个体差异、病情轻重、方剂组合、药味多少的不同,以及根据医师经验而各异。具体采用下列比例用药:新生儿用成年人量的1/6,乳婴儿接近成年人量的1/3,幼儿相当于成年人量的1/2,学龄儿童用成年人量的2/3或接近成年人量。

(3)小儿外用药物的治疗特点:外用药物是皮肤病治疗的主要手段,皮损局部用药时药物浓度高、系统吸收少、具有疗效高和不良反应少的特点。在小儿皮肤病的防治中,外用药占很重要的地位。

应根据皮肤病的病因和发病机制等进行选择,正确选用外用药物的种类。例如,细菌性皮肤病宜选抗生素药物,真菌性皮肤病可选抗真菌药物,变态反应性疾病宜选择糖皮质激素或抗组胺药,瘙痒者可选择止痒药。有些小儿皮肤病不用全身用药,仅单用外用药即可治愈,如单纯糠疹、小面积白癣、体癣和婴儿头部念珠菌病。

儿科的外用药与成年人的外用药应用上有许多不同之处。由于新生儿、婴幼儿皮肤菲薄,面积相对较大,血管丰富,抵抗力差,容易损伤,在选择外用药时应了解每种剂型的制备特点,以及添加的赋形剂、溶剂、助溶剂、透皮吸收促进剂等,因外用药皮肤黏膜吸收比成年人多,以免发生不良反应。凝胶剂久用可引起皮肤干燥,混悬剂不宜用于毛发部位。硼酸溶液大面积外用可致硼酸中毒,严重者会导致死亡,对发炎组织会引起烧灼感、蜇刺感及瘙痒等,所以婴幼儿禁用。不能长期外用,如一些可用于儿童的糖皮质激素制剂,虽然全身不良反应发生率极低,但含卤素激素久用易引起局部皮肤萎缩、毛细血管扩张、感染等,故应尽可能小剂量短期使用,以免影响儿童的生长和发育。据患儿病情的需要和部位的耐受性来选择外用药浓度,如儿童的面部应以氢考霜、尤卓尔、艾洛松为宜。小儿的皮肤比成年人薄嫩,外用药浓度若较大或接近成年人浓度易引起局部刺激反应,并且作用的强度不是绝对的,同一种药物可因其浓度及用药频率不同而各异。例如,3%水杨酸具有消毒和杀菌作用,而10%水杨酸有软化和溶解角质作用;治疗疥疮时应用硫黄软膏,儿童用5%浓度,成年人用10%硫黄软膏;又如,一般的皮肤溃疡,可使药物的渗透性超过正常皮肤,从而引起烧灼感、疼痛、过敏、中毒等不良反应,因而小儿皮肤一般不宜用刺激性较强的外用药。但掌部、足底部因角质层和透明层较厚,缺乏毛皮质结构,透皮吸收能力较差,外用药时宜加大剂量;指(趾)甲外用药物更难渗透,应先软化甲,或拔甲,或用小锉刀锉甲板后再用药,方可起作用;对一些人体有害的药物,如毒性较强的药物及容易致敏或过敏指数高的药物,不宜外用或忌用于儿童。一般不宜用于或忌用于儿童,如中药朱砂、雄黄、磁石、蟾酥,西药磺胺类药原则上不能配制成外用药。

根据发病的原因及病理改变的程度,正确选择药物及剂型。急性期炎症表现有红肿、丘疹、水疱明显而无外溢者,用粉剂或洗剂为宜,如炉甘石洗剂、止痒粉。因这类剂型有安抚、收敛、止痒作用,可改善皮肤血液循环,消除患处的肿胀与炎症,使患者感觉较舒适。红肿、有大量渗出者,可选用适当的水溶液湿敷(3%硼酸溶液),促其炎症消退;不能用糊剂及软膏剂,因能阻滞水分蒸发,增加局部的温度,可使皮疹加剧。亚急性期炎症减轻、有少量渗出红肿、有大量糜烂渗出,伴有分散的丘疹或出现鳞片和痂皮者,一般用糊剂、油剂(如 20%黑豆油糊);慢性期表现为皮损肥厚、粗糙、鳞屑、苔藓样变或角化过度,此期应选用软膏、硬膏(如 10%硼酸软膏)。苔藓样变也可用酊剂,能保护滋润皮肤,软化附着物,使其渗透到病损深部而起作用;皮肤瘙痒无皮疹时,根据皮肤瘙痒的程度分别选用酊剂、乳剂(如氯苯那敏霜)。同一部位连续用药不宜超过 2 个月。

第二节　小儿皮肤病的护理常规

一、护理常规

1.注意休息和营养。根据病情给予易消化营养丰富的饮食,多饮水。湿疹、皮炎和其他瘙痒性皮肤病应避免进食刺激性食物;有过敏性反应者根据其过敏的具体情况,避免食用鱼、虾、海味等易致敏食物和饮用刺激性饮料。

2.每日定时测量并记录体温、脉搏、呼吸变化,危重病患儿按儿科级别护理常规进行观察护理。

3.按医嘱要求做好口腔、皮肤、黏膜护理及药浴等。皮肤病急性期如大面积红斑、脱屑严重时,禁用热水、沐浴露及香皂等碱性清洁剂洗澡。

4.按医嘱要求做好皮肤清洁、湿敷、换药等工作。

5.保持床单平整、清洁、干燥,及时更换。对有皮肤大疱或糜烂的患儿,帮助其进行体位变化,避免擦破皮肤。

6.婴儿的衣被应单独洗涤。

7.保持室内空气清新,温度、湿度适宜。

8.注意观察药物疗效。应用抗组胺药物时,少数患儿可出现嗜睡、头晕、厌食、口干等症状,要认真观察病情变化和用药后反应,严防坠床和其他不安全因素发生。

二、分级护理

【一级护理】

病情依据:病情危重,变化快,须及时观察护理者,如大疱性表皮松解型药疹、金黄色葡萄球菌性烫伤样皮肤综合征、脓疱型及红皮病型银屑病、皮肤病合并高热、惊厥及出血.以及皮肤病合并心、脑、肾、肝衰竭危及生命和生活不能自理的患儿。

护理要求：

1.每15～30min巡视一次患儿,密切观察病情变化,做好生命体征的监测和记录。备好抢救物品、药品、器械等,随时准备抢救。

2.严格执行无菌技术操作规程,保证消毒物品在有效期内,并符合相关规定。

3.制订护理计划,并认真实施、正确评估其效果。

4.按医嘱进食。对荨麻疹、湿疹等过敏性疾病的患儿应少食鱼、蛋、虾等食物;神经性皮炎、瘙痒症等应少饮浓茶和少食辛辣刺激性食物;光感性皮肤病应忌食黄泥螺、油菜等;疱疹样皮炎应禁食谷胶食物。

5.做好患儿的口腔、鼻腔、眼睛、会阴及身体各部位皮肤护理工作,严防并发症发生。

6.病室空气应清新,温度20～22℃,湿度适宜,必要时根据需要进行调节。有条件者可住进层流病房或层流床。

7.病室光线应柔和,如光感性皮炎、红斑狼疮、皮肌炎、着色性干皮病、卟啉病等注意避免光线直接照射。

8.皮损渗出严重、有肾功能损害和不能进食者,应记录液体出入量。

9.病情危重者可派专人护理。

【二级护理】

病情依据:上述急、慢性皮肤病病情已较稳定,但仍须协助完成各种生活护理者。

护理要求：

1.定时巡视患儿,观察病情变化,按时测量体温、脉搏、呼吸和血压。

2.协助患儿进行生活护理,保持床单清洁、整齐。

3.掌握患儿心理状态,做好儿童教育和健康指导工作。

第三节　各种疾病的护理常规及换药方法

一、性传播疾病(含艾滋病)的护理常规

1.住隔离病房。

2.严格遵守消毒隔离制度和无菌操作原则,防止交叉感染。

3.操作时戴口罩和手套,接触患儿前后要洗手,所用敷料应焚烧或严格消毒处理。

4.体温超过 37.5℃以上者每四小时测一次体温,危重病人应密切观察病情和生命体征变化,及时记录。

5.急性期应卧床休息,高热及有合并症患儿应绝对卧床休息。同时注意加床档防止坠床。

6.按医嘱给予饮食,多饮水。有脑水肿、肺水肿、心力衰竭、肾衰竭的患儿应按医嘱限制饮水量。

7.内衣应选用棉织品,透气、柔软,宽松易于活动,若有渗液污染及时更换。

8.认真做好全身皮肤和局部皮肤、黏膜的护理。

9.患儿用过的衣被应先消毒后清洗。可用含二氧化氯或有效氯 500mg/L 消毒溶液洗涤 30～60min,然后用清水漂洗干净。有明显脓、血、便污染的衣被视为传染性衣被,可先用冷洗涤液或 1％～2％冷碱水将血、脓、便等有机物洗净后再消毒洗涤。

10.加强对患儿的心理疏导和护理。

二、药物性皮炎的预防和护理

1.立即停止使用引起过敏反应的药物以及可疑致敏药物及其结构近似的药物,在床头及病历中注明过敏药物名称。

2.大疱性表皮松解型药疹、重症多形红斑型药疹或剥脱性皮炎的患儿应住单间,酌情给予特级或一级护理。保持室内空气清新,温湿度适宜。遇有大片糜烂面者,可在干热洁净的空气中行暴露疗法,有条件者室内可用空气净化机。

3.按医嘱饮食　给予高蛋白、高热量易消化吸收的饮食。口腔黏膜糜烂进食困难者,可静脉输入高营养液。鼓励恢复期患儿进食,一般先由流食开始,逐渐过渡到半流食、软食,进食量也应逐渐增加。

4.多饮水,促使致敏药物排泄。伴有高热者采用物理降温等措施,注意水、电解质平衡。记录液体出入量。

5.皮肤护理病儿出现全身大疱表皮松解、剥落甚至破溃渗出时,将备好的无菌吸水纱布或一次性中单铺于背下,撒上消毒的滑石粉以利大疱破溃渗出后患处保持干燥。用支架保护皮肤,防止被褥与皮肤粘连。勤翻身,避免压疮发生以及继发感染。

6.眼睛护理　眼内分泌物多时用生理盐水棉球或棉签轻轻擦拭,因为眼内黏膜脱落如不及时清理会造成黏膜粘连,影响睁眼。轻者影响视力,重者感染造成失明。经常协助患儿做眼睛保健操,特别是眼球转动、睁眼、闭眼活动等。根据医嘱按时滴眼药水及涂眼药膏。

7.黏膜护理:药物性皮炎首先侵犯的是皮肤黏膜,如口腔、鼻腔、会阴、肛门等处。在口腔内有大量黏膜脱落、糜烂,每日必须做口腔护理3～4次,将脱落黏膜及时清除。饭前饭后漱口并按医嘱涂药,达到消毒、镇痛、润滑作用。会阴、肛门周围皮肤黏膜糜烂者,每次大小便后及时用生理盐水或1:5000～1:8000高锰酸钾溶液冲洗,擦干后用红外线照射,并涂氧化锌油达到清洁皮肤、减少渗出的目的。

8.观察病情变化,经过治疗后是皮损消退还是有新疹出现;是否有腹痛症状;高热者给予物理降温或在医生指导下使用药物降温,每半小时至1小时测体温1次,病情平稳者每天测量4次。

9.病室内每天通气2～3次,每次15～20min,紫外线照射每日2次,每次30min或用空气清菌片消毒,地面用消毒液擦拭,护理人员护理病人时戴口罩,接触渗出物戴手套,严格洗手,使用后的一次性物品应妥善处理。

10.做好患儿的心理护理,减轻其恐惧心理。

三、湿疹、特应性皮炎的护理

1.避免进食易引起患儿过敏的食物,尤其是动物蛋白。对于母乳喂养儿,同时须注意,母亲饮食中避免可加重患儿过敏的食物,如少吃或不吃鱼虾类或刺激性食物。

2.湿疹部位禁用热水及肥皂水擦洗。

3.患儿皮损部位可外用湿疹霜、炉甘石洗剂、可的松软膏涂搽。

4.患儿内衣应以柔软纯棉织品为佳,应宽松便于活动。

5.不给患儿喂食生冷食物。

四、结缔组织病的护理

1.急性期卧床休息,恢复期适当活动。避免过劳和精神刺激,防止受凉。

2.给予低盐、高蛋白、高维生素饮食,补充足够的能量。避免进食辛辣及刺激性食物。肾受损时参照肾有关疾病护理。消化系统受损时应摄入低脂或无渣饮食。

3.做好心理护理。此类疾病病程长,易复发,所以家属及患儿有较重的思想负担,因此护理人员应经常与家长和患儿交流,让其了解疾病的相关知识,解除思想顾虑,积极配合治疗。

4.认真观察病情变化,注意有无皮损、血尿、蛋白尿、水肿发生;有无心前区疼痛、咳嗽、胸痛、呕吐、血便及黄疸等症状出现。

5.对长期应用糖皮质激素的病人,应按照医嘱定期进行血尿常规及免疫学检测,注意精神方面有无异常改变,防止因糖皮质激素不良反应引起的其他并发症;对精神有异常者设专人看护,消除可能发生的意外和不安全因素。

6.告知患儿饮食后清洁口腔,有感染者按医嘱局部涂药。

五、皮肤黏膜淋巴结综合征的护理

1.急性期卧床休息,监测体温,发热时多饮水,并及时给予物理降温处理。密切观察体温变化,并认真记录。

2.急性期以流食及半流食为主,给予高营养、易消化、富含维生素的饮食。

3.保持皮肤黏膜清洁干燥,饭前饭后漱口。鼓励患儿口腔含漱以预防继发感染,口唇干裂处涂液状石蜡或四环素甘油。眼睛按医嘱滴用滴眼液。保持外阴清洁干燥,大便后及时清洗肛门,保持干燥。皮肤每日用温水擦洗,内衣选用柔软宽松的棉织品,以减少对皮肤的刺激。

4.密切观察心血管症状的早期表现。如患儿出现精神萎靡、乏力、对周围事物不感兴趣、食欲缺乏、嗜睡等情况;查体发现心动过速、心律失常、心音微弱、心脏杂音等,应高度警惕,并及时进行心电监护。

5.注意观察药物的不良反应,长期使用阿司匹林者应注意肝功能损害及消化道症状。

6.及时向家长交代病情。理解家长的不安心理,并予以安慰。

六、银屑病的护理

1.进食低脂、高热量、高蛋白、高维生素饮食,忌牛羊肉和饮酒,多食新鲜蔬菜和水果。

2.注意个人卫生,酌情行中药浴或谷糠浴或温泉浴,每周 1～2 次,避免搔抓皮肤。协助患儿擦药,毛发部位皮损应将毛发剪短后再擦药。

3.对应用免疫抑制药的患者,应注意复查血象,发现脱发、口腔溃疡及肝肾功能不全时,应及时报告医生。

4.服用迪银片、阿维 A 胶囊治疗的患者,往往出现口干、口渴、口唇脱屑等症状,应鼓励患者多喝水,症状严重时及时报告医生,调整药量。

5.本病病程长、易反复发作,皮损影响外观而造成患儿心理负担。告诉家长和患儿该病在儿童期容易治愈,重点在于预防复发;应经常加强自身保健,避免潮湿、预防感冒、不要过度劳累,及时合理治疗。

七、自身免疫性疱病的护理

1.患者宜住单人间,专人护理。保持室内温度在 20℃左右,湿度为 50％～60％。空气流通,每日按隔离病房进行消毒处理。

2.给予低盐、低脂、高热量、高蛋白、高维生素、易消化的食物。口腔黏膜有损害者可进流食,用金银花泡水漱口;好转后进半流食物,鼓励多饮水。

3.保持床单整洁、干燥、无杂屑、无异味。渗液多时及时更换被服。凡接触患者的物品、敷料、被服、器械均须消毒;对污染严重的敷料、大单、被套可予以焚烧。

4.定时巡视病房,密切观察病情变化,协助患者每 1～2h 翻身 1 次,预防压疮发生。认真记录病情变化,发现异常及时通报医生。

5.注意观察糖皮质激素及免疫抑制药的不良反应,观察患者血压、血糖、尿量及精神状态有无异常。对应用免疫抑制药的患者,应及时监测血象及肝肾功能。

6.做好眼、鼻、口腔、会阴等黏膜部位的护理。眼睛分泌物多时,按医嘱使用滴眼液或用润洁眼部护理液滴眼,3～4 次/日;会阴部宜用温开水清洗,也可用 1:8000 高锰酸钾溶液冲洗,保持会阴部干燥、清洁。

7.对紧张性大疱,局部用碘附消毒后,再用 2～5ml 无菌注射器抽吸水疱内容物,或在大疱下方刺一针孔,用棉签轻轻挤压大疱,放出疱内浆液。对松弛性大疱,糜烂面积小者,可用 0.1％小檗碱溶液或 3％硼酸溶液湿敷患部,每次 20min,4～5 次/日,局部有干燥皲裂时可涂抗生素软膏或者凡士林;对大面积糜烂者,大面积湿敷易造成患者感冒,一般采用小面积碘附湿敷喷洒糜烂面,待稍干后,用凡士林纱布贴敷糜烂处,同时用半导体激光照射糜烂面,每次 10～15min,1 次/日。以后每次换药时,除对有感染创面者重新更换凡士林纱布外,对未感染糜烂创面只在消毒纱布上涂抗生素软膏,2～3次/日,这样不会损伤已修复的创面,待糜烂面结痂后,纱布及皮痂可一起脱落。

八、早产儿暖箱护理

1.入箱前的准备　①按院感要求用消毒液擦拭消毒暖箱;②接通电源,检查暖箱各项显示是否正常;③暖箱预热至33-35℃;④水箱内加入蒸馏水至2/3。

2.早产儿暖箱内护理　①体位舒适,抬高头端15°～30°,预防喂食后胃食管反流。②体温检测:每4h测量体温1次,使体温保持恒定(皮肤温度在36～37℃,肛温在36.5～37.5℃)。早产儿体温38℃时,应降低箱温,每次减0.5～1℃。尽量避免箱温突然降低或增高,以免诱发早产儿呼吸暂停。③呼吸护理:保持呼吸道通畅,血氧饱和度低可给予吸氧,氧饱和度维持在85%-95%,若没有发绀或呼吸暂停不主张吸氧,防止因吸氧浓度过高、时间过长引起晶体后纤维组织增生及肺支气管发育不良。④预防感染:医护人员接触早产儿前、后要洗手,做好口腔、皮肤、脐部护理。⑤合理喂养:凡具有吸吮能力的早产儿均应母乳喂养。⑥密切观察:生命体征、皮肤颜色、大小便、活动、哭声等反应。

3.出暖箱护理　给患儿保暖,抱出暖箱,关掉电源,整理用物,做好终末消毒处理。

九、皮损的清洁与换药

1.换药时对原擦的糊剂等应先用液状石蜡或植物油浸湿的棉球或纱布轻轻擦去;对原涂抹的粉剂,若与痂皮粘在一起时,先用生理盐水浸湿后,再用湿纱布擦净。

2.渗出糜烂性皮损渗液少时,可外涂雷锌糊剂或氧化锌油以利于渗出液的吸收,保持干燥,促进上皮生长;渗液多时进行冷湿敷处理。无感染用2%硼酸溶液,有感染时用碘附开放式湿敷30min。

3.皮损为大疱时,先用碘附消毒后,再用空针抽出疱液,并保护疱壁,预防感染等。同时局部按压10～15min,力度要适度。

4.破溃的大疱及其所致的大片剥脱面,应剪去坏死的表面组织,清除分泌物,尽量保留附着在剥脱面上未坏死的表皮。剥脱面积大应分批湿敷,每次不超过体表总面积的1/3,湿敷后用凡士林纱布覆盖创面。

5.皮损化脓时,为防止病情加剧,可采用碘附湿敷处理。

6.皲裂或过度角化的皮损,可采用 3% 水杨酸软膏或 1%～3% 水杨酸甘油外涂。

7.特殊部位的处理:

(1)毛发部位有干性厚痂时,先涂 3% 硼酸甘油或 3% 硼酸软膏包扎 24h,使痂皮软化脱落。

(2)口腔、眼睑、鼻孔周围皮损可用生理盐水或 1%～3% 硼酸溶液浸湿的棉棒轻轻擦拭,及时清除分泌物及痂皮,防止黏膜粘连。

(3)外耳道分泌物应用过氧化氢溶液棉棒清洁局部。

(4)会阴、肛门周围发生皮损时,可以坐浴代替清洗或湿敷,药物选用 1:5000～1:8000 高锰酸钾溶液,水温 36～39℃。

十,湿敷法

1.适应证　湿疹、皮炎、大疱性皮肤病,有糜烂、渗出者均应首选湿敷。

2.用物　包括换药碗一个,纱布数缺,塑料手套,塑料薄膜 1 块(根据皮损大小确定),热敷用热水袋,电炉。

3.方法

(1)先用湿敷液或植物油清洁创面并将皮损充分暴露,在其下垫塑料薄膜 1 块(根据皮损大小确定),防止浸湿及污染被单。

(2)按医嘱配制湿敷液,如 0.1% 小檗碱溶液、雅漾舒肤活泉水、无菌矿泉水或 1:8000 高锰酸钾溶液或生理盐水溶液等。

(3)取 8～12 层纱布在上述溶液中浸湿,拧至不滴水为宜,平放并轻压使其紧贴于皮损处,10～15min 更换 1 次,须湿敷 30min 至 2h。

(4)冷湿敷时,每用 3～4 次后须更换新溶液,热湿敷时,每 20min 更换溶液 1 次。

(5)炎症轻渗液少者,2 次/日,早、晚各 1 次,每次 20min 左右。

(6)每次湿敷的面积不超过体表总面积的 1/3。

(7)采取必要的保暖措施,如护架、烤灯等。

第七章　皮肤病的其他治疗方法

第一节　物理治疗

　　物理治疗即研究应用物理因子以提高健康水平,预防和治疗疾病,促进病后机体康复及延缓衰老等。所应用的物理因子包括人工、自然两类:人工物理因子如光、电、磁、声、温热、寒冷等;自然物理因子如矿泉、气候、日光、空气、海水等。

　　物理因子作为能和信息作用于机体或局部组织后,引起局部效应和神经、血液、内分泌、免疫系统的改变,从而产生一系列生理、生化效应和治疗效应。物理因子对机体的生理调节作用主要表现为:①改变组织细胞和体液内离子的比例和微量元素的含量;②引起体内某些物质分子(如蛋白分子、水分子等)结构的变化;③影响各种酶的活性;④调节物质代谢;⑤使体内产生生物学高活性物质;⑥增强血液和淋巴液循环;⑦改变生物膜、血管、皮肤、黏膜和其他组织的通透性;⑧引起组织温度改变;⑨调节神经-内分泌功能;⑩加强单核-吞噬细胞系统的功能等。

　　物理因子对机体的治疗作用主要表现为:①促进神经内分泌功能障碍的消除;②提高机体某些系统、器官的功能水平;③改善组织营养,促进组织修复和再生;④提高局部或全身的抵抗力;⑤镇痛作用;⑥消炎、消肿作用;⑦缓解痉挛;⑧脱敏或致敏作用;⑨加强机体的适应能力;⑩加强药物向组织器官内透入等。

一、冷冻疗法

　　冷冻疗法包括冷冻美容疗法、肿瘤的冷冻治疗、冷冻免疫、低温生物保存等,在许多疾病的治疗和皮肤美容方面有着简便、快速和有效的优越性,目前在临床医学中得到了广泛的应用。

　　1.治疗原理　冷冻治疗主要是利用液氮、干冰等制冷剂产生低温,对病理组织或病变细胞产生选择性破坏作用,达到治疗疾病与美容的目的。

2.治疗方法

(1)棉签法:是冷冻疗法的雏形,但比较实用。用大小合适的棉签浸蘸液氮后直接压迫病灶,可反复操作数次。适用于体表浅在、较小病灶的皮损。数秒至30s为一个冻融,一般以不超过3次为宜。

(2)金属探头接触法:即用与病变组织大小相对应的液氮冷冻金属探头直接接触病灶表面进行精确的冷冻。该法避免损伤周围的健康组织,适用于较平整病灶。一般30~60s为一个冻融。

(3)喷射法:用特制的液氮治疗罐和喷头使液氮以雾状直接喷射到病变组织表面。具有不受病灶形状限制的优点,适用于形状不规则、面积大的浅表性病灶。冻融时间一般不超过30s,冻融次数以1~2次为宜。

病毒性皮肤病,如疣的冷冻治疗之后,在其基底部再注射干扰素、细胞因子、聚肌胞等药物,可防止疣体复发。①疗效显著的有寻常疣、扁平疣、尖锐湿疣、传染性软疣、单纯性血管瘤、蜘蛛痣、软纤维瘤、皮赘、老年疣、睑黄瘤、早期的基底细胞癌和鳞状细胞癌等;②疗效较好的有色素痣、雀斑、疣状痣、皮脂腺囊肿、皮脂腺痣、结节性痒疹及皮肤结核;③可以治疗但疗效不肯定的主要有汗管角化病、神经性皮炎、酒渣鼻、痤疮、太田痣、白癜风、混合性血管瘤、鲜红斑痣、皮脂腺腺瘤、增生性瘢痕、扁平苔藓、皮肤淀粉样变等。

3.注意事项　在冷冻治疗的术中或术后,绝大多数患者都会出现程度不同的多种不良反应,大致有以下几个方面。

(1)疼痛:在冷冻时及冷冻后1~2d,大多数患者被冷冻的局部会出现可耐受性疼痛,个别患者需要服镇痛药物。

(2)水肿:冷冻后数分钟或数小时内,在冷冻部位可出现大小不等的水疱,其周围皮肤可伴有红斑水肿,24h内达到高峰。

(3)色素减退或沉着:一般为暂时性,多在半年内可恢复至正常皮色。

(4)出血:冷冻过深或强行取下与皮肤接触的冷冻器具,或少数血管瘤患者在正常冷冻等情况下都可能会有少许出血,但一般不会造成严重的后果。若面积过大,为防止出血性坏死,在2周左右应注意观察。

(5)瘢痕:冷冻治疗一般不会引起瘢痕。但如皮损的位置较深,冷冻时间长,或伴有继发感染时,预后可能会形成瘢痕。

(6)其他:在面部冷冻时,应避开有神经的部位,以免伤及神经造成面瘫;极个别的患者在有心脏疾病或心理负担重或没有进食的情况下,可以出现休克样反应及心搏骤停,主要表现为头晕、恶心、出冷汗、面色苍白、脉搏减慢而弱、血压暂时性下降等现象,一般在停止治疗数分钟之内即可恢复。

　　冷冻治疗法虽然具有治疗范围广泛,安全性高,不良反应少而轻等许多优点,但需要注意 3 个月以内婴儿、局部或全身有感染者应暂缓或慎用冷冻治疗;循环功能障碍、神经质、寒冷性荨麻疹患者不宜使用冷冻疗法。

　　治疗期间要求患者保持局部干净、干燥,暂不进食刺激性食品(如酒、辣椒、生姜、生葱等),冷冻过后形成的痂 7～14d 后会自然脱落,脱痂前不能过早用手抓、撕脱或擦洗,以防引起出血或感染,导致创面愈合延缓、遗留瘢痕而损容。

二、红外线疗法

　　1.红外线的物理性质　　医用红外线可分为两类:近红外线与远红外线。近红外线或称短波红外线,波长 0.76～1.5μm,穿入人体组织较深,5～10mm;远红外线或称长波红外线,波长 1.5～400μm,多被表层皮肤吸收,穿透组织深度小于 2mm。

　　2.红外线治疗作用　　红外线对人体皮肤、皮下组织具有强烈的穿透力,可以使皮肤和皮下组织的温度相应增高,促进血液的循环和新陈代谢。红外线理疗对组织产生的热作用、消炎作用及促进再生作用已为临床所肯定,通常治疗均采用对病变部位直接照射。近红外微量照射治疗对微循环的改善效果显著,尤以微血流状态改善明显,表现为辐照后毛细血管血流速度加快、红细胞聚集现象减少、乳头下静脉丛淤血现象减轻或消失等,从而对改善机体组织、重要脏器的营养、代谢、修复及功能有积极作用。

　　3.红外线治疗的操作方法　　治疗时让患者取适当体位,裸露照射部位。将灯移至照射部位的上方或侧方,距离一般如下:功率 500W 以上,灯距应在 50～60cm;功率 250～300W,灯距在 30～40cm;功率 200W 以下,灯距在 20cm 左右。每次照射 15～30min,每日 1～2 次,15～20 次为 1 个疗程。治疗结束后患者应在室内休息 10～15min 后方可外出。照射部位接近眼或光线可射及眼时,应用纱布遮盖双眼。治疗时患者不得移动体位,以防止烫伤。

　　4.适应证与禁忌证　　带状疱疹后遗神经痛、新生儿硬肿症、湿疹、神经性皮炎、皮肤溃疡、组织外伤、慢性伤口、冻伤、烧伤创面、压疮、慢性淋巴结炎、慢性静脉炎、注射后硬结、术后粘连、瘢痕挛缩、外阴炎、慢性盆腔炎等。

　　有出血倾向、高热、活动性肺结核、重度动脉硬化、闭塞性脉管炎等患者禁用。

三、紫外线疗法

1.紫外线的物理性能

(1)长波紫外线(UVA):波长 400～320nm,其生物学作用较弱,有明显致皮肤色素沉着的作用,引起红斑反应的作用很弱,可引起一些物质(如荧光素钠、四环素、硫酸奎宁、血卟啉、铜绿假单胞菌的绿脓素和某些真菌产生的物质等)产生荧光反应,还可引起光毒反应和光变态反应等。

(2)中波紫外线(UVB):波长 320～275nm,是紫外线生物学效应最活跃部分。红斑反应的作用很强,能使维生素 D 原转化为维生素 D,促进上皮细胞生长和黑色素产生以及抑制变态反应等作用。紫外线的维生素 D 形成作用曲线的峰值是 280nm。

(3)短波紫外线(UVC):波长 275～180nm,主要引起蛋白质和核酸结构上的变化,对细菌和病毒有明显杀灭和抑制作用。其中杀菌作用最强的部分为 250～260nm。红斑反应的作用明显。

2.紫外线的治疗作用

(1)消炎作用:紫外线红斑量照射对皮肤浅层组织的急性感染性炎症效果尤其显著。

(2)加速组织再生:由于红斑量紫外线能够加强血液供给,提高血管壁的渗透性,故有利于血中营养物质进入损伤的组织内,因此可以加速组织的再生功能,促进结缔组织及上皮细胞的生长能力,并加快伤口或溃疡面的愈合。

(3)镇痛作用:当交感神经兴奋性增高时,局部红斑量照射可降低兴奋,有显著的镇痛作用。无论对感染性炎症、非感染性炎症痛,还是风湿性疼痛及神经痛均有较好的镇痛效果。可治疗神经痛或伴有疼痛群的疾病,如带状疱疹。

(4)脱敏作用:红斑量紫外线照射可使组织中组胺酶的含量增加,不断分解体内产生的过多的组胺,从而达到脱敏作用。临床上可用于治疗支气管哮喘、荨麻疹、皮肤瘙痒症、接触性皮炎等。

(5)抗佝偻病作用:波长 275～325nm 的紫外线作用于皮肤,可形成维生素 D,从而具有预防佝偻病的作用。

(6)色素沉着作用:治疗色素脱失性皮肤病。

3.紫外线治疗的操作方法

工作人员及患者应戴防护镜。对内服或外用光敏药物的患者,应先测生物剂量而后照射。紫外线照射后,局部若出现细碎的小鳞屑时,治疗剂量不宜再增加;如出现明显的大片脱皮时,应停止治疗,或从起始剂量重新开始。紫外线灯管启动后一般须经过 3～5min,待灯管工作稳定后方可照射。

4.适应证与禁忌证　适用于疖、痈、甲沟炎、蜂窝织炎、丹毒、创伤感染、溃疡、压疮、冻伤、瘙痒症、毛囊炎、玫瑰糠疹、带状疱疹、脱发、特应性皮炎、毛发红糠疹、色素性荨麻疹、慢性湿疹、花斑癣、白癜风、银屑病、神经性皮炎、湿疹、体癣、脱发等。

系统性红斑狼疮、急性泛发性湿疹、日晒伤、血卟啉病、着色性干皮病、凝血机制障碍有出血倾向者、重度和伴发热或发疹的传染病患者、严重过敏者、严重心功能不全者应慎用或禁忌。

四、窄谱 UVB 疗法(NB-UVB)

人们发现波长为 311nm 的窄谱中波紫外线最具有治疗作用。由于波长单一,防止了紫外线许多不良反应的发生,而治疗作用相对增强。窄谱中波紫外线(NB-UVB)自问世以来,对银屑病、白癜风、特应性皮炎、多形性日光疹以及早期的皮肤T 细胞淋巴瘤等皮肤病的治疗显示出非常好的疗效,其应用范围正日益扩大,对其生物学特性的研究也趋向深入。窄谱 UVB 在清除病灶和起效时间方面都优于传统的宽谱 UVB 光治疗。

1.NB-UVB 作用机制　NB-UVB 主要通过调节皮肤免疫系统发挥对多种皮肤病的治疗作用。主要表现在以下几个方面。

(1)诱导 T 细胞凋亡:NB-UVB 照射可使银屑病皮损部位及外周血中的 CD3细胞减少,其作用与宽波 UVB 相比具有显著性差异。

(2)抑制朗格汉斯细胞的抗原提呈功能:这种抑制功能是通过减少皮肤中朗格汉斯细胞数目、改变细胞形态和细胞骨架,以及使其表面标志丧失等途径来完成。

(3)对尿刊酸的影响:尿刊酸是皮肤中主要的光线受体,以反式尿刊酸的形式存在,NB-UVB 照射后可使皮肤中顺式尿刊酸增加,从而导致 NK 细胞活性降低。

(4)对细胞因子的作用:NB-UVB 可以明显抑制淋巴细胞增殖,通过对 IL-2、IL-10、干扰素-7 等细胞因子的下调作用,对炎症性疾病与变态反应性疾病的发生和发展起到治疗作用。

(5)对黑素细胞的影响:NB-UVB 对白癜风有明显的治疗作用,可能是照射后产生的多种细胞因子包括 IL-1、肿瘤坏死因子、白三烯等,刺激毛囊外毛根鞘多巴胺阴性的无色素黑素细胞增殖、产生黑素并移行到色素脱失部位致色素恢复所致;

与此同时,NB-UVB产生的免疫抑制作用还可使移行及增殖的黑素细胞免遭破坏。

(6)红斑效应:最容易引起红斑效应的波段为300nm左右。扩微血管物质以及自由基的产生所造成的损伤是红斑效应形成的主要原因。与UVB相比,NB-UVB更不容易产生红斑效应,这是NB-UVB产生高疗效的基础。

2.治疗方法　应根据疾病种类与患者的皮肤类型、年龄、所患疾病及治疗时皮肤的状态设定治疗参数,确定治疗初始量,以后各次的治疗剂量依据患者的治疗反应逐渐增加。

治疗的初始剂量是关键,通常从70%最小红斑量开始,每次递增15%,直到皮损消退方停止治疗。也可以根据患者的皮肤类型确定,欧美多为Ⅰ、Ⅱ型皮肤,中国人大多为Ⅲ、Ⅳ型皮肤,欧美推荐的初始剂量为$0.3\sim0.5J/cm^2$,照射剂量递增的方式有两种,一种是每次递增10%～20%,二是选择适当的固定剂量,后者可减少光毒反应的发生。

治疗后患者需要严格避免日光照射(包括通过玻璃的日光)12h,须避免食用具有光敏作用的蔬菜、水果及药物,外出需要穿长袖衣服、戴遮阳帽及手套。大多数患者照射20次左右后病情可以得到缓解,其后可维持治疗。一般治疗6～10周或直至皮损消退。

3.适应证　适用于银屑病、白癜风、特应性皮炎、玫瑰糠疹、带状疱疹、扁平苔藓、多形性日光疹、结节性痒疹、硬皮病、斑块型蕈样肉芽肿、角层下脓疱病、掌跖脓疱病等。可用于6岁以上的儿童。

部分患者可出现皮肤晒伤、皮肤瘙痒、皮肤干燥、多形性日光疹等。长期大剂量UVB治疗可能会增加皮肤老化、皮肤肿瘤等发生的危险。

五、光化学疗法(PUVA)

光化学疗法又称光敏疗法,是以内服或外用光敏剂结合紫外线照射皮肤引起光化学反应来治疗疾病的一种方法。

1.光化学疗法(PUVA)　治疗银屑病的机制　PUVA治疗银屑病的机制可能与光敏剂(补骨脂素)在长波紫外线的作用下,与表皮细胞DNA双螺旋链上的胸腺嘧啶碱基发生合成反应,生成新的结构物——胸腺嘧啶-C4环丁型补骨脂素有关。本疗法仅用于12岁以上的儿童。

2.银屑病的PUVA疗法

(1)口服疗法:8甲氧补骨脂素(8-MOP)用量为$0.5\sim0.8mg/kg$,常用量为

0.6mg/kg,饭后服用,服药后 2h 照射紫外线(UVA),每周 2～3 次。5-甲氧补骨脂素(5-MOP)为水溶性药物,吸收速度为 8-MOP 的 25％,用量为 1.2mg/kg,1～3h后照光治疗。

(2)外用疗法:配制成 0.05％、0.1％、0.15％8-MOP 乙醇溶液,涂搽于皮肤患处(银屑病皮损处),1～2h 后光敏作用达高峰,并保持数小时,一般在搽药后 30～90min 进行紫外线(UVA)照射。研究发现,0.15％8-MOP 乳液大面积外用后血浆水平高于口服给药,因而仅限于应用掌跖部皮损。

(3)药浴法:取 0.25％三甲基补骨脂素(TMP)溶液 2ml,加入水(37～38℃)150L 中,全身浸入水中 15min 后,进行紫外线(UVA)照射;或将 8-MOP(0.5～5mg/L)450mg 放入浴盆中,浸浴 15～20min 后进行紫外线(UVA)照射,每周 2～3 次。

泛发性银屑病(静止期)、脓疱型银屑病、慢性红皮病型及关节型银屑病可行全身照射法。限局性银屑病皮损、掌跖脓疱病可行局部照射法。首次照射剂量一般为 3/4MED,以后照射根据病人皮肤反应,每隔 1～3 次增加 1/4～1/2MPD,30～40 次为 1 个疗程。皮肤反应大于 MPD 时,应减少 30％照射量。

用单次 PUVA 治疗,光毒效应的高峰保持 3d,标准的增量照射计划为每 3 天增加 1 次。由于 PUVA 的抑制 DNA 合成作用在照射后 72h 达高峰,因此 PUVA疗法应每周 2N3 次。当皮损消退＞90％时,可改维持量,每周 1～2 次,临床治愈后仍须维持 2 个月,再终止治疗。

3.联合疗法

(1)PUVA＋甲氨蝶呤(MTX)或环孢素 A:对红皮病型银屑病、泛发性脓疱型银屑病效果较好。

(2)PUVA＋维 A 酸:首先每天口服维 A 酸 1mg/kg,5～7d 后开始 PUVA 治疗。与常规 PUVA 比较,联合治疗可使 PUVA 总剂量减少一半以上。单独使用维 A 酸效果不明显,但与 PUVA 联合应用,两者有协同作用。

(3)PUVA＋UVB:在临床观察,到单用 PUVA 治疗银屑病,尤其是大斑块型或皮损浸润明显、类似结节样损害者,疗效均不满意。与 UVB 联合应用可增强疗效,加速皮损消退。

(4)局部治疗:PUVA 与糖皮质激素软膏、蒽林软膏、煤焦油制剂或钙泊三醇配合应用均可增强 PUVA 的治疗作用。

4.白癜风的 PUVA 疗法

(1)PUVA 的治疗方案

①大剂量补骨脂素疗法:口服 8-MOP0.4～0.5mg/kg,1.Sh 后照射 UVA。

UVA 初始剂量为 0.5~1.0J/cm²,并以 0.25~0.5J/cm² 增加,直到无症状性红斑出现。最大剂量为 1.0~4.0J/cm²,每周治疗 2 次。

②小剂量补骨脂素疗法:口服 8-MOP10mg/次,以 4.0J/cm² UVA 照射,UVA 每次增加 1~2J/cm²,直到无症状红斑出现。最大量可达 14~20J/cm²,每周治疗 2 次。此治疗使用小剂量 8-MOP,发生光毒性反应的危险性小。由于黑素细胞生长缓慢,应连续治疗 3~4 个月,4 个月后无色素再生,才可认为本疗法无效。

无论成人或儿童患者,均可用 TMP 替代 8-MOP。TMP 剂量为成人 0.6~0.8mg/kg,儿童 0.6mg/kg,2h 后照射日光(10am 至 3pm 期间的日光),开始日照 5min,以后逐次增加 5min,最长可达 2h,每周 2~3 次。

(2)儿童白癜风的 PUVA 治疗:儿童白癜风的治疗类似于成人,通常 12 岁以下儿童避免接受 OPT,但是皮损面积较大的儿童,长期进行 TPT 治疗或大面积外用糖皮质激素类药物亦不妥当,所以对泛发性白癜风,通常选用以 TMP 代替 8-MOP 的 OPT 治疗,因 TMP 光敏性弱,光毒作用及对肝的损害较轻,对儿童较为安全。口服 TMP0.6mg/kg,2h 后照射日光,初次照射 5min,以后逐次延长 5min,直到获得无症状性红斑,不再延长照光时间,每周治疗 2~3 次。一般仅用于 12 岁以上的儿童。

(3)注意事项:口服光敏药后应避免日光暴晒,且戴紫外线防护目镜 12~24h。照射后的不良反应有疲乏、瘙痒、头痛、恶心等。

第二节 外科手术

一、外科麻醉

1.麻醉前准备与麻醉前用药 麻醉医师术前必须对患儿进行访视,与患儿建立感情,消除其恐惧不安心理,减少精神创伤。了解病史及过去史,称体重。体格检查时应注意牙齿、心肺功能及有无发热、贫血、脱水等情况。应向父母强调空腹的重要性。

1 岁以下小儿,术前用药可仅用阿托品,剂量为 0.02mg/kg,肌内注射。1 岁以上小儿,可加用咪达唑仑 0.05~0.1mg/kg 肌内注射。对较大儿童或急诊手术,术前用药可采用静脉注射,阿托品 0.01mg/kg,咪达唑仑 0.05mg/kg。

2.麻醉方法 全身麻醉是小儿麻醉常用的方法,如静脉麻醉、肌肉麻醉和气管内麻醉。近来,部位麻醉在国内外有增多趋势。

氯胺酮已广泛应用于小儿麻醉,静脉注射 2mg/kg,一般可于 60～90s 后入睡,维持 10～15min;肌内注射 5～6mg/kg,2～8min 入睡,维持 20min。适用于浅表小手术、诊断性操作及全身麻醉诱导。

异丙酚诱导平顺,麻醉深度易控,苏醒快且脑功能恢复完善,适用于小儿门诊手术及诊断性检查。常用剂量 2.5～3mg/kg 诱导,因清除快,故须连续静脉输注才能达稳态血药浓度,常用输注速率为 50～200μg/(kg·min)。异丙酚对呼吸有抑制作用,需要加强监测和呼吸道管理。异丙酚无镇痛作用,必须辅用其他麻醉药及镇痛药。

小儿麻醉常用气管内麻醉,因为气管插管可保证呼吸道通畅,便于呼吸管理。常用吸入全身麻醉药如恩氟烷、异氟烷、七氟烷和地氟烷均可用于小儿。

若小儿心血管功能良好,适宜行椎管内麻醉。大部分病例实施穿刺时须应用浅全身麻醉,只有能合作的 12 岁以上小儿或新生儿可不用全身麻醉。蛛网膜下腔阻滞适用于 5 岁以上小儿下腹部及下肢手术,穿刺点宜选用 L3～L4 间隙。常用局麻药有丁卡因、布比卡因和利多卡因。可根据脊柱长度用药,丁卡因、布比卡因 0.15mg/cm,利多卡因 0.8mg/cm,注药后 2min 起效,维持 1.5～2h。小儿硬膜外阻滞常用药物是 0.75％～1.5％利多卡因,按 8～10mg/kg 计算剂量,0.1％～0.2％布比卡因,按 1.5～2mg/kg,计算总量后注入总量的 1/4 作为试验剂量,5min 后无蛛网膜阻滞征象后再注入剩余量。骶管阻滞常用局部麻醉药为 1％利多卡因或 0.25％布比卡因,利多卡因最大剂量为 10mg/kg,布比卡因为 2.5mg/kg。

局部浸润麻醉可用于较大儿童的门诊小手术。局部麻醉药以 0.5％普鲁卡因或 0.25％～0.5％利多卡因常用,普鲁卡因一次应用的最大剂量不超过 10mg/kg,利多卡因不超过 5mg/kg,以防中毒。注射应从皮内注药形成皮丘开始,逐步向深层组织浸润直至病变所在部位周围。

周围神经刺激器的临床应用使小儿神经阻滞的效果大大改善。常用的神经阻滞有臂丛神经阻滞,以腋路法为常用,穿刺成功后注入 1％利多卡因 8～10mg/kg。下肢手术可用坐骨神经阻滞,对腹股沟手术可应用髂腹股沟下神经阻滞。这些操作在神经刺激器协助定位时通常须在浅全身麻醉下实施。

3.麻醉中监测 小儿麻醉基本的监测仪器应包括无创血压计、听诊器、心电图机、脉搏氧及呼气末二氧化碳袋、体温计等,有条件时还可应用麻醉气体监测仪。

二、活检术

当皮肤病诊断有困难时,可以取皮肤的病灶部分做组织病理检查以明确诊断。进行活检术时,临床医生必须考虑到皮肤损害的性质、活检的原因和活检的部位。

1.麻醉　以 0.5%利多卡因溶液局部浸润麻醉,但不宜注射于取材部位组织,以免送检组织水肿,影响诊断结果。

2.手术方法

(1)削切术:削切活检术是一项广泛应用于皮肤科的技术,操作快速简单,能够迅速取下足够的活检组织,不用缝合,特别适合小儿皮肤病患者。削切活检术包括从表皮增生物的浅表剪切到真皮乳头层的深部削切。削切术的适应证包括皮内痣、化脓性肉芽肿、疣、浅表的基底细胞癌和鳞状细胞癌。

(2)钻孔活检术:皮肤钻孔器是一类具有多种功能的圆形小刀,有经验的医生可以用它完成多种快速且美容效果好的手术。钻孔器大小为 2～10mm,多数钻孔器为一次性使用的。

钻孔器多用于皮肤活检,通常使用 3～4mm 大的钻孔器可以获得足够的表皮和真皮标本。但一般不适合用于有皮下组织累及疾病的活检,因为其不能深入到皮下组织。除最表浅的削切术外,钻孔术的美容效果最好,标本也更规则。手术操作比梭形切除快,易于操作。

3.匙刮术　刮匙一直是皮肤外科的基本器械,这种圆形半锐利的小刀,大小为0.1～10mm,可用于切除多种损害。

刮匙不及刀片锐利,不易穿透表皮进入真皮,因此最适合于软而脆的损害,如疣、脂溢性角化病与日光性角化病、传染性软疣、某些基底细胞癌和鳞状细胞癌。选择合适的刮匙很重要,直径太小可使活检标本严重碎裂或者取材不充分,直径太大可损坏不必要的正常组织,也可遗漏小部分向真皮深层生长的肿瘤。

4.小肿物切除技术

(1)适应证:脂肪瘤、纤维瘤、皮样囊肿、疣状痣、皮脂腺痣、毛母质瘤以及影响美容、疑有恶变的色素痣。

(2)术前准备:主要器械有皮肤切开包(刀柄、刮匙、持针器、手术剪、线剪、止血钳、有齿镊、无菌盘、孔巾、布巾钳、盖巾),一次性缝合线,一次性刀片。

(3)手术方法:其手术方法基本同普通外科的梭形切除法、剥离法。如损害在面部,则切口要顺皮纹,同时缝针及缝线均以小针细线为宜。如损害范围大,不能做直接缝合时可用皮瓣移植来修复创面。

5.Mohs 显微外科技术

(1)适应证:各种皮肤恶性肿瘤。美国皮肤科学会列出以下具体准则:①局部复发的高度危险性;②保留的组织区域;③转移的高度危险性。所以本疗法主要用于影响美容部位的肿瘤,如面部的鳞状细胞癌、基底细胞癌、疣状癌、迈克尔细胞癌等,特别是位于耳、鼻、眼睑和唇部的肿瘤,具有很高的复发率和转移的危险性,使用该技术可减少复发率,提高治愈率,并最大可能保留了正常组织。

(2)设备条件:Mohs 显微镜检查手术要求匹配相应的手术室、恒冷切片机、显微镜和显微镜检查手术实验室、组织学技术人员。

(3)手术步骤:一般采用局部浸润麻醉。主刀者手持手术刀与皮肤表面呈 45° 切除肿瘤组织,将切下来的组织画解剖图线,沿线将组织切割成几小块,立即做冷冻切片,并由皮肤外科医师和病理科医师在显微镜下仔细阅片,如果病理切片上组织边缘仍可见到肿瘤,应扩大切除范围及深度,此过程可反复进行,直至显微镜下切除的组织边缘见不到肿瘤为止。

6.高频电外科技术　高频电离子手术治疗仪利用高频技术使手术触头与人体病灶组织间的空气电离,电离后产生的高频等离子火焰能够切割、烧灼病变组织,使其汽化、炭化或凝固,并达到止血之功效,适宜进行皮肤浅表肿物的治疗,还可用于扁平疣、跖疣、寻常疣、雀斑、色素痣、皮脂腺瘤、腋臭等。

应用高频电治疗仪治疗脐茸具有方法简单、出血少、创伤小、安全性高、疗效好、不需住院等优点,是治疗脐茸的较好方法之一。

治疗时应注意以下几点。

(1)在诊断上,要注意与脐肉芽肿、脐瘘、脐窦相鉴别。

(2)由于患儿年龄较小,不能配合手术,所以应在手术前做好一切准备工作,操作时应做到"稳""准""快",以减少手术时间。

(3)术中应彻底烧灼残面的肠黏膜,但因患儿腹壁较薄,故不宜过深,以防损伤深部组织。

(4)手术后应保持创面干燥,可定期用 1% 碘附棉签轻涂创面以防感染。一般不需要应用抗生素。

参 考 文 献

1.林元珠,马琳,高顺强,王华.实用儿童皮肤病学.北京:科学出版社,2017

2.史建强,张锡宝.儿童皮肤病学.北京:科学出版社,2017

3.胡祖斌,邹晓燕.儿童常见皮肤病诊疗与家庭护理.湖北:湖北科学技术出版社,2016

4.史建强,张锡宝.儿童皮肤病学.北京:科学出版社,2017

5.马琳,杨小英,倪鑫.儿童健康好帮手·儿童皮肤病分册.北京:人民卫生出版社,2017

6.孙乐栋,于磊.儿童皮肤病学.辽宁:辽宁科学技术出版社,2016

7.封志纯,唐雯,黄宇戈.胎儿和新生儿感染性疾病.北京:人民卫生出版社,2017

8.博洛格尼.皮肤病学教材版.北京:北京大学医学出版社,2015

9.茅伟安.小儿常见皮肤病诊疗手册.北京:金盾出版社,2015

10.申淑芳,尹彩霞,张晓慧.小儿发疹性疾病.北京:中国医药科技出版社,2016

11.齐学进.儿童皮肤病学(第4版).北京:人民军医出版社,2009

12.李迎,吕心可.儿童皮肤病学.吉林:吉林大学出版社,2011